Field Guide to the Difficult Patient Interview

SECOND EDITION

Field Guide to the Difficult Patient Interview
Second Edition

Printed in Korea

설명 잘하는 의사 되기

김 세 규
조 우 현 옮김

아카데미아

설명 잘하는 의사 되기

초판 1쇄 인쇄 / 2007년 6월 5일
초판 1쇄 발행 / 2007년 6월 11일

지은이 | Frederic W. Platt, Geoffrey H. Gordon
옮긴이 | 김세규, 조우현
펴낸이 | 주용진
편집장 | 김혜은
표지디자인 | 채규철
본문디자인 | 최윤배

펴낸곳 | 도서출판 아카데미아
주소 | 서울시 서초구 양재동 316
전화 | 02-576-0922
팩스 | 02-577-8091
e-mail: academya@korea.com
http://www.academya.co.kr

값 15,000원

ISBN 978-89-5938-160-9

옮긴이 서문

의료서비스의 질에 대한 국민들의 기대와 관심이 높아지면서 많은 의료기관들이 고객만족과 양질의 의료서비스 제공을 위해 노력하고 있다. 근대적 의미의 의료 질 관리에 대한 개념과 이론을 정립한 도나베디언Avedis Donabedian 박사는 양질의 의료를 3가지 구성요소, 즉 기술적 영역technical domain, 진료의 편의나 쾌적성amenity, 대인관계 영역interpersonal domain (의료진과 환자 간의 관계)으로 파악하였는데, 특히 의료진과 환자 관계를 가장 의미 있는 요소로 지적한 바 있다.

의료진과 환자가 바람직한 관계를 발전시키고 유지하기 위해서는 환자에 대한 의료진의 관심, 공감하고 동정하는 마음, 성실성, 최선을 다하는 자세가 필요하며, 무엇보다 질병의 진단, 처치, 예후에 대한 설명을 포함한 원활한 의사소통이 중요하다.

최근 정보화의 촉진으로 의료에 대한 지식과 정보를 가진 환자들이 점차 늘어나고 알 권리와 설명의무에 대한 개념이 확산되면서 일선 의료현장에서 의료진과 환자 사이 의사소통의 중요성이 더욱 강조되고 있다.

그러나 우리나라의 경우 의과대학 교육과정에서 환자와의 의사소통에 대해 체계적으로 학습할 수 있는 기회가 거의 주어지지 않으며, 의료진들은 주로 선배들의 진료행태를 관찰하거나 자신들의 경험에 의존하여 환자와 의사소통하는 방법을 터득하고 있다. 그 결과 의료진에 따라서 환자와의 의사소통을 원활하고 효율적으로 수행하는 경우도 있으나, 특수한 상황 등에서 환자들과 어떻게 의사소통을 하는 것이 좋을지 고민하는 경우가 적지 않은 것이 현실이다.

몇 년 전 역자들은 어떻게 하면 병원에서 의료진과 환자 간의 의사소통을 원활히 할 수 있을까 고민하면서, '의료진을 위한 환자면담 지침서'를 준비한 경험이 있다. 당시 이 책의 원서인 'Field Guide to the Difficult Patient Interview'를 접하게 되었고, 출판사의 허락을 받아 지침서 작성에 많은 참고를 하게 되었다. 그러던 중 2004년 이 책의 개정판이 출간되었기에 번역을 결심하게 되었다.

옮긴이 서문

이 책은 원서의 제목이 시사하는 바와 같이 '의료현장에서 의사소통이 어려운 환자나 상황에 효과적으로 대처하고 면담하는 방법'을 기술하고 있다. 우리나라 의료현장이 그 나라와 다소 다른 점이 있기는 하나, 근본적인 의료진과 환자 사이 의사소통의 문제에 있어서는 큰 차이가 없다고 생각한다.

아무쪼록 이 책이 좋은 길잡이가 되어 의과대학 학생, 전공의는 물론 의료 일선에서 애쓰고 계신 많은 임상의사와 의료 종사자들이 진료를 하면서 겪게 되는 환자와의 의사소통에 관한 문제점들을 해결하는 데 도움이 되기를 바란다.

끝으로 이 책의 판권을 확보하고 출간되기까지 많은 지원을 아끼지 않은 도서출판 아카데미아 주용진 사장께 깊은 감사를 드린다.

2007년 5월

김 세 규
조 우 현

차례

5부 어려운 관계에 대처하는 법

6부 질병과 상실

7부 누가 책임자인가? 행위에 관한 건강 위험

차례

8부 난처한 문제

1부

효과적인 면담

문제의 요지

의사는 일반적으로 바쁘기 때문에 환자와 면담할 시간이 충분하지 않다고 변명한다. 그러나 의사가 기대하는 만큼의 충분한 시간은 아니더라도, 시간을 좀 더 효율적으로 활용하면 결코 불가능한 일은 아니다.

효과적으로 능률을 올릴 수 있는 핵심은 약속과 참여다. 즉 **환자들이 의사에게 협력을 약속하게 하고 의사의 권고사항을 지키도록 참여시키는 것이다.** 1장에서 언급하는 기술은 이 책의 전반에 걸쳐 반복된다. 이러한 기술은 의사들이 작업 환경이나 전문 분야에 관계없이 환자를 진료하는 일생 동안 완벽해야 할 기술들로, 개인적이고 전문적인 의사소통의 기초다.

면담의 중요 원칙

1. 환자와의 면담 초기에 좀더 많은 시간을 할애하면 나중에 발생할 수 있는 시간 낭비를 줄일 수 있다.

2. 의사와 환자의 효과적인 관계는 단순히 생물학을 이해하는 것만으로는 부족하다. 의사는 반드시 환자를 한 인간으로서 이해하여야만 한다. 여기에는 삶과 건강에 관한 환자의 가치관, 견해, 감정을 이해하는 것이 모두 포함된다.

3. 환자에게서 정확하고 풍부한 자료를 얻는 데 유용한 특별한 기술이 있는 것처럼, 의사가 환자의 신뢰rapport를 얻는 데 사용할 수 있는 특별한 기술이 있다.

면담 과정

1. **주위에 신경을 쓰면서 면담을 시작하라.** 방 안에 있는 사람들을 확인하라. 통성명을 하고 대화하며 이름을 불러줘라. 환자와 닿을 수 있는 자리를 골라서 앉아라. 상대방과 눈을 맞춰라. 방해가 되는 장애물, 텔레비전, 그 밖에 주의를 산만하게 하는 것을 치워라. 환자가 편안하게 느끼는지, 그리고 사생활을 어느 수준까지 자유롭게 이야기할 수 있는지 물어보라.

2. **환자를 한 인간으로 인정하라.** 효과적인 의사소통은 건강에 관한 추상적인 임상적 세부사항뿐 아니라, 환자의 개인적 세계관 이해에 기초하기 때문이다. 마음속에 '이 사람이 누구냐?'라는 한 가지 의문을 가지고 면담을 시작하라.

   환자와 면담을 어떻게 시작하는지 물어보면 의사들의 대답은 세 그룹으로 나뉜다. 약 25퍼센트는 사소한 이야기로 시작한다. "눈 때문에 여기 오시기 힘드셨죠?" "덴버에 사시던데 브롱코스 팬이십니까?" "오늘 아침 길이 많이 막히던가요?" 그러나 약 70퍼센트는 "어디가 아프십니까?" 하고 직설적으로 묻는다고 한다. 직설적으로 물어봄은 "오늘은 어떻게 오셨습니까?" "무슨 문제가 있습니까?" 하는 식으로 환자가 어떻게 느끼는지 질문하는 것을 가리킨다. 소수의 의사들만이 개인적인 정보를 물으며 면담을 시작하기를 선호한다는데, 이렇게 하는 것이 좋은 이유가 있다.

   환자의 개인적인 것을 대상으로 면담을 시작하라. 사회적 경력에 대해 몇 분 동안 이야기하게 하면 의사와 환자 사이의 상호관계를 공고히 하며 환자의 문제를 이해하는 혜안을 줄 것이다. 환자를 한 인간으로 알고자 하는 의사의 행동은 환자와의 결속을 강화하여 진단과 치료에 의사의 권고를 따르도록 노력하는 시간을 절약할 수 있다.

   대부분의 환자는 의사가 알아야 할 가장 중요한 것을 겨우 몇 문장으로 말할 것이다. 소수의 환자들은 무슨 말을 해야 할지 모를 수 있는데, 의사가 간단한 제안을 하면 도움이 될 수 있다.

의사: 의학적 문제점을 이야기하기 전에, 한 인간으로서 환자분 자신에 관해 조금 말씀해주셨으면 합니다.

환자: 무슨 뜻인가요, 선생님?

의사: 어디에 살고, 삶에서 중요한 사람은 누구이며, 직업은 무엇이고, 시간을 어떻게 보내는지 등을 말합니다. 제가 환자분을 이해하는 데 도움이 되는 것은 뭐든지 좋습니다.

환자를 계속 진료하다 보면 의사는 환자 개개인의 수준과 지속적으로 연관되게 된다. 즉 환자의 기관organ과 질병뿐만 아니라 전반적인 삶, 한 인간으로서의 보편적인 행복에 관심을 기울이게 된다.

의사: 안녕하세요? 어떠세요?

환자: 좋습니다, 선생님. 아주 좋아요.

의사: 제 기억으로는 저번에 오셨을 때 시카고로 여행할 계획이라고 말씀하셨는데요. 여행은 어떠셨나요?

환자: 좋았어요, 선생님. 즐거운 여행이었죠. 친척들을 만나고 야구장에서 경기도 봤어요. 물어봐줘서 고마워요. 기억력이 놀라우시네요.

그런데, 의사가 정말 이러한 것을 모두 기억하고 있는가? 물론 아니다. 그러나 '시카고 여행 계획'이라고 적어둔 지난번 차트 기록을 힐끗 보기만 하면, 진료할 때 환자에 관한 기억에 도움이 된다.

3. **환자에 관한 의제를 명확히 하라.** 면담 초기에 환자의 관심과 요구가 무엇인지 완전한 목록을 확보하도록 노력하라. 단지 하나의 문제만으로 의사를 찾는 환자는 거의 없다. 진료를 예약하게 된 동기는 한 가지 문제 때문일지 모르지만, 그 문제는 모든 종류의 부차적인 문제와 함께 나타난다. 대부분의 환자들은 각각의 문제점에 대해 증상을 호소하고 요구사항과 질문이 있는데, 내

원하기 전에 이러한 것을 미리 준비해 오기도 한다. 의사는 개인적 질문을 한 다음에 조사를 시작하라. "저는 환자분이 오늘 여기서 무엇을 얻고자 하는지 알았으면 합니다. 상담하고자 하는 문제가 무엇인가요?"

환자는 면담을 시작하면서 가끔 성가시거나 곤란하지도 않은 첫 번째 문제를 자세하게 이야기하고 싶어할 수 있다. 이럴 때 의사는 환자가 얘기하는 방향을 고쳐주어야 한다. "알겠습니다. '무릎 통증', 두 번째 문제는 무엇인가요?" 또, "그 밖에는요?"라는 질문에 최소한 두 번은 "더는 없는데요."라고 했을 때 환자의 문제점 목록 작성이 완성된 것이다. 한 번 방문으로 처리하기에 문제점이 너무 많으면, **의사는 일반적으로 면담을 시작할 때 주호소를 찾기 위해 무엇이 가장 괴로운지 물어본다.** 그런 다음 의사와 환자가 일부 문제의 중요성에 관해 의견이 일치하지 않으면, 의사는 의제가 합의되도록 협의할 필요가 있다.

의사: 환자분은 여섯 가지 문제가 있군요. 저는 세 번째인 흉통이 가장 걱정스럽습니다. 특히 발진, 설사, 무릎 통증이 환자분을 괴롭힌다고 하셨는데요. 오늘 이 모든 문제를 다 고칠 수는 없습니다만, 먼저 흉통에 역점을 두어 다루고 싶네요.

환자가 자신의 모든 관심사를 표현하도록 허락하면, 의사와의 면담에 실망하여 "그런데요, 선생님…"이라고 하는 것을 피할 수 있다. 환자의 가장 중요한 관심사나 증상이 남아 있으면, 진료가 끝났다고 생각하고 의사가 거의 방에서 나갈 때까지도 환자의 반응이 나타난다.

환자: 그런데요, 선생님. 선생님은 피를 토하는 사람을 위해 무엇을 하실 건가요?

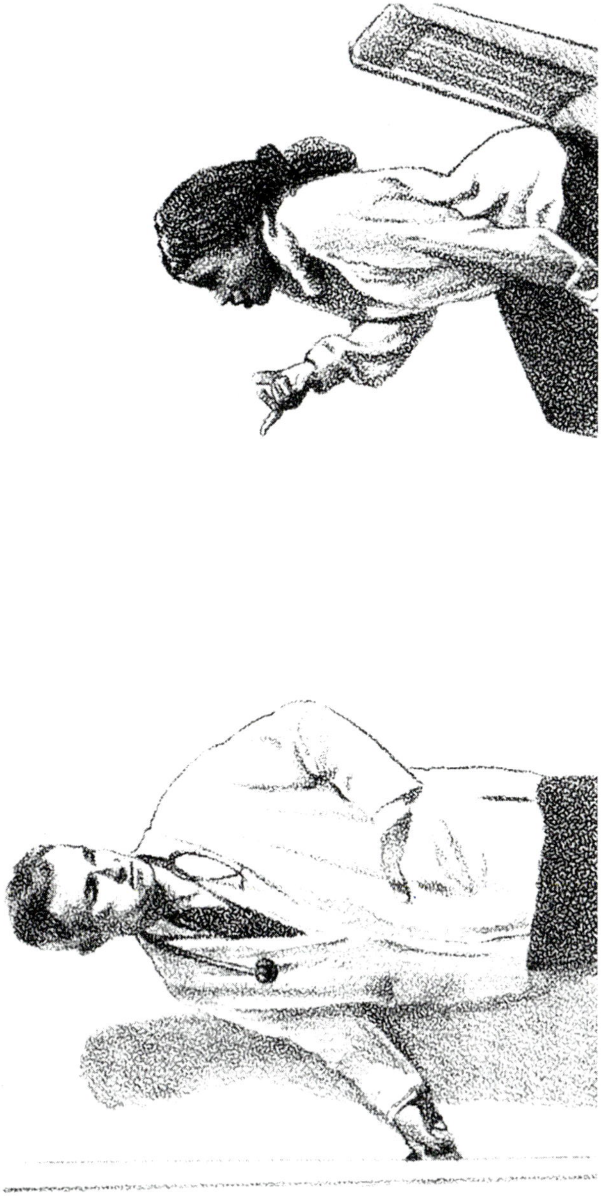

"그런데요, 선생님..."

환자의 "그런데요…"라는 반응은 환자의 문제를 완전히 이끌어내지 못했음을 가리키므로 의사가 환자의 주호소를 확인했다고 할 수 없다. "그런데요, 선생님…"은 면담 끝에 나타나지만 그 원인은 면담을 시작할 때 의제 정의가 불완전했기 때문이다.

4. 진료 과정을 설명하라. 도해나 도표를 제시하면 환자들은 이해하기 더욱 쉽다. 어떤 환자는 이전에는 결코 철저한 이학적 검사 같은 양질의 의료를 받아보지 못했을 것이다. 환자들이 그들 건강의 많은 부분을 한 의사가 주로 책임지거나, 의사가 효과적으로 치료하기 전에 진단을 해야만 함을 이해하지 못할 수 있으므로 의사는 환자에게 설명해야 한다.

의사: 부인, 먼저 환자분이 가장 중요하다고 생각하는 것을 말씀해주시기 바랍니다. 그러면 제가 환자분을 검사하기 전에 몇 가지 질문을 하겠습니다.

(잠시 후)

의사: 좋습니다. 부인, 환자분이 왜 여기 왔는지 이해했다고 생각합니다. 이제 제가 할 것은 세심한 검사입니다. 그 다음에 이 문제의 원인이 무엇인지, 그리고 이것에 대해 우리가 무엇을 할 수 있는지 이야기해야 합니다. 이 점에 관해 무슨 질문이 있으십니까?

환자: 검사요? 통증과 기침에 대한 처방만 해주시면 안 되나요?

의사: 저는 이 문제가 단순한 것이길 바랍니다. 확실한 진단을 위해서는 더 많은 정보가 필요하며, 그래야만 치료에 관해 확실히 제안할 수 있습니다. 그것이 검사하는 이유입니다.

환자: 좋습니다. 이해합니다. 그렇지 않다면 선생님도 다른 선생님처럼 전화만으로도 제게 뭘 해주실 수 있었을 테지요.

다른 의료진이 어떻게 준비해야 하는지 환자에게 가르쳐줌으로써 면담 준비에 도움이 될 수 있다. 그들은 환자의 문제점과 관심사, 복용하는 약들의 목록을 적어서 의사의 질문에 대답할 준비를 하게 할 수 있다. 또, 환자에게 면담 시간이 얼마나 걸릴지 얘기해준 다음 안건을 준비하도록 할 수 있다. 면담할 때 환자가 더 많이 준비할수록 의사의 권고를 따를 가능성이 커진다.

5. **환자의 이야기에 귀 기울이고 길잡이 역할을 하라.** 효과적인 진료는 환자가 얘기하는 대로 환자의 병력을 듣고 이해할 줄 아는 것에 달렸다. 임상 상호작용에 관한 미슐러Mishler의 일련의 분석에 따르면, 의사와 환자는 서로 다른 두 언어로 대화하는 것 같다고 한다. 환자들은 대체로 그들이 아픈 것과 관련된 것을 말하고 싶어하는 반면에, 대부분의 의사들은 의학적 개요를 듣고 싶어한다. 의사의 언어에는 의학 교육을 받을 때 배우는 새로운 단어 1만 5천 개가 포함되며, 세계관과 과학적 방법에 대한 인식을 표현한다. 환자의 언어는 연대순일 수도 아닐 수도 있는 단순한 이야기일 뿐이며, 사건이나 환경, 의사와 관계없는 다른 사람에 의해 좌우될 수 있다. 의사의 일에는 환자의 이야기를 진단의 근거와 임상적 판단에 유용한 객관적인 자료로 옮기는 것이 포함된다. 환자의 말을 들어주는 것에 더해서 의사는 환자가 말하는 증상, 견해, 감정과 본심 같은 자료들에 대한 결론을 유도해내야 한다. 의사와 환자의 이야기 사이에서 끊임없이 균형을 잡아야 한다. '환자 이야기'는 면담의 초기에 우세하며, '의사 이야기'는 후반부에 우세하다. 의사는 균형을 맞추기 위해 노력해야 한다. 그 다음에 의사는 자료를 분류하고 기억해야 한다. 대화 중에는 개방형 질문으로 시작하여 초점과 질문 범위를 좁혀나간다. 의사는 면담 사이에 진술을 요약하고 방향을 수정하고 변화를 추구한다. 그러나 환자의 이야기가 처음부터 의사를 곤란하게 만들 수도 있다.

의사: 흉통에 관해 말씀해보세요.

환자: 선생님은 우선 작년에 우리가 런던에서 돌아올 때 무슨 일이 일어났는지 아셔야 합니다.

의사: 런던이요?

환자: 네. 비행 편에 문제가 있어서 샌프란시스코를 거쳐 돌아왔어요. 별로 나쁘지 않다고 생각했는데, 비행거리가 얼마나 늘어났는지 몰라요. 샌프란시스코에는 비가 오고 있었고 3시간이나 걸려서 녹초가 되었어요. 그래서 공항호텔까지 걸어갔습니다. 거기 클로버 잎이 얼마나 컸는지 아세요?

여기서 의사는 환자의 흉통에 관련된 내용이 조금이라도 있기를 바라면서 무용담을 듣는다. 어떻게 될까? 환자는 원인, 책임, 심지어 자신의 잘못에 관한 이론을 의사에게 말한다. 의사는 진단을 위해 딱 들어맞는 증상을 유도해냄으로써 환자의 문제를 설명할 수 있는, 의사의 미숙한 가설에 끼워 맞추려는 노력을 한다. 이는 의사와 환자가 서로 다른 두 언어로 대화하는 것과 같다. 이때 의사는 무엇을 할 수 있을까? 미슐러에 따르면 효과적인 의사소통을 위해서는 환자 얘기 중간 중간에 의사가 필요한 사실을 확인해야 한다고 한다. 이렇게 하려면 의사에게는 요약하고 방향을 수정하는 기술이 필요하다.

의사: 알겠습니다. 여행 중의 사건이 통증과 관계가 있다고 염려하시는군요. 그렇지만 지금 환자분을 아프게 하는 통증 자체에 대해 좀더 이야기해주시겠어요? 어느 부위에서, 언제, 무엇이 통증을 악화 또는 호전시키는지요?

의사가 원하는 것처럼 '사실 그대로의 사실'만을 얻기는 좀처럼 힘들다. 의사와 환자의 상호작용이 성공적이기를 바란다면 어느 정도는 환자의 이야기를 들어주어야 한다. 기초 자료에 도움이 되지는 않아도, 환자가 하고 싶은 얘기를 할 수 있게 하는 것이 치료에 도움이 된다. 사실 **환자가 의사에게 순응하는 가장 좋은 척도는 의학적인 것이 아니라 환자의 얘기를 귀담아들어줬는지, 자신의 모든 관심사를 말할 수 있었는지에 대한 환자 느낌이다.**

결국, 의사와 환자는 합의하에 질병에 관한 이야기를 완성해야 하는 공동

임무가 있다. 의사가 환자의 의견을 먼저 듣지 않으면 합의가 이루어지지 않을 것이다. 완벽한 질병력을 완성하는 과정은 환자의 이야기와 의사의 진단 근거 사이에서 왔다갔다하는 사인 곡선의 진동과 비슷하다. 의사와 환자가 지향하는 작업은 질병력이라는 예술 작품의 창조다. 질병력은 일단 완성되면 의사와 환자가 진료를 함께하는 출발점이 된다. **병력에 관해 함께 작업하는 과정은 환자가 사실과 주제에 동의하고 의사에게 협조하는 협력관계를 이루어, 의사의 치료 방침에 환자가 적극적으로 협조하게 만든다.**

6. **환자가 제공하는 정보를 정확히 이해하려고 노력하라.** 의사가 경청하고 이해하려고 노력하고 들은 것을 되풀이하여 환자에게 말해주는 것은 환자의 신뢰와 순응을 얻는 핵심이다. 설리번Sullivan은 이러한 반복적인 반사 과정을 어둡고 바람 부는 동굴에서 앞 사람에게 "지금 어디 계세요?"라고 계속 질문하면서 반응에 따라 자신의 방향을 수정하며 쫓아가는 것에 빗대어 설명한다.

   환자가 제공한 생의학적·심리사회적 자료에 대한 반응은 정확성을 증가시켜 더 좋은 진단을 내리게 한다. 게다가 환자의 의견, 가치관, 감정 반영은 감정이입에 의한 의사소통의 주된 방법이며 멋진 치료 방법이다. 반영을 이용한 예나 '간결한 요약'을 참고하라.

주제 정하기

환자: 바로 그겁니다, 선생님. 흉통이 있었고, 무릎이 아프고, 기침도 나은 것 같지 않아요.

의사: 좋습니다. 제가 제대로 들었다면, 환자분은 흉통, 무릎 통증, 기침이 있습니다. 그 밖에는요?

환자: 네. 한 가지 더 있는데요. 전 요즘 섹스를 자주 할 수 없었습니다. 아무 일도 일어나지 않았어요.

의사: 알겠습니다. 가슴, 무릎의 통증, 기침, 그리고 성적 어려움. 그 밖에는요?

환자: 그게 다예요, 선생님. 충분하지 않나요?

의사: 충분한 것 같네요.

증상 설명

환자: 일주일 동안 통증이 있었는데, 오늘 아침에 일어나니 발진이 심했습니다. 통증이 있는 오른쪽 위 여기에만 발진이 갑자기 생겼습니다.

의사: 일주일 동안 오른쪽 옆구리에 통증이 있다가 오늘 발진이 생겼다는 얘기군요.

환자: 네.

의견 확인

환자: 저는 통풍이 있거든요. 콜히친 같은 약이 필요하다고 생각합니다.

의사: 그게 통풍이라고 생각해서 콜히친이 안성맞춤일 것이라는 말씀이군요.

환자: 바로 맞았습니다!

가치관 확인

환자: 더는 직장을 잃고 싶지 않아요. 일을 시작한 지 한 달이 됐는데, 직장에서 일을 회피한다고 생각하게 하고 싶지 않아요.

의사: 알겠습니다. 더는 직장을 잃지 않는 게 정말 중요하군요.

환자: 정말 그렇습니다!

감정 확인

환자: 잘 모르겠지만, 선생님. 지난달에 기르던 개가 죽은 이후 너무 슬퍼요. 늙어서 수명이 다했다는 걸 알지만, 아직도 집에 가면 저를 맞아주고 항상 거기에 있을 것만 같아요. 하지만 이제 아내와 제가 집에 가도 아무도 저희를 반겨주지 않는

군요. 그 녀석이 정말 그리워요.

의사: 이해할 수 있어요. 환자분은 죽은 개가 정말 그리우시고, 또 슬프시군요.

환자: 바로 그래요. 맞아요.

반사적으로 경청하는 것은 면담의 전체 시간을 길게 하지 않는다. 경험에 비춰 보면 경청은 시간을 절약하는 길이다. 의사가 환자의 이야기를 듣고서 이해하지 못했다고 생각하면 환자는 똑같은 얘기를 반복할 것이다.

의사: 아주 슬프고 쓸쓸한 느낌이세요?

환자: 아뇨, 진짜 화난 만큼 슬프지는 않아요. 그들이 그런 식으로 저를 버려두면 안 되죠.

이때 의사는 그의 오해를 고쳐줄 수 있다.

의사: 알겠어요. 화난 만큼 슬프지는 않군요. 환자분이 어떤 식으로 느끼는지 알겠어요.

의사는 환자의 모든 증상, 의견, 감정에 동조할 필요는 없지만, 신뢰감을 높이기 위해 주기적으로 반복할 필요는 있다. 무엇보다도 가장 중요한 감정을 놓치지 않도록 노력하라.

자주하는 실수

1. 환자를 한 인간으로 대하지 않는 것. "우리는 의사지 사회사업가가 아니다!"라는 식의 태도.
2. 환자의 말을 방해하는 것. 환자가 어떻게 정보를 주는지에 주목하지 못하고, 환자의 생각과 적극적인 참여가 중요함을 보여주지 못하는 것.

3. 환자가 내민 첫 번째 문제와 씨름하기 전에 합의된 의제를 협의하지 못하는 것.
4. 환자가 증상에 대한 사실을 두서없이 장황하게 얘기하는 것을 참지 못하고 들어주지 않는 것.
5. 환자의 이야기를 요약·정리하지 못하는 것. 의사는 환자를 오해하고 환자는 무시당했거나 오해받았다고 느낀다.

핵심 요점

천천히 시작하고 차차 속도를 높여라.

SELECTED READINGS

Beckman HB, Frankel RM. The effect of physician behavior on the collection of data. *Ann Intern Med* 1984;101:692–696.

Bell RA, Kravitz RL, Thom D, et al. Unsaid but not forgotten: patients' unvoiced desires in office visits. *Arch Intern Med* 2001; 161:1977–1984.

Branch WT, Levinson W, Platt FW. Diagnostic interviewing: make the most of your time. *Patient Care* 1996;30:68–87.

Branch AWT, Malik TK. Using windows of opportunity in brief interviews to understand patients' concerns. *JAMA* 1993;269: 1667–1671.

Charon R. Narrative medicine: a model for empathy, reflection, profession and trust. *JAMA* 2001;286:1897–1902.

Delbanco TL. Enriching the doctor–patient relationship by inviting the patient's perspective. *Ann Intern Med* 1992;116:414–418.

Donnelly WJ. The language of medical case histories. *Ann Intern Med* 1997;127:1045–1048.

Dugdale DC, Epstein R, Pantilat SZ. Time and the patient-physician relationship. *J Gen Intern Med* 1999;14:534–540.

Engel GL. The need for a new medical model: a challenge for biomedicine. *Science* 1977;196:129–136.

Haidet P, Paterniti DA. Building a history rather than taking one. *Arch Intern Med* 2003;163:1134–1140.

Levinson W, Gorawara-Bhat R, Lamb J. A study of patient clues and physician responses in primary care and surgical settings. *JAMA* 2000;284:1021–1027.

Levinson W, Roter D. Physicians' psychosocial beliefs correlate with their patient communication skills. *J Gen Intern Med* 1995;10: 375–379.

Lipkin M Jr, Frankel RM, Beckman HB, et al. Performing the interview. In: Lipkin M Jr, Putnam SM, Lazare A, eds. *The medical interview: clinical care, education and research.* New York: Springer-Verlag 1995.

Marvel MK, Epstein RM, Flowers K, et al. Soliciting the patient's agenda: have we improved? *JAMA* 1999;281:283–287.

Mead N, Bower P. Patient-centeredness: a conceptual framework and review of the empirical literature. *Soc Sci Med* 2000;51:1087–1110.

Meichenbaum D, Turk DC. *Facilitating treatment adherence: a practitioner's guidebook.* New York: Plenum Press, 1987.

Mischler EG. *The discourse of medicine: dialectics of medical interviews.* Norwood, NJ: Ablex, 1984.

Peterson MC, Holbrook JH, Von Hales DE, et al. Contributions of the history, physical examination, and laboratory investigation in making medical diagnoses. *West J Med* 1992;156:163–165.

Platt FW, Gaspar DL, Coulehan JL, et al. "Tell me about yourself..." the patient-centered interview. *Ann Intern Med* 2001;134: 1079–1085.

Platt FW, Platt CM. Two collaborating artists produce a work of art: the medical interview. *Arch Intern Med* 2003;163:1131–1132.

Stewart M, Brown JB, Donner A, et al. The impact of patient centered care on outcomes. *J Fam Practice* 2000;49:796–804.

Sullivan HS. *The collected works of Harry Stack Sullivan.* New York: Norton, 1964.

White J, Levinson W, Roter D. "Oh by the way," the closing moments of the medical visit. *J Gen Intern Med* 1994;9:24–28.

문제의 요지

환자는 의사가 자신들의 이야기를 주의 깊게 들어주고 이해해주기를 원한다. 이러한 요구는 전혀 놀라운 일이 아니다. 그것은 의사도 모두 원하는 일이다. 그러나 의사들에게 들어줄 시간이 있는가? 어떻게 하면 좋은지 의사들이 그 방법을 아는가? 경청은 면담에서 잘 활용되지 않는 기술이다. 이는 면담의 모든 요구를 만족시키지는 못하지만, 의사가 청취하기를 원하고 필요로 할 때 어떻게 해야 하는지 알 필요는 있다. **의사가 청취하는 방법이 부정확하고 비효율적이라면 환자의 질병을 성공적으로 진단하고 치료할 수 없으며, 환자도 자신을 돌보아주는 의사에게 만족할 수 없다.**

다음 두 예를 생각해보자. 첫 번째 예에서, 의사는 만성폐쇄성폐질환으로 환자를 입원시켰는데, 의사는 환자의 호흡곤란 가능성에 관심이 있다.

의사: 좋아요, 환자분. 그동안 어떤 불편함이 있었나요?
환자: 글쎄요. 다리가 불편한데요….
의사: (말을 끊으며) 호흡엔 문제가 없나요?
환자: 아마도 그래요. 저는 언제나 숨쉬는 데 약간의 문제가 있었어요. 저는 폐기종이 있고….
의사: (말을 끊으며) 기침이 나오는지요? 조금이라도 기침이 나오세요?
환자: 아니 그렇지는 않아요. 단지….
의사: (말을 끊으며) 그럼 흉통은 없나요?
환자: 아니요. 흉통은 없어요.
의사: 무슨 약을 복용하고 있나요?

나중에, 의사는 이 환자에게서 병력을 듣는 것이 무척 어려웠다고 말했다. 그러나 환자는 의사가 거만하고 자신의 말을 경청하지 않는다면서, "X 의사는 훌륭한 의사일지는 모르지만 환자가 의사에게 도무지 말을 걸 수가 없어요."라고 했다.

두 번째 예에서는 의사 Y와 Z는 각각 다른 시간에 환자를 면담했다. 그들이 정확하게 경청했다면 환자에게 추가 조사를 하지 않아도 될 것이다. 두 의사는 모두 열심히 질문했다. **두 의사는 면담의 주된 역할이 질문에 대한 답을 얻어내는 것이며, 그러기 위한 가장 좋은 방법은 가능한 한 효과적으로 모든 질문을 하는 것으로 믿고 있었다.** 왜 그런 양식의 면담을 선택했느냐는 질문에 대해 그들은 둘 다 "질문을 하면 시간이 절약된다."고 대답하였다.

다음은 의사 Y가 열거하는 환자의 과거력이다.

의사 Y: 환자는 70세쯤으로 약 3년 동안 담낭 질환이 있었습니다. 그의 통증 발작은 좀더 빈번해지고 있으며, 계획된 담낭절제술을 받기 위해 입원하였습니다.

다음은 의사 Z가 수집한 환자의 과거력이다.

의사 Z: 환자는 65세쯤으로 상복부와 명치 부위의 통증, 특히 누울 때 발생하는 통증이 있었습니다. 통증은 씹어 먹는 제산제로 조금 완화됩니다. 환자는 심장병이 통증의 원인이 아닐까 걱정합니다.

다음은 환자의 말을 그대로 요약한 것이다.

환자: 저는 72세로 전화 교환원이었으며 현재는 은퇴했습니다. 저는 대체로 건강했고 아버지가 76세에 심장발작으로 사망한 것 외에는 가족 모두 건강합니다. 제 문제는 담낭에 있으며 그것을 제거했으면 해요. (상복부를 가리키며) 이곳이 아프고 흉골 아래까지 뻗쳐요. 몇 번 두드리면 통증이 호전되곤 했는데, 근래 통증이 더 성가셔진 것 같습니다.

면담자마다 코끼리의 일부만을 확인한 셈이다. 불행하게도 환자의 담당 외과 의사는 단지 정보의 첫 부분만을 들었으며, 환자가 담석 때문에 고통받는다고 확신하여 결국 무증상인 담낭을 제거하였다. 환자는 그 뒤에도 식도 통증이 지속되었다.

다행히도 좀더 효과적이고 효율적인 경청자가 되는 방법이 있다.

면담의 중요 원칙

1. **환자의 얘기를 들을 때에는 정숙해야 하며 말하는 사람에게 모든 주의를 집중해야 한다.** 의사는 환자의 이야기를 경청하면서 자신이 들은 것을 적어야 한다. 많은 의사들이 환자가 이야기할 때, 다음에 무엇을 말할지를 계획하느라 시간을 낭비한다. 그것은 경청이 아니다. 최소한 환자가 시작한 말을 끝내도록 허용해야 한다. 임상에서 수련의와 환자의 대화에 관한 베크먼 Beckman과 프랜켈Frankel의 연구를 보면, 평균적으로 면담을 시작한 지 18초 만에 의사가 환자를 간섭했다. 일단 방해를 받으면 환자들은 처음 시작한 말을 결코 끝낼 수 없었다. 방해받지 않은 경우 환자의 첫 말은 평균적으로 90초를 넘지 않았으며, 의사의 예상보다 훨씬 짧았다. 15년 뒤 가정의학 개업의 마블Marvel의 비슷한 연구에서는 간섭 시간이 평균 23초였다. 15년에 걸쳐 5초가 증가한 셈이다.

2. **환자의 확인만이 의사가 환자의 이야기를 확실히 듣고 이해하였음을 증명한다.**

3. **의사가 환자에게서 얻어낸 의학적 정보를 통해 질문을 하는 것은 동반자적인 대화 행위이며, 심문이 아니다.** 면담에서는 한 사람이 대화를 이끌지만, 두 사람이 교대로 말하고 듣는다.

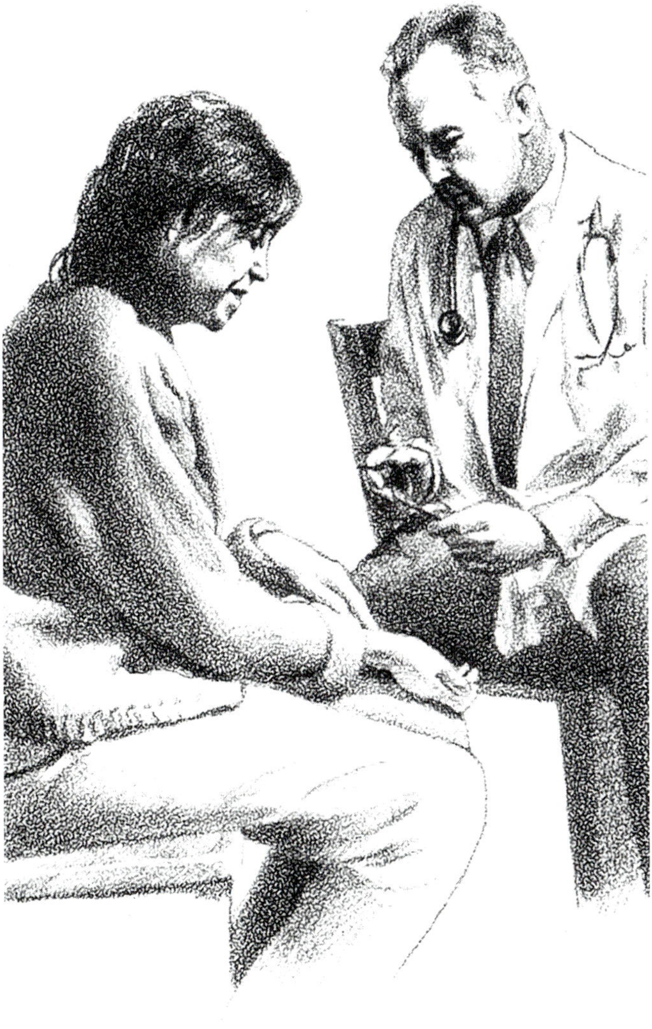

"더 많이 경청할수록 환자를 더 많이 이해한다."

면담 과정

1. **의사는 경청하고 있음을 보여주기 위해, 앉아 있건 혹은 서 있건 환자와 눈높이를 맞춘 상태에서 면담하여야 한다.** 가능하다면 항상 앉아서 면담하라. 이는 의사가 좀더 머무를 것이라는 인상을 주며 관심과 인내심, 존중을 나타낸다. 비록 이런 것을 느끼지 않더라도 의사는 반드시 보여주어야 한다.

2. **환자가 이야기하도록 정중히 권하라.** 일반적으로 개방형 질문을 던지거나 방향을 제시한다. "자신에 관해 말씀해보세요." "오늘 어떻게 오셨나요?" "그 밖에 이야기할 것이 더 있으세요?" 등.

3. **조용히 듣는다. 환자가 방해받지 않고 말하게 하라.** 의사가 18초 안에 간섭하는 사람이라면, 간섭 없이 충분한 시간 동안 경청하려고 노력해야 한다. 간섭에는 "얼마나 오랫동안" "정확히 어디에서" "어떻게 하면 증상이 좀 나아지나요? 등의 구체적인 질문들이 포함된다. 이들은 모든 의사들이 선호하며 조만간 해야만 하는 질문들이다. 의사의 본능이 이러한 질문들을 요구하더라도 조금 더 있다가 하라. 고개를 끄덕이거나 소리를 내거나 다른 비언어적 격려 같은 방법을 사용하라.

4. **개방형 질문을 사용하라.** 개방형 질문은 '예' '아니요' 또는 숫자로 대답하게 하는 질문보다 내용을 더욱 알차게 한다. 지시 없이 "계속하세요, 그 밖에는요?" "그리고 다른 일은요?" 등 지속되는 질문을 하라.

   '예' '아니요' 또는 숫자 등으로 대답되는 질문은 어떤 것이라도 개방형 질문이 될 수 없음을 기억하라.

5. **환자의 과거력을 요약하고, 정정할 것이 있는지 질문하고, 정정된 것을 다음 질문에 통합하라.** 이러한 상호작용의 과정이 면담 내내 지속되어야 한다. 심지어는 환자에게 이를 설명할 수도 있다.

의사: 환자분?

환자: 네?

의사: 이제 제가 환자분과의 면담을 통해서 이해한 것들을 말해보려 하는데, 잘못된 것이 있으면 바로잡아주시기 바랍니다. 좋습니까?

환자: 물론이죠, 선생님. 좋습니다.

이러한 요약 기술은 다른 고위험 직업군에서도 흔히 쓰인다. 예컨대 **비행기 조종사와 항공 관제사들은 그들이 옳게 행동하고 있음을 확신하기 위해 모든 주요 데이터를 습관적으로 반복한다.**

항공 관제사: 유나이티드 123호, 10도 왼쪽으로 돌고 7,000 피트 하강하라.

유나이티드 조종사: 10도 왼쪽, 그리고 7,000 피트 하강. 유나이티드 123호.

요약은 다른 목적들에도 쓸모가 있는데, 환자로 하여금 경청되고 이해받았다는 느낌을 갖게 하여 치료에 도움을 준다. 또, 면담자에게 다음 개방형 질문을 계획하고 기초하게 하며, 환자 차트나 컴퓨터에 기록하게 하고, 환자로 하여금 의사가 잘못 이해한 것을 교정할 수 있게 한다.

경청은 면담의 가장 중요한 부분이며, 계속 반복되는 요청, 경청, 요약 Invite, Listen, Summarize; ILS **의 세 가지는 효과적인 면담의 전형으로, 좋은 면담이라면 시작부터 끝까지 이루어져야 한다.**

자주하는 실수

1. 환자로부터 의사의 특정한 질문에 대한 답을 얻어내는 것이 면담의 목적이라고 생각하여, 환자가 중간에 끼어들거나 의사의 말을 중단시키는 것을 용납하지 못하는 것.

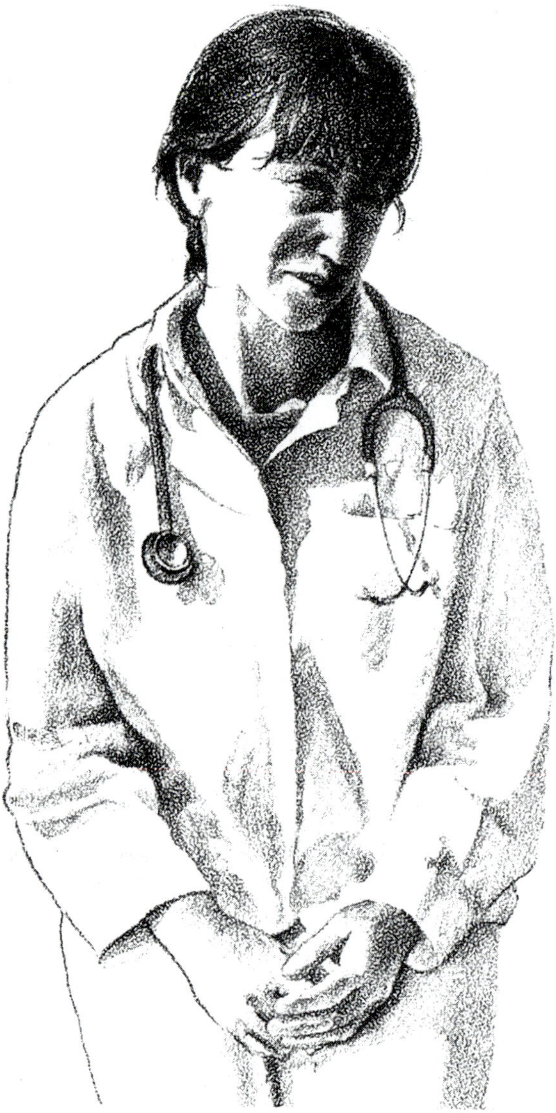

경청

2. 향후 계획에 참여시키는 데 필요한, 환자와의 관계 형성을 무시하는 것. 환자의 이야기를 재촉함으로써 유용한 정보의 잠재적 원천인 환자를 무시하는 것.
3. 다른 문제 등에 정신이 팔려서 몸은 면담 장소에 있으나 정신은 다른 곳에 가 있는 것.
4. 의사가 잘못 알아듣거나, 환자가 잘못 말할 수 있음을 무시하는 것. 자료를 검토한 다음 환자에게 다시 물어 맞는지 제대로 확인하지 않는 것.
5. 대화의 기술들, 예컨대 "제가 환자분의 말씀을 잘 이해했는지 살펴볼까요…." "아! 그러니까 이런 말씀이시죠…." 등을 적절히 활용하지 못하여 들은 내용을 제대로 요약하지 못하는 것.

핵심 요점

요청하고 경청하고 요약하라. 이것을 반복하고 또 반복하라.

SELECTED READINGS

Barley G, Boyle D, Johnston MA, et al. Rowing downstream and the rhythm of medical interviewing. *Med Encounter* 2001;16:6–8.

Beckman HB, Frankel RM. The effect of physician behavior on the collection of data. *Ann Intern Med* 1984;101:692–696.

Charon R. Narrative medicine: a model for empathy, reflection, profession, and trust. *JAMA* 2001;286:1897–1902.

Frankel RM, Beckman HB. Accuracy of the medical history: a review of current concepts and research. In: Lipkin M, Putnam SM, Lazare A, eds. *The medical interview: clinical care, education and research.* New York: Springer-Verlag, 1995:511–524.

Gorney M, Bristow J. Effective physician communication skills. Guidelines: the Doctors' Company. www.thedoctors.com.

Marvel K, Epstein RM, Flowers K, et al. Soliciting the patient's agenda—have we improved? *JAMA* 1999;281:283–287.

Miller S, Miller PA. The listening cycle. *Collaborative team skills.* Littleton, CO: Interpersonal Communication Programs, Inc., 1994: 35–64.

Myers S. Empathic listening: reports on the experience of being heard. *J Humanistic Psychol* 2000;40:148–174.

Novack DH. Therapeutic aspects of the clinical encounter. *J Gen Intern Med* 1987;2:346–355.

Platt FW, McMath JC. Clinical hypocompetence: the interview. *Ann Intern Med* 1979;91;898–902.

Silverman J, Kurtz S, Draper J. Internal summary. In: *Skills for communicating with patients.* Oxford: Radcliffe Medical Press, 1998: 65–69.

Smith RC, Hoppe RB. The patient's story; integrating the patient- and physician-centered approaches to interviewing. *Ann Intern Med* 1991;115:470–477.

Weed LL. New connections between medical knowledge and patient care. *BMJ* 1997;315:231–235.

Weisberg J. *Does anybody listen? does anybody care?* Englewood, CO: Medical Group Management Association, 1984:27–38.

문제의 요지

환자는 경청되고 이해받지 못하는 것에 대해 불평한다. 의사가 진정으로 그들을 위해 존재하고 그들의 지원자가 되어주기를 바란다. **환자는 깊이 이해받기를 원한다. 그런 의사는 감정이입되었거나 공감할 수 있다고 말한다.**

감정이입 반응을 나타내면 마술 같은 결과를 만들기는 하지만, 불가사의한 과정은 아니다. 감정이입 의사소통의 핵심 특징은 잘 알려져 있으며 배울 수 있다.

면담의 중요 원칙

1. **감정이입 의사소통은 다른 사람의 감정을 이해하고, 그 이해를 바탕으로 의사소통하는 것을 말한다.** 감정이입empathy이란 용어는 1910년 한 예술 작품에서 감정을 이해하는 방법을 가리키기 위해 만들어졌으며, 심리분석가들이 환자의 감정을 더 잘 이해하기 위해 임상에 적용하였다. 감정이입은 의사를 환자들과 연결시키는 일종의 대리감정을 의미하는 데 사용되었다. 이제 감정이입이라는 용어는 현상을 인식하는 이해와 거의 같게 쓰인다.

2. 환자들은 경청되고 이해받지 못하는 것에 대해 불평한다. 따라서 의사는 자신의 경청과 이해에 대한 확실한 증거를 제시해야 한다. **시간에 쫓기는 감정을 자제하고 온전히 집중하여 듣고 있음을 비언어적으로 환자에게 보여주어야 한다. '음' '알겠습니다' '네' 같은 짧은 말로, 그리고 듣고 이해한 것을 요약한 좀더 긴 문장을 통해서 환자를 이해했음을 말로 표현해야 한다.** 비언어적 메시지와 언어적 메시지 사이에 차이가 있을 때 **환자는 항상 비언어적 메시지를 믿는다.**

3. 면담 내내 의사의 역할과 목표가 **환자의 이야기를 경청하고 이해하는 것임을 알아야 한다. 경청과 이해하려고 노력하는 것이 감정이입의 핵심이다. 환자는 의사가 경청하고 이해하는지 인지할 필요가 있다.**

4. 환자는 의사에게 그들의 삶과 질병에 대해 객관적 사실 이상의 것을 제공한다. **또한 의사에게 그들의 생각, 희망과 공포, 느낌, 그런 감정에 힘을 실어주는 확고한 가치관을 얘기한다.** 확고한 감정은 긍정적일 수도 부정적일 수도 있다. 환자는 행복, 감사, 자부심, 관대함을 느낄 수 있고, 슬픔, 공포, 분노, 또는 양면적인 감정을 느낄 수도 있다. 의사는 이를 경청하고 이해하며, 이 모든 현상을 이해한다는 증거를 줄 필요가 있다.

5. **근원적인 모든 확고한 감정은 가치관이다.** 감정에 관해 생각하는 임상적으로 유용한 한 가지 방법은 환경과 가치관 사이의 상호작용에서 생겨난다. 그러므로 이러한 사건과 환자의 가치관에 관련한 환자의 감정을 경청하고 이해하는 것이 중요하다.

6. 감정, 생각, 가치관에 대한 환자의 의사소통과 의사의 이해를 통한 의사소통은 면담 시간을 길어지게 하지 않는다. 감정이입은 고통의 경감을 포함하여 많은 중요한 임상적 결과와 연관되어 있다.

7. 이러한 원칙은 친근하게 들린다. 사실 2장(경청)에 나왔던 **요청, 경청, 요약**ILS의 순서는 의사가 올바르게 이해했다고 확신하는 환자의 생각, 감정, 가치관에 대한 환자 보고서에 적용할 수 있다. 의사소통 연구자들은 단계적 방식으로 의사의 감정이입 대화를 돕는 많은 기억술을 발전시켰다. 예를 들어 스미스Smith는 의사가 환자에게 NURS할 것을 제안했다. 즉 느낌을 명명하고Name, 이해하고Understand 인정하며, 극복하려는 환자의 시도를 존중하고Respect, 미래에 지지Support와 협력을 제공하는 것을 말한다. **그러나 무엇보다도 경청하고 이해하려는 감정이입의 자세를 가져야 한다.**

면담 과정

1. **환자의 말을 경청하라.** 의사는 환자에게 최대한의 끊임없는 관심을 기울여야 한다. 차트, 컴퓨터, 또는 질문할 필요성이 진료에 방해되지 않게 하라.

2. **환자가 의사에게 이야기할 때는 싫어도 계속 들어라.** 환자가 진짜로 중요한 사실을 말할 시간을 주어라.

3. **일단 듣고 이해했으면, 환자의 상황을 이해했는지 점검하라.** 여기에는 몇 가지 단계가 있다. 먼저, 잠시 멈추고 생각을 정리하는 것이 필요할 수도 있다. 환자에게 한숨 돌릴 것을 제안할 수도 있다.

의사: 환자분, 제게 말씀하신 것을 생각해보기 위해 한숨 돌렸으면 하는데요.
환자: (말을 계속한다.)
의사: 정말 죄송합니다. 제가 생각을 정리할 수 있도록 잠시만 중단하시죠.

이것은 의사가 이해한 것을 지침이나 뼈대를 구성하는 표현으로 요약하는 데 도움이 될 수 있다. **이는 의사가 말하고 환자는 경청할 차례이며, 의사가 경청해서 수집한 것을 말하려는데 올바르게 이해하였음을 확인하기 위해 도와주기 바란다는 것을 나타낸다.** 대다수 의사들이 사용할 수 있는 지침에는 다음과 같은 것이 포함된다. "제가 환자분 말씀을 옳게 들었다면, 환자분께서 제게 말씀하시는 것은…" "환자분께서 느끼시는 것이 …처럼 들리는데요" 또는 "그러니까" 같은 짧은 문구를 포함한다. 심지어는 "음" 소리면 충분할 수 있다. **의사는 그런 표현을 감정이입 공간으로 들어가는 문으로 생각한다.** 이 방법으로 시작하면 의사가 이해한 짧은 요약을 환자에게 확인시키기 위해 제공할 수 있다. 올바른 이해를 위해서 의사는 환자에게 교정을 요청하고, 이를 받아들인 다음 더욱 꼼꼼한 요약으로 통합해야 한다.

환자: 잔디 깎기를 끝내고 시원한 음료를 마시러 안으로 들어왔어요. 텔레비전을 켜니 이라크 폭격에 관한 프로그램이 재방송 중이었죠. 저는 가슴에 뻐근함을 느끼기 시작했어요. 제 아버지처럼 심장에 문제가 있는 게 아닐까 걱정이 되었죠. 아버지께서는 심장마비로 돌아가셨어요.

의사: 그러니까 가슴에 뻐근함이 있었는데, 그것이 아버지의 심장 문제를 생각나게 했군요.

환자: 네. 저 역시 심장 문제가 있을까 걱정입니다.

의사: 알겠습니다. 걱정되시겠지요.

4. 환자 이야기를 요약할 때 사실뿐 아니라 감정도 반영해야 함을 명심하라. 어떤 환자에게는 다른 말로 바꿔 표현하는 것이 잘 통하기도 하지만, **다른 환자들은 의사가 그들의 말과 똑같은 단어를 사용하기를 바랄 것이다.**

환자: 잔디 깎기를 끝내고 시원한 음료를 마시러 안으로 들어왔어요. 텔레비전을 켜니 이라크 폭격에 관한 프로그램이 재방송 중이었죠. 저는 가슴에 뻐근함을 느끼기 시작했어요. 제 아버지처럼 심장에 문제가 있는 게 아닐까 걱정이 되었죠. 아버지께서는 심장마비로 돌아가셨어요.

의사: 그러니까 가슴 통증이 있었고, 심장마비가 아닐까 걱정하셨군요.

환자: 통증은 아니고요, 선생님. 단지 뻐근함이었어요. 정말 걱정이 되었죠.

의사: 알겠습니다. 뻐근함. 그것이 환자분을 정말 걱정스럽게 했군요.

환자: 바로 그거예요, 선생님.

5. 교정을 이끌어내고 받아들여라. 의사가 잘못했을 때 환자가 바로잡아주기를 바란다는 것을 알게 하라.

의사: 이것이 제가 환자분의 말씀에서 이해한 것입니다. 제가 빠뜨린 것이 있습니까?

6. "네. 다 맞아요, 선생님" 등으로 **환자의 확인을 얻기 전에는 의사의 일이 끝난 것이 아니다.**

7. 상상력을 활용하라. 의사가 직접 환자의 바로 그 문제를 환자의 처지에서 경험해볼 수는 없다.

환자의 감정들과 그 배경에 석연치 않은 점이 있다면, 의사는 환자에게 그에 대한 설명을 요청할 수 있다. 의사는 항상 호기심을 가져야 한다. 특히 감정에 대해 궁금할 때는 감춰진 진심을 찾아야 한다.

의사: 가슴 통증이 있었고, 심전도상 심장 질환으로 나타나도 입원할 수 없다고 말씀하셨는데요. 납득하기 어렵군요. 제가 이해할 수 있도록 설명해주시겠어요?

환자: 집사람 때문이에요. 집에 혼자 있는데, 심각한 우울증이 있거든요. 그래서 걱정이 됩니다. 그 사람 곁에 있어야 해요.

의사: 그렇군요. 지금, 환자분에게 가장 중요한 것은 부인의 상태군요.

환자: 정확히 바로 그거예요, 선생님.

환자에게 설명을 요청함으로써 의사는 입원하라는 권유를 거절하는 환자의 사정과 감춰진 진심, 즉 아내를 돌보아야 한다는 것에 대해 알게 되었다. 이제 환자와 의사는 협상을 시작하고, 의사는 환자와 가족 모두에 비중을 두고 문제를 다루려 할 것이다.

8. **감정이입 의사소통은 간단한 확인 정도면 된다.** 의사들은 '접촉하고-떠나는' 식의 감정이입을 권한다. 환자가 표현한 진심이나 감정을 가리키는 한두 마디 말이면 종종 충분하다. 1분 정도 경청한 내용을 확인하고, 잠시 환자가 의사로부터 이해받았음을 느끼게 하는 것으로 충분하며, 이것으로 면담 시간이 길어지지는 않는다. 대부분의 감정 표현들은 간결하다. 환자들은 해명하고

스스로 조정하며 본안으로 돌아간다. 그런 다음 환자는 의사를 다음 단계로 나아가게 할 것이다. 하지만 그렇지 않다면, 질문할 수 있다.

의사: 상담을 계속 진행해도 될 만큼 제가 환자분의 감정을 충분히 이해했다고 생각하시나요?

의사: 환자분께서 어떻게 느끼는지 아직 잘 이해하지 못한 것 같습니다. 제가 어떤 부분을 놓쳤다고 생각하세요?

그리고 의사는 감정 아래 감춰진 본심을 물을 수 있다. 현재 환자에게 무엇이 정말로 중요한가?

의사: 그래요. 새로 동창 주소록을 받았는데, 최근 돌아가신 친구분의 것이 빠져 있어 슬픔이 크셨군요. 이해합니다.

환자: 네. 저는 우리가 항상 함께하기를, 어쩌면 함께 일하기를 계획해왔어요. 그런데 그가 죽었죠. 물론 저도 그가 더 이상 우리 곁에 없다는 걸 알지만, 그 주소록을 받았을 때 제가 바라던 것들이 생각났어요.

의사: 그러니까 환자분의 슬픔은 한편으로 미래에 친구분과 함께하려던 희망이 좌절된 때문입니까?

환자: 맞아요, 선생님. 저는 정말로 그것을 바랐어요.

의사: 상상할 수 있어요.

자주하는 실수

1. 환자와 똑같은 경험을 하지 않는 한 환자가 어떻게 느끼는지 이해할 수 없다고 생각하는 것. 이 경우 환자는 의사의 이해력을 의심할 것이다. **의사는 자신의 상상력을 동원할 수 있다.**

의사: 그 일이 환자분에게 엄청난 상처였던 것 같군요.

환자: 선생님은 결코 이해할 수 없을 거예요. 자녀를 잃어보신 적이 있나요?

의사: 아니요. 하지만 다른 사람을 잃은 경험이 있어요. 그래서 그 일이 최악의 상실임에 틀림없다고 **상상할 수 있어요**. 환자분이 겪은 것보다 더 큰 상실은 상상할 수 없군요.

환자: 네, 바로 그거예요. 정확해요.

2. 환자를 이해하는 데, 또는 의사의 이해를 표현하는 데 필요한 시간을 낼 수 없다고 생각하는 것. 그러나 의사가 이해를 표현하지 않는다면, 환자는 의사가 아직 자기의 말을 이해하지 못했다고 생각하여 계속 반복해서 말할 것이며, 결과적으로 시간이 더 걸린다.

3. 환자의 감정을 직접 확인하지 않고, 단지 비슷한 경험이 있다는 이유만으로 **환자가 어떻게 느끼는지 정확히 이해한다고 믿는 것.**

의사: 유방암에 걸렸을 때 저는 정말 화가 났었어요. 아무도 제 병을 제대로 진단하지 못했고 시간도 많이 걸렸죠.

환자: 저는 화가 나지는 않아요, 선생님. 단지 슬프고 걱정될 뿐이에요.

의사: 화나게 되실 거예요. 환자분이 어떻게 화가 나지 않으시는지 잘 모르겠지만요. 저는 확신해요.

환자: 저, 우리는 서로 다른 사람이니까요.

4. 환자의 감정이나 진심에 대해 말하는 것이 주제넘고 무례하다고 생각하는 것. 어떤 일이 환자에게 어떻게 보이는지와 환자가 어떻게 느끼는지를 이해하려고 노력하는 것이 의사의 임무임을 설명할 수 있다. 연구는 경청과 이해의 의사소통이 환자를 편안하게 하고 의사에게 도움이 됨을 보여준다.

5. “환자분은 이렇게 느끼실 게 틀림없어요.” 같은 단정적 어법을 사용하는 것. ‘틀림없다’ 대신 ‘아마도’ ‘어쩌면’ 같은 덜 강하고 덜 단정적인 말로 바꾸어 표현할 수 있다. 감정이입에 익숙하지 않거나 원치 않는 환자들도 있다. 어떤 환자들은 의료진에게 거리를 두며, 누구와도 지나치게 가까워지려 하지 않는다. 또 어떤 환자들은 다른 사람이 자신의 마음을 읽는 것을 병적으로 두려워한다. 이런 경우 ‘틀림없다’ 와 같은 의사의 강한 반응은 환자에게 참을 수 없는 것일지도 모른다. 그런 표현이 많은 환자에서 도움이 된다 해도 “환자분은 아마도 이렇게 느끼시는 것처럼 들리네요.”와 같은 더 부드러운 어법을 사용하기를 권한다.

6. 이해 과정을 거치지 않고 작업하는 것. 다음의 학생과 환자의 대화와, 학생과 면담 지도 교수의 대화를 살펴보자.

학생: 안녕하세요, 저는 의과대학 3학년 학생이며, 환자분을 돌보는 진료팀의 일원입니다. 잠시 말씀을 나누고 검사를 시작하겠습니다. 먼저, 어떻게 병원에 오시게 되었는지 말씀해주시겠어요?

환자: (화를 내며) 거기에 대해서는 벌써 네 명에게 말했어요. 차트에 다 있을 테니, 가서 읽어봐요. 모두에게 같은 말하기 지겨워요. 나가요.

나중에

학생: 그 까다로운 환자를 제가 어떻게 대해야 합니까?

교수: 자네의 임무가 무엇인가?

학생: 글쎄요.

교수: 자네의 임무가 환자를 이해하고 상태가 개선되도록 돕는 것이라고 하면 맞을까?

학생: 네, 동의합니다.

교수: 좋아. 그러면, 그 환자에게서 무엇을 이해했나?

학생: 글쎄요.

교수: 그 환자가 자네에게 뭐라고 했나?

학생: 모두에게 똑같은 말을 하는 것이 지겹다고 했습니다.

교수: 그래, 맞아. 그 밖에는? 그 환자가 어떻게 느끼고 있을까?

학생: 글쎄요. 확실치는 않지만, 제 생각으로는 실망하고 화가 난 것 같습니다. 제게 화를 내는 것처럼 들렸어요.

교수: 분석이 마음에 드는군. 그리고 자네가 '생각'이라는 단어를 사용한 것도 마음에 들어. 정말로 상상력이 필요한 일이지. 그리고 한 가지 더 있네. 그렇게 실망하고 화를 내는 것 뒤에 있는 환자의 진심이 무엇이라고 생각하나? 같은 이야기를 몇 번씩 반복하는 것이 왜 그토록 귀찮았을까?

학생: 글쎄요. 아마도 그 환자는 진료팀이 함께 일하고 정보를 공유하는 것으로 알고 있었기 때문에, 우리가 성의가 없다고 생각했겠죠.

교수: 좋아. 이렇게 정리해볼까? 자네가 환자로부터 이해한 것은, 그가 모두에게 똑같은 이야기를 해야 하는 일에 지쳤고 무척 실망했다는 거야. 그는 진료팀이 모두 함께 일하고 정보를 공유하기를 기대한 거지. 우리는 아마도 먼저 그가 가졌던 기대, 그 다음 실망으로 접근할 수 있을 거야.

학생: 그러니까 선생님 말씀은 "제 생각에, 환자분은 진료팀이 모든 정보를 공유한다고 생각하셨던 것 같습니다. 그런데 우리가 돌아가며 똑같은 질문을 하니, 우려와 실망을 느끼신 거죠. 우리가 환자분께 더 신경을 써주기를 바라고 계시죠?"라고 말하라는 것 같네요.

교수: 바로 맞았네. 자, 환자의 기분이 좋아지도록 도울 수 있는 일이 뭐가 있다고 생각하나?

학생: 그런 질문을 하지 않는 겁니다.

교수: 그래. 그리고 우리가 할 수 있는 가장 좋은 치료 행위는 이해한다는 명확한 증거를 주는 것임을 기억하기 바라네.

학생: 선생님께 말씀드린 것을 그 환자에게 가서 말하겠어요.

교수: 좋아! 그렇게 해봐!

얼마 후

학생: 환자분?

환자: 네?

학생: 지난번 우리의 대화에 대해 생각해봤는데, 환자분께서는 의사와 간호사 등 모든 진료팀이 함께 일한다고 생각하신 것 같아요. 그런데 우리가 돌아가며 똑같은 질문을 하니, 우려와 실망을 느끼신 거죠. 우리가 환자분께 더 신경을 써주기를 바라고 계시죠?

환자: 바로 그거예요, 선생님. 선생님께 개인적인 감정이 있었던 게 아니에요. 선생님은 제가 어떻게 느끼는지 이해한 첫 번째 사람이에요. 감사합니다.

빈틈없이 관찰한 사람이라면 면담 지도 교수가, 환자에게 사용하도록 조언한 경청과 이해의 과정을 학생과의 대화에서도 활용했음을 알아차렸을 것이다. 이와 유사한 과정이 48장(의사소통 기술 지도하기)에 다시 나온다.

핵심 요점

질병에 관한 환자의 경험을 이해하고 그에 대해 서로 이야기하는 것은 의사가 사용할 수 있는 가장 훌륭한 치료 기술 중 하나다.

SELECTED READINGS

Barrett-Lennard GT. The phases and focus of empathy. *Br J Psychol* 1993;66:2–14.

Book HE. Is empathy cost-efficient? *Am J Psychiatry* 1991:45:21–30.

Brothers L. A biological perspective on empathy. *Am J Psychiatry* 1989;146:10–19.

Bylund CL, Makoul G. Empathic communication and gender in the physician-patient encounter. *Patient Educ Couns* 2002;48:207–216.

Coulehan JL, Platt FW, Egener B, et al."Let me see if I have this right...." Words that help build empathy. *Ann Intern Med* 2001;135: 221–227.

Levinson W, Gorawara-Bhat R, Lamb J. A study of patient clues and physician responses in primary care and surgical settings. *JAMA* 2000;284:1021–1027.
Levinson W, Roter D. Physicians' psychosocial beliefs correlate with their patient communication skills. *J Gen Intern Med* 1995;10; 375–379.
Miller WR, Hedrick KE, Orlofsky DR. The helpful responses questionnaire: a procedure for measuring therapeutic empathy. *J Clin Psychol* 1991;47:444–448.
Nightingale SD, Yarnold PR, Greenberg MS. Sympathy, empathy, and physician resource utilization. *J Gen Intern Med* 1991;6:420–423.
Novack DH. Therapeutic aspects of the clinical encounter. *J Gen Intern Med* 1987;2:346–55.
Nussbaum MC. *Upheavals of thought: the intelligence of emotions.* Cambridge: Cambridge University Press, 2001:37–38.
Platt FW, Keller VF. Empathic communication: a teachable and learnable skill. *J Gen Intern Med* 1994;9:222–226.
Platt FW, Platt CM. Empathy: a miracle or nothing at all. *J Clin Outcomes Manag* 1998;5:36–39.
Roter DL, Hall JA, Kern DE. Improving physicians' interviewing skills and reducing patients' emotional distress: a randomized clinical trial. *Arch Intern Med* 1995;55:1877–1884.
Shea SC. *Psychiatric interviewing: the art of understanding,* 2nd ed. Philadelphia: Saunders, 1998:9–27.
Smith RC. *The patient's story: an evidence-based method,* 2nd ed. Philadelphia: Lippincott Williams & Wilkins, 2001.
Suchman AL, Karkakis K, Beckman HB, et al. A model of empathic communication in the medical interview. *JAMA* 1997;277:678–682.
Toombs SK. The role of empathy in clinical practice. *J Conscious Stud* 2001;8:247–258.

문제의 요지

언어 이외의 의사소통은 말로 하는 것보다 더 큰 반향을 일으킨다. 때로 의사가 환자와 열심히 의사소통하려 할 때, 주의 깊게 듣고 감정이입 의사소통을 하려 할 때, 의사의 신체언어와 언어 이외의 의사소통이 의사를 오해받게 할 수 있다. 이 주장을 시험하려면, 친구가 열심히 얘기할 때 신발 끈을 만지작거리는 등 딴 짓을 하면 친구의 이야기는 당신의 주의를 다시 끌려고 할 것이며, 멈칫거리고, 더 크게 이야기하거나 작아질 것이다. 그에게 당신의 행동을 어떻게 생각하는지 물어보라.

면담의 중요 원칙

1. **의사의 말 이외의 비언어적인 표현은 말의 내용과 의도와 일치하여야 한다.**

2. **환자의 신체언어 역시 많은 것을 말한다.** 이를 주목하라. 환자가 다른 데를 보면 의사의 말을 듣고 싶지 않다는 것이다. 환자가 가슴에 팔짱을 끼고 있으면 의사의 말을 듣기 싫어하며 협력하지 않을 것이다.

   다음의 예제는 의사와 환자의 불만스러운 상호 교환을 기술한 것이다. 의사 X가 보고하기를 그녀가 입원환자의 방에 들어갔을 때 환자는 손으로 머리를 감싸고 외면했다. 대화는 이렇게 진행되었다.

의사 X: 환자분, 오늘 배는 어떠세요?

환자: 항상 같아요. 매일 같은 질문에 대답하기 지겨워요.

이 시점에서 의사 X는 놀랐다. 환자의 분노와 적대감에 놀랐으며 그런 반응은 예상하지 못했다고 했다. 그러나 그녀가 나중에 이를 설명하고 잘 알았더라도, 환자의 앞선 메시지 —외면— 는 무엇인가? 분명히 의사 X는 비언어적 진술을 '듣지' 못했다. 우리는 크게 말하든지 또는 비언어적이든지 간에 환자의 메시지에 주목해야 한다.

3. **사람들은 특별히 자세, 얼굴 표정과 말씨를 통해 언어보다 언어 이외의 표현으로 감정과 태도를 전달한다.** 네 가지 중요한 비언어적 의사소통은 얼굴 표정·몸짓·접촉·자세 등의 동작, 수직적·수평적 거리와 신체적 장벽 같은 근접성, 어조·리듬·크기와 강세, 자동반응 같은 준언어적 표현인 풍부함·속임·억누름·눈물 등을 포함한다.

   손에 자동차 열쇠를 쥔 채 회진하여 놀림 받는 의사가 되지 마라. 그것은 환자에게 "나는 정말 여기 있고 싶지 않다. 될 수 있는 한 빨리 여길 나갈 것이다."라는 메시지를 준다. 그런 의사는 환자의 문제에 관심이 있다는 확신을 주지 못한다.

면담 과정

1. **환자와 면담할 때는 외부로부터 방해를 받지 않게 하라.** 전화는 분위기를 깨기 쉽다. 의사와 환자는 때로 앞에 있는 사람보다 전화가 더 중요한 것처럼 행동한다. 의사-환자의 대화에서 의사가 전화 때문에 다섯 번 넘게 방해받는 것이 흔한 일이며, 의사도 종종 면담 중에 휴대전화를 받으려는 환자를 만나기도 한다.

의사: 어느 부위에서 통증이 시작되었나요?

(환자 쪽에서 벨 소리)

환자: 실례합니다. (웃옷 주머니에서 전화를 찾는다) 안녕하세요. 어쩐 일이세요? (잠깐 멈춤) 아니요, 우리가 주문하는 게 낫겠어요. 뭐요? …

회진 중에는 휴대전화를 끄고, 호출기는 진동으로 바꿔놓아라. 운 좋게도 보다 효율적인 환경에서 근무하거나 비서나 접수원이 있다면, 그들이 의사의 전화나 호출기 전언을 대신 받게 하라. 환자와의 면담에 영향을 주는 외부의 중단 요인을 없애기 위해 전화 받는 사람에게 어떻게 전언을 받는지 가르쳐라.

비서: 여보세요, 아무개 선생님 호출기입니다. 저는 조수입니다.

다른 의사: 네, 선생님과 통화하고 싶은데요.

비서: 선생님이 환자 보는 동안 응급상황 이외에는 방해받고 싶지 않다고 하셨는데요. 20분 뒤에 전화 드리라고 할까요? 어디로 어떻게 연락하는 것이 좋은지 말씀해주시겠어요?

다른 의사: 저, 20분 뒤는 안 되겠군요. 나중에 전화하라고 하세요.

비서: 알겠습니다. 언제 어디로 전화하면 되는지 정확히 말씀해주세요.

이들 질문에 정확한 대답은 없이 의사는 전화 때문에 환자와의 면담에 방해받았을 것이다.

환자와 있는 시간에 우선권을 어떻게 둘지 고려하라. 의료진의 시간 사용에 관한 연구를 보면, 의료진이 환자와 하는 실제 진료 시간은 전체 시간의 20퍼센트 이하로 나타났는데, 아직까지 그 시간은 환자에게 가장 가치 있는 시간이다. 의사는 자기 환자와의 면담 시간 동안 호출기나 휴대전화를 대신 받아줄 동료를 찾을 수 있을 것이다. 그러면 의사와 환자는 서로를 존중할 수 있다. 환자 방문이 방해받는 것은 치료에 좋지 않으므로 그것을 피하기 위해 도움을 요청할 수 있다.

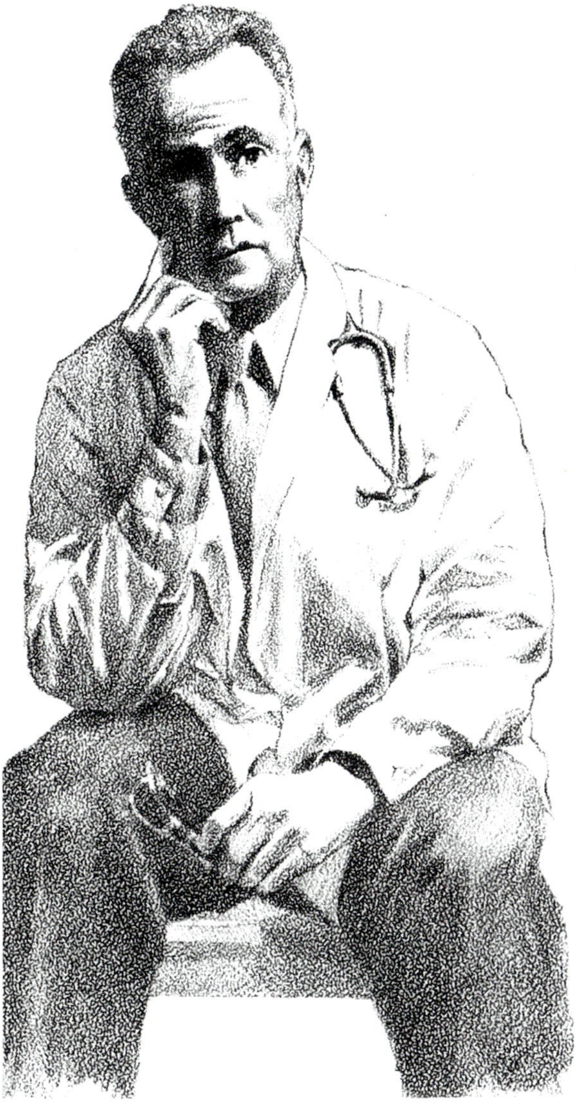

"경청하기 위해 이 자리에 있습니다."

2. **의사와 환자가 더욱 편안하도록 조명을 알맞게 하고 환자의 사생활을 보호하는 것 같은 세부사항에 유의하라.** 차트, 컴퓨터, 탁자, 책상이 의사와 환자 사이를 방해하지 않게 하라. 의사와 환자가 힘의 균형을 동등하게 하도록 공간과 위치를 배치하라.

3. **단지 지나가는 것이 아니라 한동안 거기 있는 것처럼 보이게 하라. 적당한 때에 환자를 만질 수 있을 정도로 가깝게 앉아라.** 환자와 같은 눈높이로 앉아라. 어떤 응급진료과는 등받이 없이 높은 의자를 사용하여 침상 위에 누워 있는 환자와 의사가 같은 눈높이로 앉을 수 있도록 한다. **환자 얘기를 귀담아듣고 있음을 여러 방법으로 표현하라.** 환자와 눈을 맞추고, 몸을 앞으로 굽히고, 환자 이야기에 초점을 맞추어라. 무엇보다 경청하는 동안에는 말하지 마라.

4. **환자를 주의 깊게 관찰하라.** 환자의 언어 이외의 의사소통을 모니터하면서 의사의 것을 조정하라. 의사가 보고 있는 것을 자문하라. 의사 X는 앞 사례의 환자가 면담을 피하고 싶으면 외면했음을 주목했다. 의사가 언어 이외의 단서에 주목했다면 대응할 수 있었을 것이다.

의사 X: 환자분, 제가 들어왔을 때, 환자분이 괴로워 보인다는 걸 알았어요. 제가 더 잘 이해하도록 도와주시겠어요?

환자: 오, 모르겠어요, 선생님. 날마다 그렇고 그래요. 같은 질문에 진전은 없어요.

의사 X: 볼까요? 상상할 수 있어요.

환자: 선생님 때문은 아니에요. 선생님은 괜찮아요. 단지 제가 처한 상황 때문이에요.

의사 X: 알겠어요. 상황이 좋지 않네요. 제가 뭐를 도울 수 있나요?

환자: 도움이 되고 있어요. 뭘 알고 싶으세요?

이런 대화는 좋아져서 어느 쪽도 경청하지 않거나 보지 않는다고 느끼지 않을 것이다.

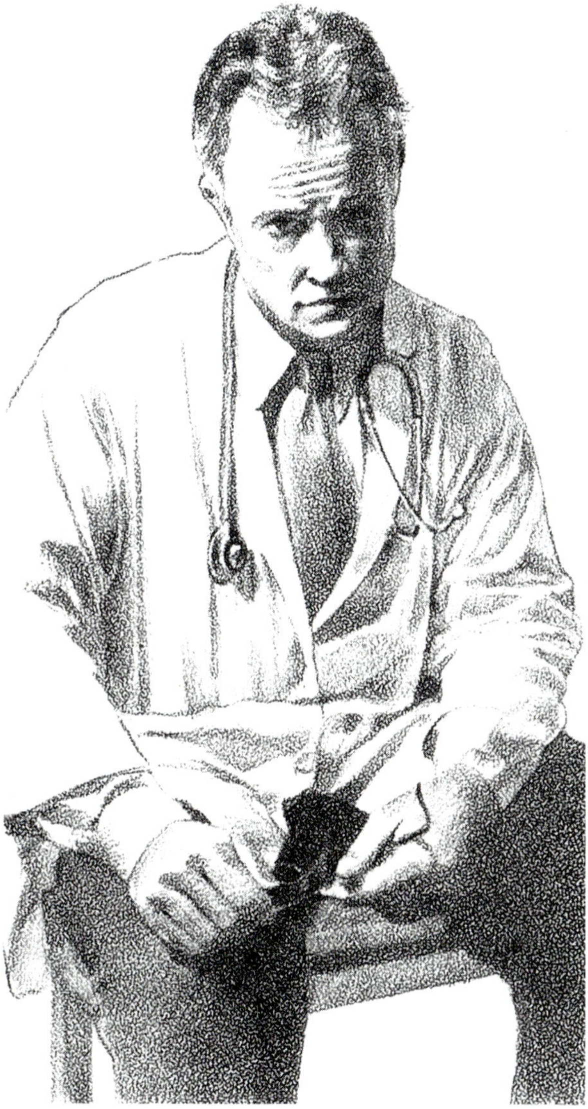

관심

5. **환자와 면담할 때 필요하다면 신체접촉을 적절히 활용하라.** 신체접촉을 싫어하는 환자도 있지만 매우 좋아하는 환자도 있다. 환자의 신체접촉 반응에 유의하라. 손을 만졌을 때 웃거나 더욱 왕성하게 말하면 환자는 신체접촉에 움찔하는 사람과 다르다. 고통스럽거나 공포를 느끼거나 슬픈 순간을 설명하는 대부분의 환자는 "나는 당신과 함께 여기 있어요."라는 표현인 팔목이나 팔꿈치에 가볍게 닿는 것에 고마워한다. 의사가 악수로 면담을 시작하는 것은 일반적으로 좋은 생각인데, 이미 신체접촉을 시작한 것이며 더욱 자연스럽게 대화를 이어가는 '신체접촉'을 다시 할 수 있다.

6. **진단적으로, 치료적으로 언어 이외의 의사소통을 이용하라.** 이 환자의 표현과 자세는 무엇을 나타내는가? 환자가 이처럼 보이면 이 환자는 어떻게 느낄 것인가? 의사 자신이 환자와 비슷한 자세와 표정으로 맞추어 가면서(조화를 이루면서) 환자의 언어 이외의 의사소통에 반응한 다음, 안전하고 편안한 어조와 자세로 진행하면 도움이 될 것이다.

자주하는 실수

1. 환자와의 면담 자리에 오래 있지 않으려고 앉는 것을 귀찮아하는 것. 환자와의 면담에서 자리를 지켜라.
2. 환자를 보지 않고 차트나 컴퓨터를 쳐다보는 것.
3. 면담 중 호출이나 전화를 받으려고 들락거리는 것.
4. 환자의 얼굴 표현과 신체 자세를 무시하는 것.

핵심 요점

의사가 말을 하지 않더라도 신체언어body language는 말을 하고 있다.

SELECTED READINGS

Ambady N, Laplante D, Nguyen T, et al. Surgeons' tone of voice: a clue to malpractice history. *Surgery* 2002;132:5–9.

Beck RS, Daughtridge R, Sloane PD. Physician-patient communication in the primary care office: a systematic review. *J Am Board Fam Pract* 2002;15:25–38.

Carson CA. Nonverbal communication. In: Cole SA, Bird J. *The medical interview: the three-function approach.* St. Louis: Mosby, 2000: 225–238.

Darwin C. *The expression of the emotions in man and animals,* 3rd ed. New York: Oxford University Press, 1998.

Di Matteo MR, Taranta A, Friedman HS, et al. Predicting patient satisfaction from physicians' nonverbal skills. *Med Care* 1980;18: 376–387.

Drasselhaus TR, Luck J, Wright BC, et al. Analyzing the time and value of house staff inpatient work. *J Gen Intern Med* 1998;13: 534–540.

Giron M, Manjon-Arce P, Puerto-Barber J, et al. Clinical interview skills and identification of emotional disorders in primary care. *Am J Psychiatry* 1998;155:530–535.

Goldin-Meadow S. The role of gesture in communication and thinking. *Trends Cogn Sci* 1999;3:419–429.

Griffith CH, Wilson JF, Langer S, et al. House staff nonverbal communication skills and standardized patient satisfaction. *J Gen Intern Med* 2003;18:170–174.

Hall JA, Roter DL, Rand CS. Communication of affect between patient and physician. *J Health Soc Behav* 1981;22:18–30.

Larsen KM, Smith CK. Assessment of nonverbal communication in the physician–patient interview. *J Fam Pract* 1981;12:481–488.

Roter D. How effective is your nonverbal communication. Chapter 2, Conversations in Care. Web book. http://www.conversationsincare.com/web_book.

Ruusuvuori V. Looking means listening: coordinating displays of engagement in doctor-patient interaction. *Soc Sci Med* 2001;52: 1093–1108.

Shea SC. Nonverbal behavior: the interview as mime. In: *Psychiatric interviewing: the art of understanding,* 2nd ed. Philadelphia: Saunders, 1998:145–189.

Silverman J, Kurtz S, Draper J. Nonverbal communication. In: *Skills for communicating with patients.* Oxford: Radcliffe Medical Press, 1998:73–79.

5장 **제일 중요한 증상**

문제의 요지

환자가 진단명과 치료법을 찾으려고 노력하는 의사에게 도움이 되는 의학적 사실을 먼저 말한 뒤에 일반적인 사실을 말했으면 하는 것이 의사들의 바람이다. 모범적인 환자는 문제에 대한 올바른 진단, 원인과 적절한 치료에 대한 자신의 의견, 또는 과거의 의학적 검사, 치료와 의사 소견의 결과에 왜곡되지 않은 모든 적절한 확실한 증상과 부정적인 증상을 의사에게 제시한다.

어림없는 소리다. 사실 환자들은 질병을 진단하기 위해 의사가 자신들의 증상에 얼마나 많이 의존하는지 잘 알지 못한다. 또한 환자들은 지금 진료하는 의사가 현재의 상태를 파악하는 데 과거의 의학 자료를 왜 재활용할 수 없는지 의아하게 생각한다. 시간을 절약하고 병력을 보존하려는 환자들의 바람은 이해할만하며, 그래서 의사는 이전에 물었던 질문이라도 필요하다면 다시 물어보아야 한다고 설명하거나 면담을 잘 이끌어가려고 지속적으로 분투해야 한다.

환자: 저번에 박사님은 제가 혈소판감소증 같다고 하셨어요. 제 혈액 수치를 알고 계시는데 아마도 항체 때문인 것 같다고 말씀하세요.

의사: 제가 옳게 이해했다면, 환자분과 저번 박사님은 혈액 수치를 걱정하셨군요. 요즘 환자분 느낌은 어떤지 조금 이야기해주실 수 있으세요? 어떤 증상이 있으십니까?

환자: 증상이요?

의사: 네, 통증이나 호흡곤란, 가려움이나 메스꺼움 같은 증상이요.

환자: 네, '증상'이라는 게 무슨 뜻인지 알겠어요. 전 선생님이 검사 결과를 먼저 알고 싶어한다고 생각했어요.

의사: 그래요. 검사도 중요합니다. 그러나 우리가 현재부터 시작해서 과거에 무슨 일이 있었는지 알아보면 제가 환자분을 가장 잘 도울 수 있어요. 먼저 환자분이 지금 어떻게 좋지 않은지 말해주세요.

환자: 좋습니다. 무엇보다도 제 왼쪽 갈비뼈 밑에 통증이 있어요. 그러면 피곤해요.

이것이 의사와 환자가 시작하고 싶어하는 핵심이다.

면담의 중요 원칙

1. 의사는 오직 환자가 호소하는 증상만을 잘 들어서 진단을 이끌어내야 한다. 환자의 증상은 면담에서 의사가 캐내야 하는 매우 소중한 것이다. 다른 자료와 함께 의학 체계, 질병에 대한 환자의 시각, 어떤 검사 결과에 대한 환자가 경험한 무용담을 배울 수 있다. 그러나 증상에 관한 줄거리는 환자의 질병에 이름을 붙이도록 의사를 이끌 것이다. 증상을 이끌어내는 설문지들이 도움이 될 수 있다.

환자가 제공할 수 있는 증상에 관한 정보 가운데 가장 정확한 소견을 부드럽게 끝까지 주장하라.

환자: 한동안 저는 이런 통증이 있었어요.

의사: 알겠습니다. 한동안이란 게 며칠이나 몇 주 또는 몇 년 정도 오래된 것인가요?

환자: 잘 모르겠는데요, 선생님. 오래됐어요.

의사: 음. 얼마 정도가 환자분에게는 오랜 기간인가요?

환자: 이런. 아마 6개월, 1년? 모르겠네요.

의사: 알겠습니다. 환자분은 정확한 시간은 모르겠지만 약 6~12개월 정도 같네요.

환자: 네.

의사는 청취하고 있는 동안 스스로와 환자에게 얻은 자료를 분류할 수 있다.

환자: 그러니까 저는 쓸개에 문제가 있어서 제거할 필요가 있어요. (그 자리를 가리키며) 바로 여기가 아프고 그 때문에 잠에서 깨기도 하는데, 알약 세 개를 먹고 나서 괜찮아지면 누울 수 있어요.

의사: 그러니까 환자분의 증상은 주로 흉골 밑의 통증이 문제이고, 제게 말씀하신 대로 담석에서 생기는 것으로 생각해서 담낭 절제가 필요하다고 생각하시는군요.

환자: 바로 그거예요, 선생님. 그게 제가 병원에 온 이유죠.

핵심 단어에 주목하라. 증상은 적절한 의학적 사실을 가리키며, 생각은 진단, 원인, 올바른 치료에 대한 환자의 견해에 주목하는 것이다.

2. **면담의 기본적인 딜레마는 의사가 환자의 이야기를 들어야 하지만 그 가운데 증상에 관한 병력을 찾아내야 한다는 것이다.** 이 딜레마는 거의 모든 면담에서 나타난다. 의사의 목표는 환자에게 의사가 들을 필요가 있는 것을 말하게 하는 것이다. 왜냐하면 환자는 가끔 의사가 들을 필요가 없다고 생각하는 것을 말하기 때문에, 의사는 일련의 질문을 통하여 필요한 정보를 얻으려고 노력한다. 환자가 곧바로 증상을 말해주기를 바라면 환자의 말을 지나치게 통제하여 환자보다 의사가 말을 더 많이 하게 되어 결국 환자가 간결하게 답변하게 만드는 비효율적인 상황으로 면담을 마치게 될 수 있다. 환자가 하는 대로 내버려두고, 의사는 의자에 편안히 기대앉아서 들을 필요가 있는 것을 환자가 말하도록 하는 것은 해볼만한 일이다.

다른 한편, 의사도 해야 할 게 많다. 의사는 특정한 세부사항을 명확히 이해하면서, 환자의 병력을 의학적 자료로 만들어야 하고, 진단 가설을 세우고 분석해야 한다. 대화 전반에 걸쳐 의사의 질문과 환자의 이야기 사이에 균형을 이루어야 한다. 의사는 면담 처음 몇 분 동안에 의사에게 유용한 환자의 이야기를 얼마나 많이 유도할지 결정해야 한다. 그러나 그것이 의사에게 생의학적 정보를 거의 주지 못하더라도 자신의 이야기를 하는 것 자체가 환자에게는 도움이 된다. **자료를 이해하고, 가려내고, 재조합하려는 의사의 필요성과 병력을 말하려는 환자 사이의 논리는 항상 면담에 긴장을 조성한다.** 의사는 딜레마를 피할 수 없고, 단지 이것만을 일의 대상으로 삼을 수 있다.

3. 환자의 이야기만 너무 중시하다가 증상에 긴장을 늦추지 않도록 조심하라. 경험상 초보 의사와 신뢰 구축에 급급한 의사는 환자의 증상에 대한 중요한 설명을 들어야 할 필요성을 간과할 수 있다. 의과대학 학생처럼 진짜 신참자는 듣기는 잘하지만 현재의 증상을 찾아내지 못하고 의학적 걱정거리에 대한 환자의 무용담을 듣는 것으로 그치고 말기도 한다.

의사: 환자분께서는 어떤 문제가 있으세요?

환자: 저, 의사 X를 만났는데 그분은 모르겠다고 하시면서 의사 Y에게 보냈어요. 그분은 많은 검사를 하고 혈액에 무엇인가 이상이 있다고 말씀하셨어요. 그래서 CAT scan과 몇 가지 검사를 더 해보도록 한 다음 항생제를 주셨어요. 그런데 별로 도움이 되지 않아 거기를 그만두고 이리로 왔어요.

이상의 대화 내용에 아직까지 환자의 증상 이야기는 하나도 없다. 그러나 증상을 이끌어내지 못했다고 초보 의사는 아니다. 더 나은 신뢰를 얻어내는 통로로 환자의 이야기를 어떻게 이용할지 아는 경험 많은 면담자도 또한 내용이 풍부한 병력을 얻지 못할 수 있다. 좋은 면담은 미세한 조정을 통해 환자의 이야기와 진단에 필요한 세부사항 조사 사이의 균형을 유지하는 데 있다.

의사: 환자분의 문제에 관해 말씀해보세요.

환자: 저는 심장이 걱정돼요. 아버지가 제 나이였을 때 심장마비로 돌아가셨고 저처럼 뚱뚱했습니다. 그래서 제가 아픈 것을 느끼기 시작했을 때, 자연스럽게 저도 심장 문제가 있지 않을까 생각했어요.

의사: 알겠습니다. 제가 올바르게 이해했다면, 환자분은 심장을 걱정하시는군요. 아울러 아버님께서 앓으셨던 것처럼 심장병이 있지 않을까 걱정하시는군요.

환자: 맞습니다.

의사: 그러면 이제 환자분을 걱정하게 만든 증상을 좀더 말씀해주셔야겠네요.

면담 과정

1. **환자 이야기를 들을 준비를 하라.** 천천히 하라. 환자에게 면담 초기에 몇 분 동안은 하고 싶은 이야기를 하도록 시간을 주어라. 의사는 환자가 증상에 대한 병력을 이야기하는 방향을 조정할 필요가 있을 수 있음을 잊지 마라.

2. **환자의 증상 설명을 들을 때 의사 자신이 수행하는 복잡하고 본질적인 과정에 주의를 기울여라.** 환자의 증상을 이해하기 위해서 듣고 정보를 곰곰이 생각하여 가설을 세워야 한다. 의사는 질문을 분명하게 할 것이다. 예를 들어 통증을 조사하는 데 있어, 의사는 통증이 어디서 처음 나타났는지, 다른 부위에서도 통증이 있는지(방사통증), 무엇이 통증을 호전시키는지(완화), 무엇이 악화시키는지(촉진시키거나 악화시키는 요인), 시간 구성은 어떤지(한번의 통증 에피소드에 대한 단기적인 것과 증상의 전체적인 과정을 위한 장기적인 것 모두), 그리고 통증과 연관된 다른 증상은 무엇인지 알고 싶어 한다.

   환자들은 항상 통증을 양적으로 질적으로 기술할 것이다. 이런 형용사와 숫자는 진단학적으로 도움이 되지 않을 수 있지만, 증상에 대한 환자의 경험을 더 잘 이해할 수 있게 한다. 반면, 의사는 집중적으로 듣고 명료한 질문을 해서 증상을 분석하고 가설을 세우고 검증해야 한다. 이러한 행동을 동시에 해야 하므로 의사는 모든 면담에 건설적인 긴장을 하게 된다. 환자가 말할 여유를 주고, 의사가 들은 것을 곰곰이 생각하고, 그리고 원인과 치료, 환자의 진심과 감정에 대한 환자의 가설에 응대하는 동안 의사가 이 모든 것을 해야 한다는 사실은 면담을 대단히 복잡한 일로 만든다.

3. **"그 밖에는요?" 라는 질문을 이용하라.** "그 밖에는요?" 라는 질문을 통해 누락되는 것 없이 가능한 한 많은 정보를 얻도록 하라.

4. 의사가 환자의 이야기를 정확하게 이해하였음을 환자가 확신할 수 있게 면담 중에 주기적으로 확인하고 점검해야 한다. 일치하지 않는 것이 있으면 이야기를 다시 확인하라. 환자가 병력 자료의 원천임을 기억하라. 의사는 병력 기록자일 뿐이다.

자주하는 실수

1. 환자의 증상이 진단에 필수적 조건임을 간과하는 것.
2. 환자 방문 시 환자가 알고 싶어하는 중요한 주제를 들어보기도 전에 환자의 증상을 찾기 시작하는 것.
3. 환자로부터 전체적인 증상에 대한 병력을 완전히 얻기도 전에 의사가 진단 가설을 세우기 위한 질문을 유도하는 것.
4. 환자가 얘기하는 것을 계속 통제하여 환자에게 증상을 제대로 얻지 못하여 의사가 거만하다고 느끼면서 환자를 화나게 만드는 것.
5. 환자가 얘기하는 검사와 결과를 듣느라고 환자의 증상 확인을 소홀히 하는 것.

핵심 요점

환자의 증상은 의학적 면담에서 매우 귀중하다.

SELECTED READINGS

Barrier PA, Li JT-C, Jensen N. Two words to improve physician-patient communication: What else? *Mayo Clin Proc* 2003;78:211–214.

Barry CA, Bradley CP, Britten N, et al. Patients' unvoiced agendas in general practice consultations. *BMJ* 2000;320:1246–1250.

Barsky AJ. Hidden reasons some patients visit doctors. *Ann Intern Med* 1981;94:492–498.

Barsky AJ. Forgetting, fabricating and telescoping: the instability of the medical history. *Arch Intern Med* 2002;162:981–984.

Bell RA, Kravitz RL, Thom D, et al. Unsaid but not forgotten: patients' unvoiced desires in office visits. *Arch Intern Med* 2001; 161:1977–1984.

Branch WT, Levinson W, Platt FW. Diagnostic interviewing: make the most of your time. *Patient Care* 1996;30:68–87.

Burack RC, Carpenter RR. The predictive value of the presenting complaint. *J Fam Pract* 1983;16:749–754.

Haidet P, Paterniti DA. Building a history rather than taking one. *Arch Intern Med* 2003;163:1134–1140.

Kaplan C. Hypothesis testing. In: Lipkin M, Putnam SM, Lazare A, eds. *The medical interview: clinical care, education and research.* New York: Springer-Verlag, 1995;2:20–31.

Mischler EG. *The discourse of medicine: dialectics of medical interviews.* Norwood, NJ: Ablex, 1984.

Nardone DA, Johnson GK, Faryna A, et al. A model for the diagnostic medical interview: nonverbal, verbal, and cognitive assessments. *J Gen Intern Med* 1992;7:437–442.

Peterson MC, Holbrook JH, Von Hales DE, et al. Contributions of the history, physical examination, and laboratory investigation in making medical diagnoses. *West J Med* 1992;156:163–165.

Platt FW, McMath J. Clinical hypocompetence: the interview. *Ann Intern Med* 1979:91:898–902.

Underland Malterud K. Diagnostic work in general practice: more than naming a disease. *Scand J Prim Health Care* 2002;20:145–150.

Weed LL. New connections between medical knowledge and patient care. *BMJ* 1997;315:231–235.

문제의 요지

환자의 의료 병력이 목적인 의료 기록은 불완전하고 잘못된 경우가 있다. 흔히 기록으로 남아 있는 데이터베이스에는 환자에 관한 개인 정보가 결여되어 있다. 사적인 생활 방식, 가정 상황, 친족 관계, 업무, 주요 관심사, 타인의 후원 등은 알기 어렵다. 환자의 의견, 감정, 진심에 대한 내용도 없다.

한 가지의 주호소와 이와 연관된 현 병력을 규정하는 데이터베이스는 똑같이 관심을 기울여야 하는 환자의 또 다른 현재의 실제적인 문제점이 무시된 불확실한 자료일 뿐이다. 이러한 문제는 기록된 데이터베이스에 다른 근거가 없는 신체 장기에 대한 완벽한 문진으로 종종 표출된다.

면담의 중요 원칙

1. 최신 데이터베이스는 다음과 같이 보일 수 있다.

- **a.** 환자 확인: 나이, 직업, 환자가 시간을 어떻게 보내나? 가정 상황: 누가 환자와 사나? 중요한 친족 관계. 이 환자는 어떻게 인생의 관심사를 설명하나?
- **b.** 진심과 감정: 이번 의학적 면담에서 환자에게 무엇이 중요한가?
- **c.** 현재 의제: 현재의 중요한 관심사 목록.
- **d.** 주호소[C.C.]: 가장 귀찮은 증상.
- **e.** 주호소와 관련된 병력의 발생— 일반적으로 무엇이 현 병력인가?
- **f.** 다른 의제 항목과 연관된 병력의 발생(또 다른 현재의 실제적 관심사).
- **g.** 건강 습관— 긍정적인 것과 부정적인 것. 음식, 운동, 음주, 흡연, 다른 약물

과 비처방 약물, 약초와 첨가제, 자동차 안전벨트 사용, 운전 중 휴대전화 사용, 위험한 취미, 폭력이나 화를 낸 경험, 소화기 비치, 정기 건강검진, 자궁세포진검사, 유방촬영사진….

h. 가족력: 유전자 가계도[genogram], 누가 누구인가, 환자를 도울 수 있는 사람은 누구인가, 가족 내 질병.

i. 과거 의료 병력.

j. 법적·윤리적 문제, 미리 쓰는 유언.

k. 계통적 문진[ROS] (신체 장기 문진[ROS])

2. 한 번 방문으로 광범위한 문진을 완결할 수 없다.

데이터베이스는 주기적으로 최신 것으로 갱신해야 하는 과거와 현재 문제의 생생한 문서다. "전에 이런 적 있으세요?" "가족 중에 전에 이런 적 있으세요?"에 대한 대답처럼 첫 번째 방문에서 부분적으로 알 수 있을지 모르지만 한 번의 방문으로 이 모든 자료를 모을 수는 없다.

3. 데이터베이스에 있는 어떤 항목은 환자가 이상하게 생각할 수 있기 때문에 설명이 필요하다.

환자: 왜 저에게 안전벨트에 관해 물으시나요? 전에 그런 걸 물어본 의사는 없었어요.

의사: 짐작이 갑니다. 그러나 저는 환자분의 건강과 안전에 관심이 있고, 자동차 사고가 많은 죽음과 부상을 일으키기 때문에 그런 재앙을 최소화하는 방법을 의논하는 것이 중요하다고 생각해요. 적절하다고 생각하세요?

환자: 알겠습니다. 말씀하신 것에 저도 동의합니다. 선생님의 질문을 이상하게 생각했을 뿐이에요. 다시 생각해보니 좋은 생각인 것 같군요.

4. 대부분의 환자들은 한 가지 이상의 관심사가 있다. 이러한 관심사는 현재의 실제적인, 중요한 것이라서 과거 문제와 관련되거나 신체 문진 동안 발견된

데이터베이스의 부분에는 포함될 수 없다. 그러한 관심사는 사실 또 다른 현재의 실제적인 문제다.

5. **환자는 생물정신사회적인 실체다.** 즉 환자는 생물학적, 심리학적, 사회적인 존재다. 데이터베이스는 이러한 복잡성을 반영해야 한다. 로렌스 위드 Lawrence Weed는 의사들의 잘못은 너무 과학적이라서 그런 것은 거의 없고, 진료 기록에서 관심을 두지 않아 목록에 없는 환자의 삶에 대한 부분이 빠져 있다고 지적한다. 그런 분야는 심리학적이거나 사회학적인 경향이 있다. 과학적이려면 의사는 그런 중요한 자료를 빠뜨리면 안 된다.

6. **가장 중요한 것은 면담의 방식은 얻은 자료와 동일하지 않다는 것이다.** 면담 과정은 '스무고개'가 아니고, 병력을 단순히 얻는 것도 아니며, 공동으로 창조하여 병력을 만들어가는 것이다. 이러한 노력의 결과물이 서면으로 잘 구성된 데이터베이스다.

7. 서면으로 기술된 의사의 답변과 구두 설명을 통해 환자의 이야기를 전개해나가는 것처럼 의사는 무엇을 포함시키고 무엇을 제외시킬 것인지 결정해야 한다. 그러나 제외하는 자료가 잊어버려도 좋다는 의미는 아니다.

면담 과정

1. **환자에게 묻고 있는 것이 무엇이고 왜 물어보는지 말해주어라.**

의사: 좋습니다, 환자분. 제가 지금 하려는 것은 건강을 지키기 위한 것과 건강에 영향을 미칠 수 있는 것 등 환자분의 현재 건강에 관한 관심사를 재검토하는 것입니다. 그러면 환자분의 가족과 과거 의료 문제를 여쭤보겠습니다. 이를 통해 제가 환자와 환자분의 건강에 관해 많이 알게 될 것입니다. 어떠세요?

환자: 저는 좋습니다, 선생님. 계속하세요.

의사가 환자 개인 정보를 묻기로 했다면 "의학적인 내용을 이야기하기 전에, 저는 한 인간으로서의 환자분에 관해 조금 알고 싶은데요?"라는 식으로 시작할 수 있다. 증상과 병력으로 면담을 시작한 경우라면 나중에 개인에 관한 질문으로 돌아갈 수 있다. "자, 저는 오늘 환자분이 내원하신 의료적인 관심사를 이해하였다고 생각합니다. 그래서 잠시 돌아가서 한 인간으로서의 환자분에 관해 알았으면 합니다." 환자가 이 질문을 듣고 이상하게 생각하면, "의사라는 직업은 환자분과 환자분이 지닌 문제를 될 수 있는 한 많이 이해하는 것이라 생각합니다. 환자분이 누군지, 인생이 어떤지, 환자분의 삶에서 누가 누군지 알면 제가 환자분을 돕는 데 도움이 될 것입니다."라고 할 수 있다.

2. 한 주제에서 다른 주제로 넘어가는 것을 분명하게 하려면 연결하는 말을 하라.

의사: 자, 저는 환자분의 호흡곤란 병력을 이해한다고 생각합니다. 또한 환자분께서는 관절 문제를 언급하셨지요. 그에 관해 말씀해주시겠습니까?

또는

의사: 좋습니다. 우리는 환자분의 목록에 있는 항목을 다 다루었다고 생각합니다. 자, 이제 환자분의 건강에 위험할 수 있는 것을 얘기하겠습니다. 준비되셨나요?

3. 민감한 주제를 부드럽게 소개하라.

의사: 제가 모든 환자에게 하는 질문을 환자분께도 하겠는데요, 그게 조금 주제넘을 수 있어요. 예를 들면 성생활에 관해 조금 여쭤볼 필요가 있습니다. 그리고 환자분이 투여하는 모든 약물과 화학품을 확실히 알았으면 합니다. 그래서 약초와 물약, 약품, 술과 담배에 관해 물을 겁니다. 준비되셨나요?

4. 의사가 환자를 이해할 수 있는 것과 마찬가지로 의사가 환자를 이해하기를 원한다는 것을, 그리고 그런 노력이 첫 방문으로 끝나지 않음을 환자가 이해하게 하라.

5. 다른 현재의 실제적인 문제를 찾기 위해 "그 밖에는요?"라는 질문을 이용하라.

"환자분은 현재 다른 문제가 있습니까?" "호흡 문제 이외에 다른 것은요?" 의사가 알게 된 것을 짧게 요약하는 것은 "그 밖에는요?"라는 질문을 하기 위한 기반이 된다. "지금까지 저는 환자분의 무릎 통증과 기침과 발진에 대해 들었습니다. 현재 환자분을 괴롭히는 또 다른 것이 있습니까?"

자주하는 실수

1. 의사가 한 인간으로서의 환자에 관해 알지 못해도 환자의 건강을 조사하는 데 '바로 착수할 수 있다'고 생각하는 것. 의사는 개인적인 탐구로 시작해서는 안 되는데, 사실 환자가 고통스럽고, 숨이 차고, 눈에 띄게 괴로워하는 상태에서는 일반적으로 개인적인 탐구를 할 수 없다. 그러나 의사는 개인적 탐구로 조만간 돌아가야 한다.

2. 대부분의 환자는 현재의 실제적인 문제가 하나 이상 있으며, 가장 괴로운 증상을 나중에 목록에 올릴 것이라는 것조차 잊어버리고 한 개의 주호소에는 연관 병력도 하나라고 가정하는 것. 의사가 환자가 언급한 첫 번째 증상에만 매달리면 정말로 환자가 의사에게 온 문제로 결코 돌아갈 수 없다. 이런 면담의 함정은 다음의 두 가지 흔한 문제를 일으킨다. (a) 면담의 끝이 되어서야, "아, 그런데요, 선생님…."하면서 가장 괴로운 '문고리 문제'를 뒤늦게 내놓는 환자. (b) 다른 현재의 관심사를 말할만한 여지없이 ROS 동안에만 의사에게 그것을 말함으로써 걱정되는 '완전한 ROS 증후군'으로 이끄는 환자. 사실 이러한 증후군이 의사의 불완전한 면담의 결과임에도 심지어 의사는 "이 사람도 또

'아 그런데요 환자'로군." "이 사람도 또 완전한 ROS 환자로군."하면서 환자를 비난한다.

3. 전체 데이터베이스 탐구를 억지로 한정된 시간에 하려는 것. 이것을 하는 데는 시간이 걸리고 지금 시간이 없다면 장래에 언젠가는 해야 한다.

4. 환자와 의사 모두 만족하지 못하는 질문을 하느라 시간을 낭비하면서도 환자가 간단하게 대답하게 만드는 고도의 통제된 면담으로 유도하는 많은 폐쇄적 질문을 환자에게 함으로써 부족한 시간을 조정할 수 있다고 생각하는 것.

핵심 요점

의학적 면담의 세 가지 목표는 신뢰를 쌓고, 자료를 얻으며, 환자를 교육하고 도움을 얻는 것이다. 의사가 만드는 데이터베이스는 철저하고 정확하게 잘 구성되어야 하지만, 의사는 두 가지 다른 목표도 잊어서는 안 된다.

SELECTED READINGS

Bachman JW. The patient-computer interview: a neglected tool that can aid the clinician. *Mayo Clin Proc* 2003;78:67–78.

Barsky AJ. Forgetting, fabricating, and telescoping: the instability of the medical history. *Arch Intern Med* 2002;162:981–984.

Billings JA, Stoeckle JD. *The clinical encounter: a guide to the medical interview and case presentation,* 2nd ed. St Louis: Mosby, 1999.

Cassell EJ. *Doctoring: the nature of primary care medicine.* Oxford: Oxford University Press, 1997.

Coulehan JL, Block MR. *The medical interview: mastering skills for clinical practice,* 4th ed. Philadelphia: FA Davis, 2001.

Cox JL, Zitner D, Courtney KD, et al. Undocumented patient information: an impediment to quality of care. *Am J Med* 2003;114: 211–216.

Eggly S. Physician-patient co-construction of illness narratives in the medical interview. *Health Commun* 2002;14:339–360.

Hershey CO, Grant BJ. Controlled trial of a patient-completed history questionnaire: effective quality of documentation and patient and physician satisfaction. *Am J Med Qual* 2002;17:126–135.

King LS. *Medical thinking: a historical preface.* Princeton, NJ: Princeton University Press, 1982.

Maizes V, Koffler K, Fleishman S. Revisiting the health history: an integrative medicine approach. *Advances* 2002;18:31–34.

Marshall L, Weir E, Abelsohn A, et al. Identifying and managing adverse environmental health effects: 1. Taking an exposure history. *CMAJ* 2002;166:1049.

Platt FW, Platt CM. Two collaborating artists produce a work of art: the medical interview. *Arch Intern Med* 2003;163:1131–1132.

Redelmeier DA, Schull MJ, Hux JE, et al. Problems for clinical judgment: 1. Eliciting an insightful history of the present illness. *CMAJ* 2001;164:647–651.

Redelmeier DA, Tu JV, Schull MJ, et al. Problems for clinical judgment: 2. Obtaining a reliable past medical history. *CMAJ* 2001;164:809–813.

Rooney WR. Maintaining a medication list in the chart. *Fam Pract Manag* 2003;10:52–54.

Weed LL. Medical records that guide and teach. *N Engl J Med* 1968;278:593–600, 652–657.

Weed LL. New connections between medical knowledge and patient care. *BMJ* 1997;315:231–235.

문제의 요지

매번 임상에서 마주치는 문제는 사실 서로 다른 문화에서 오는 것이다. 두 사람 사이의 모든 대화에는 서로 다른 두 가지 언어가 관련되어 있다. 환자가 우리말을 못하거나 의사가 환자와 언어가 다를 때 어떤 일이 일어날지 생각해보라. 만일 환자가 통역할 가족과 함께 오는 경우 다음과 같은 경험을 할 수 있다.

의사: 통증이 있으신가요?

딸: Mamacita, el quiere saber si te duele algo.

환자: Si, tengo muchos problemas con mareos, y mis brazos que no sirven, y con el pecho y mis nalgas.

딸: 엄마가 아니라는데요.

혹은 의사와 같은 언어를 사용하기는 하지만 서로 다른 용어들을 사용하거나 병태생리학에 관해 서로 다른 생각을 하는 환자가 있다고 가정하자.

환자: 제 팔에 심혈관 증상들이 있어왔습니다. 마치 내부에 진동기가 있는 것처럼 저리고 감각이 없습니다. 그런데 킬레이트 치료를 받은 후 숨쉬는 데 불편한 느낌이 시작되었습니다.

면담의 중요 원칙

1. **심지어 의사와 환자가 같은 언어를 사용할 때도 이해 범주가 일치하지 않을 수 있다.** 문화적 믿음에서 오는 주된 차이를 알지 못할 때 의사는 상호 대화 하나하나에서 완전히 오해할 위험성이 있다. 문화는 개개인들이 질병을 인식하고 설명하는지, 언제 어떻게 진찰 받을지 결정하는지, 어떤 치료가 필요한지를 결정하는 방법을 구체화한다. 생명-연장술과 임종 결정 시 의사결정을 하는 것뿐만 아니라 환자가 의사에게 무엇을 말할 것인지 그리고 의사에게 무엇을 듣고 싶은지에 대한 태도에도 큰 문화적 차이가 있다. 환자들은 언어와 질병의 원인과 처치에 관해 해석하는 스타일, 그리고 종교적인 믿음이 의사와는 다를 수 있다. 의사는 환자와 가족의 문화적 견해를 발견하도록 노력해야만 한다.

2. **대다수의 미국 의사들은 사회경제적인 능력을 가진 백인이며, 그들의 가치 기준이 건강관리 체계를 좌우한다.** 다른 문화 집단과 개개인들의 가치와 생각을 이해하기 위해서는 의사들 스스로의 가치와 생각을 깨닫고 있어야만 한다. 의사들은 과학, 개인적인 특성, 근면과 통제를 중시하는 경향이 있다. 그러나 이것들이 항상 다른 문화적 배경을 가진 사람들에게도 핵심적인 가치가 되지는 않는다.

3. 어떤 민족 집단의 모든 구성원들이 그 집단 문화의 핵심적 가치를 모두 똑같이 가지고 있는 것은 아니다. **환자의 민족 혈통이 판에 박힌 것처럼 똑같기 때문에 일련의 문화적 믿음도 똑같다고 가정해보자.** 의사는 문화적 차이와 문화적 정형성을 무시하는 꼭 닮은 함정들을 피해야만 한다.

4. **통역자는 단어의 언어와 비언어적 메시지들의 글자 그대로의 의미와 문맥상 전후관계 의미를 모두 설명해야만 한다.** 가족 구성원들은 일반적으로 통역자가 되어서는 안 되지만, 만일 그들이 그렇게 해야만 한다면, 의사는 환자가

말한 것을 완전히 번역하여 말해주도록 그들에게 요청함으로써 의사에게 더욱 도움이 되도록 할 수 있다. 이는 그들의 문화에서는 부적절하거나 가족을 당황하게 만드는 반응들을 수정하고 싶은 친척들의 욕구를 상쇄시킬 수 있다.

5. 통역자가 진단을 하는 의사의 역할을 떠맡으려 한다면, 의사는 점잖게 그의 방향을 수정할 필요가 있을 수 있다.

6. 심지어 환자가 의사와 언어가 같을 때도 건강과 질병과 의료적 치료에 관한 환자의 생각이 의사에게 생소할 수 있다. 환자는 어리둥절한 진단적 전문적인 말들을 사용할 수 있으며 의사가 계획하는 것과는 다른 치료 과정을 예상할 수 있다. 심지어 자신의 문화 집단에서 잘 교육받은 사람조차도 생물학에는 문외한이거나 많은 비과학적 소신에 단단히 사로잡혀 있을 수 있다.

의사: 환자분, 나쁜 소식은 항생제가 바이러스 감염에 효과가 없다는 것이에요. 병이 지나가기만을 기다리는 것이 전부입니다.

환자: 저는 그렇게 생각하지 않는데요, 선생님. 저는 비타민을 하루에 10알로 증량하고, 에키네시아echinacea(북미 인디언들이 각종 감염에 천연항생제 및 치료제로 사용하거나 독사나 벌레에 물렸을 때 사용해온 허브로서 인체의 면역기능을 증강시켜 바이러스, 곰팡이, 박테리아의 침입을 막아주며 감염 부위에서는 면역세포의 활동을 도와 호흡기 감염증 및 알레르기 등을 예방하고 증상을 개선시킨다고 함)를 세 배로 증량할 것을 계획 중이에요.

의사: 해가 되지는 않겠지요. 도움이 되지는 않겠지만, 아마도 해가 되지는 않을 거예요.

환자: 무슨 말씀이세요, 도움이 안 되다니요? 그건 증명된 것인데요. 의사들도 그걸 유효하다고 인정해야만 해요. '예방'이란 잡지에 이에 관한 긴 글이 실린 적이 있어요.

의사: 어–허.

7. 많은 문화들에서 가족들은 환자의 진료에 깊이 관여한다. 그들의 생각은 환자가 의사의 생각을 받아들이는 데 큰 영향을 미칠 수 있다.

면담 과정

1. **제2외국어를 배워라.** 만일 많은 환자가 모국어로 스페인어를 하는 지역에 살고 있고 그들을 진료하려 계획한다면, 최소한 스페인어 의학 용어와 말하기를 배워라. 많은 독자들은 이것은 "가능한 일이 아니고" "있음직하지 않다"고 말한다. 그러나 얼마나 많은 이민자들이 미국에 와서 영어를 배웠는지 생각해보라. 언어 기술만큼 문화 차이를 메우는 것은 없다.

2. **좋은 정보를 얻기 위해 필요한 것을 통역자에게 말하라.** 통역자에게 목표, 역할과 기대를 갖게 해라. 의사는 가감 없이 그대로 전하는 통역자가 필요하다. 의사는 또한 통역자가 심리사회적 역할을 하고 민감한 주제를 의논할 때 같이 논의하는 것을 허용해야 하며, 통역자는 의사가 환자의 특정 문화적 믿음과 관심을 이해하도록 도와주어야 한다.

의사: 부인, 어머님과 제가 얘기를 나눌 수 있도록 도와주시면 감사하겠습니다. 부인은 제 옆에 앉으셔서 제가 얘기하는 것을 오직 스페인어로만 정확하게 어머님께 전달해주셨으면 합니다. 그리고 어머님께서 말씀하시는 것을 오직 영어로만 정확하게 제게 말씀해주세요. 아무것도 빠뜨리지 마세요. 할 수 있으십니까?

딸: 물론이죠. 할 수 있어요.

의사: 좋아요. 어머님께서 뭔가 말씀하시면 좀더 부연 설명이 없으면 제가 이해하기 어려울 것이므로 그것에 대해서도 저에게 말씀해주세요. 저는 어머님의 관심사들에 대해 듣고 싶네요. 그런 다음 따님이 알고 계신 것에 대한 정보를 추가할 기회를 드릴 거예요.

딸: 알겠어요. 그렇게 해볼게요.

3. 질병 원인과 치료에 관한 생각들에 관한 환자의 이론들을 이끌어내는 것을 확신하고, 그것들을 존중하라. 만일 의사가 환자의 시각에서 이것이 어떻게 들리는지 들을 수 있다면, 질병에 관한 서로 다른 해석들을 연결시키는 것이 가능할 수 있다. 다음은 동료가 담당하는 환자로부터 야간 호출에 응답하는, 나이 많은 동양 남자의 예다.

의사: 환자분은 이 질병을 어떻게 보는지 그리고 환자분과 제가 이것에 대해 무엇을 해야 하는지 말씀해주실 수 있다면 제가 환자분을 아는 데 도움이 되겠어요.

환자: 글쎄요, 선생님. 제 생각에 아마도 지난밤에 먹은 저녁 식사 때문인 것 같아요. (잠시 멈춤) 음, 저는 구운 돼지 콩팥을 먹었고요. (잠시 멈춤) 그리고 찐 야채를 먹었고, (오랫동안 멈춤) 그리고 수프를 조금 먹었어요.

의사: 그래서 이 병이 환자분이 드셨던 음식과 관계있다고 생각하시는군요.

환자: 네, 선생님. 하지만 저는 의사가 아니라서 선생님께 왔지요.

환자는 기운 없이 발음을 해서 더 이상의 질문에 대답할 수 없었다. 환자는 응급실로 보내졌는데, 진찰 결과 우하복부 압통을 호소하였고 CT 검사상 맹장의 비후 소견과 문맥순환portal circulation에 공기 음영이 관찰되었다. 의사가 환자에게 돌아와서 환자가 진료 소식을 어떻게 받아들이는지 얘기를 나눴다.

의사: 자, 검사 결과 환자분은 장에 뭔가 좋지 않은 일이 생겼네요. 누출이 있고, 아마도 나쁜 감염이 있는 것 같네요. 식사와 어떤 관계가 있었는지는 아직 모르겠습니다. 그러나 우리가 생각하기에 환자분께서는 수술을 받으셔야 할 것 같군요.

환자: 놀랍지 않아요, 선생님. 제 집사람과 저는 이것에 대해 얘기했고 우리도 제가 수술을 받아야 할지 모른다고 생각했어요.

의사: 환자분, 현재로선 저도 더 이상 알 수 없습니다. 그러나 경과에 따라서 환자분께서는 얼마나 많은 것을 알고자 하시는지 제가 알았으면 합니다. 만약 우리가 매우 안 좋은 어떤 것을 발견하면, 환자분께 말씀드려야 할까요?

환자: 제 집사람에게 먼저 말씀해주세요, 선생님. 만약 집사람이 제가 알아야 한다고 생각한다면 그때 저한테 말씀해주세요.

의사: 알겠습니다, 그럴게요. 그러나 언제라도 알고 싶으시다면 저에게 물어보시면 말씀드릴게요.

환자: 좋습니다, 선생님.

단순히 환자에게 물어봄으로써 의사는 환자로부터 자신의 질병과 연관된 음식에 대한 설명을 들었고, 자신의 상태를 직접 듣기보다는 부인을 통해 정보를 얻는 쪽을 선호한다는 것을 알았다.

4. **진료받는 환자가 옆에서 혼자 다 말하는 친구나 친척과 함께 왔다면 의사는 동시에 환자 두 명을 보는 것일 수 있다.** 통역자의 안건을 알아차려라. 통역자가 근심과 슬픔을 갖고 있는 괴로운 사람이면 마찬가지로 의사의 도움이 필요할 수 있다. 사실 의사는 가장 괴로운 사람을 우선적으로 볼 필요가 있을 수 있는데, 그 사람이 본래의 진료받는 환자가 아닐 수도 있다. 의사는 두 사람의 말을 다 들어주어야만 할 수 있다.

5. **환자를 학대하고 폭력을 행사한다고 의심되는 환자의 가족을 통역자로 이용하지 마라.**

자주하는 실수

1. 환자들 사이에 우세한 제2외국어로 기본적인 용어를 배우는 데 힘을 쏟지 않고, 의사가 알거나 말하고 싶은 모든 것을 전하는 데 모국어면 충분하다고 믿는 것.
2. 통역자와 효과적으로 협력하지 못하는 것.

3. 통역자의 안건을 존중하지 못해서, 환자와 통역자 두 명의 환자를 모두 놓치는 것.
4. 특히 환자가 의사와 같은 언어를 사용하는데도 환자가 설명하는 방식을 무시해버리는 것.
5. 언어나 직업을 근거로 그 사람의 의학적 수준도 낮다고 단정해버리는 것.
6. 의사가 환자가 속한 민족 집단에 관해 알고 있는 것을 그 집단에 속한 모든 개개인들이 똑같다고 가정해버리는 것.

핵심 요점

각각의 환자는 의사의 문화와는 다른 문화 출신이며, 사물들이 환자들에게는 어떻게 보이는지 이해하는 것이 의사의 역할이라는 것을 나타내 보이도록 노력하라.

SELECTED READINGS

Anderson JM, Waxler-Morrison N, Richardson E, et al. Delivering culturally sensitive health care. In: Waxler-Morrison N, Anderson JM, Richardson E, eds. *Cross cultural caring: a handbook for health professionals.* Vancouver, BC: UBC Press, 1990.

Barnett S. Cross-cultural communication with patients who use American sign language. *Fam Med* 2002;34:376–382.

Berger JT. Culture and ethnicity in clinical care. *Arch Intern Med* 1998;158:2085–2090.

Carillo JE, Green AR, Betancourt JR. Cross-cultural primary care: a patient-based approach. *Ann Intern Med* 1999;130:829–834.

Carrese JA, Rhodes LA. Western bioethics on the Navaho reservation—benefit or harm? *JAMA* 1995;274:826–829.

Chuchkes E, Christ G. Cross-cultural issues in patients' education. *Patient Educ Couns* 1996;27:13–21.

DelBanco TL. Enriching the doctor–patient relationship by inviting the patient's perspective. *Ann Intern Med* 1992;116:414–418.

Denberg T, Welch M, Feldman MD. Cross-cultural communication. In: Feldman MD, Christensen JF, eds. *Behavioral medicine in primary care: a practical guide,* 2nd ed. New York: McGraw-Hill, 2003: 103–113.

Doukas DJ, McCullough LB. The values history: the evaluation of the patient's values and advance directives. *J Fam Pract* 1991;32: 145–153.

Elderkin-Thompson V, Waitzkin H. Differences in clinical communication by gender. *J Gen Intern Med* 1999;14:112–121.

Ells C, Caniano DA. The impact of culture on the patient–surgeon relationship. *J Am Coll Surgery* 2002;195:520–530.

Ferguson WJ, Candib LM. Culture, language, and the doctor–patient relationship. *Fam Med* 2002;34:353–361.

Haffner L. Cross-cultural medicine a decade later. Translation isn't enough. Interpreting in a medical setting. *West J Med* 1992;157: 255–259.

Hallenbeck JL. Intracultural differences and communication at the end of life. *Primary Care* 2001;28:401–413.

Hardt E. The bilingual interview and medical interpretation. In: Lipkin M, Putnam SM, Lazare A, eds. *The medical interview: clinical care, education and research.* New York: Springer-Verlag, 1995; 172–177.

Kagawa-Singer M, Blackhall LJ. Negotiating cross-cultural issues at the end of life: you got to go where he lives. *JAMA* 2001;286: 2993–3001.

Kelly L, Brown JB. Listening to native patients. Changes in physicians' understanding and behavior. *Can Fam Phys* 2002;48:1645–1652.

Kleinman A, Eisenberg L, Good G. Cultural, illness and care: clinical lessons from anthropological and cross-cultural research. *Ann Intern Med* 1978;88:256–257.

Martin A. Exploring patient beliefs: steps to enhancing physician–patient interaction. *Arch Intern Med* 1983;143:1773–1775.

Ngo-Metzger Q, Massagli MP, Clarridge BR, et al. Linguistic and cultural barriers to care. *J Gen Intern Med* 2003;18:44–52.

Putsch RW. Cross-cultural communication: the special case of interpreters in health care. *JAMA* 1988;254:2244–2248.

2부

효과적인 면담:
환자의 감정 다스리기

문제의 요지

환자가 울 때 의사는 무엇을 해야 하는가? 진찰실에서 도망가고 싶은가? 환자가 걱정거리나 공포를 표현할 때 무엇을 해야 하는가? 모든 것이 잘될 거라고 환자를 위로할 것인가? 질병과 치료 과정은 많은 환자에게 수치심, 굴욕감, 슬픔, 공포 같은 격한 감정을 불러일으키며, 의사는 격하고 힘든 감정으로 고통받는 환자들과 함께할 수 있어야 한다.

면담의 중요 원칙

1. **환자의 슬픔이나 공포에 가장 효과적인 반응은 공감이다.** 들어주고, 들은 것을 확인해주고, 환자의 감정을 이해하였음을 말로 표현하는 것은 격하고 부정적인 감정에 힘들어하는 환자가 고립되어 홀로 있는 것을 치료하는 것으로 환자의 공포와 슬픔의 고통을 줄여준다. 쿨레한Coulehan과 블록Block이 믿는 다음과 같은 것을 의사도 믿는다.

> "공감은 일종의 이해다. 그것은 동정심이 아니고 미안한 마음도 아니다.
> … 의학적 면담에서 공감은 언어, 감정, 제스처 등 의사소통 전반에 귀를 기울임을 뜻하는 것으로, 환자의 말을 정말로 잘 듣고 있음을 환자가 알게 하는 것이다. 또한 이해는 객관성이 핵심이기 때문에 공감하는 의사는 과학적인 의사이기도 하다."

2. **공포와 슬픔은 치료해야 하는 질병도 고쳐야 하는 상처도 아니며, 이해를 통해서 경감시킬 수 있는 증상이다.**

"환자분의 말씀은 흉통을 느꼈을 때 그리고 혈관확장제로 통증이 가라앉지 않았을 때 정말 놀랐다고 하시는 것 같네요."

"직장을 잃은 다음 정말 슬펐다고 하시는 것 같네요. 정말 그 일을 좋아하셨군요."

3. **격한 감정은 전염성이 있다.** 의사의 반응이 환자의 감정과 비슷해져서 환자 치료를 방해할 수 있음을 발견할 수 있다. 그것은 상호작용으로 나타나는 의사의 슬픔과 공포를 인식하는 데 도움이 된다. 의사가 이해해야 하는 것은 환자이지만, 때로는 심각하거나 중대한 관심사에 눈을 뜨게 될 때, 의사 자신의 반응과 의제가 환자의 이야기를 듣는 데 방해가 된다. 의사의 생각과 감정을 인지하는 것은 세 가지 측면에서 도움이 된다. 첫째, 의사의 감정은 환자가 느끼는 것(분노, 곤궁에 처함, 지겨움, 고통당함)에 대한 초기 단서가 될 수 있다. 감정에 대한 이런 조기경보 시스템을 활용하면 의사는 기꺼이 공감할 수 있다. 둘째, 의사가 자기 스스로에 대한 생각과 반응을 인지하는 것은 판단하고 결정을 내리는 데 무심코 저지르는 방해를 억제한다. 마지막으로, 부정하고 억누르기보다 의사 자신의 반응을 분명히 인정함이 의사의 스트레스, 피로, 환자를 돌보기 싫어지는 것을 줄여준다.

면담 과정

1. **의사는 우선 환자의 격한 감정 표현을 목격하고 있음을 인식하여야 한다. 의사가 듣는 격한 감정이 어떤 것인지 판단하려면 시간적 여유를 가져라.** (고통스러우면 감정은 분노, 슬픔, 공포, 양면성의 변형일 것으로 단언할 수 있다.)

2. **대립적인 대결 양상을 보이지 않게 주의하면서 환자의 감정을 확인하려고 노력하라.**
   - **a.** 전문적인 정신사회학적 진단 용어 사용을 피해라. 슬픔을 다루고 있다면 '우울증'보다는 슬픔이라는 단어를 사용하라. 환자가 공포를 느낀다면

"두려웠었다는 것처럼 들리는군요." "환자분은 이 모든 것이 아주 무서웠었다는 것처럼 들리는군요."라고 하는 것이 "당신은 매우 불안해 보여요." 라고 하는 것보다 낫다. 환자의 감정으로 임상적인 진단을 내리는 것은 지나치고 너무 이르다.

b. 공감의 여유에 이르는 길을 기억하라. 환자의 말을 반복해서 말하기 전에 방향을 제시하는 것으로 시작하라. "환자분 잠시 멈춰야겠어요. 제가 지금까지 들은 것을 환자분께 말하고 싶군요. 그런 다음 제가 잘못한 게 없는지 말해줬으면 좋겠어요. 동의하십니까?" 의사가 환자와 역할을 잠깐 바꾸는 것이다. 이제 환자는 의사가 환자를 이해하려 한 것처럼 의사를 이해하려고 할 것이다.

c. **정정할 준비를 하라.** 공감하는 의사소통은 관찰이고 한편으로는 상상이다. 그렇기 때문에 핵심을 놓칠 수도 있다. 환자가 의사의 해석에 반대하거나 수정하는 것에 대비하여야 하며, 환자의 감정을 아주 분명하게 느낄 수 없으면 의사는 항상 환자가 어떻게 느끼는지 질문할 수 있다.

의사: 저는 환자분께서 이에 관해 어떤 격한 감정인지 추측할 수 있어요. 그러나 정확히 어떤 감정인지는 모르겠어요. 그것을 좀더 말씀해주실 수 있겠어요?

정확한 이해의 힘은 거대하다. 우리가 정말로 이해하고 있음을 환자가 알게 하는 기회를 결코 놓쳐서는 안 된다.

환자: 통증이 생겼을 때 저는 집에 혼자 있었어요. 통증이 정말 심해서 혈관확장제를 두 알이나 먹었지만 전혀 도움이 되지 않았어요. 주치의에게 전화했는데 계속 통화 중이었어요. 그래서 그냥 자리에 앉아 있었는데 가슴이 아파 숨을 쉴 수 없었고, 내 몸의 구멍이 모두 열린 것처럼 땀이 줄줄 흘러 혼이 빠져나가는 것 같았어요. 저는 죽는구나 생각했지요. 그리고 혈관확장제를 두 알 더 먹었어요.

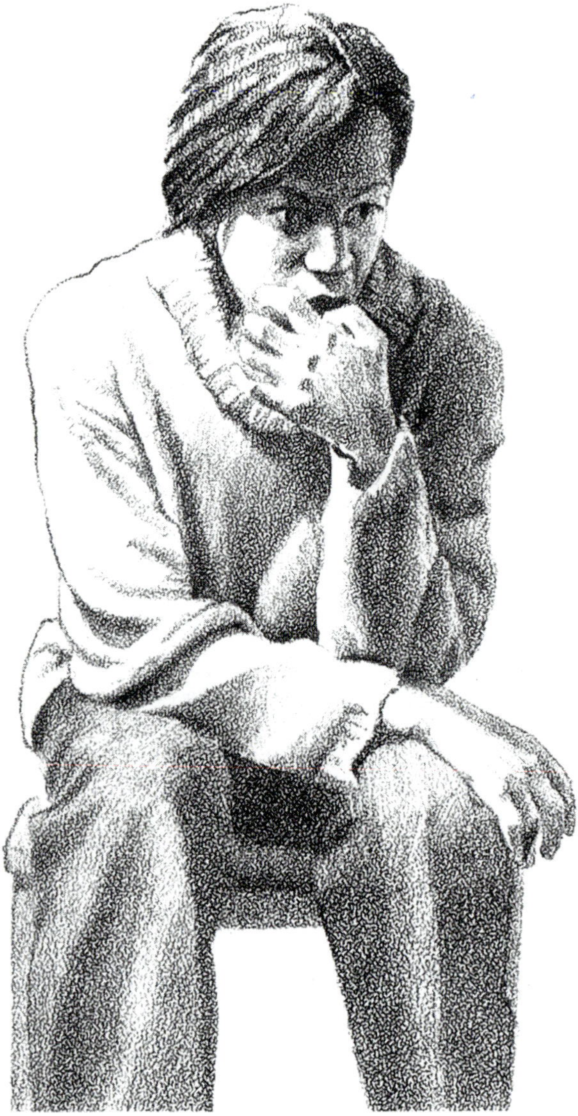

근심

아시겠지만, 의사 선생님이 두세 알 이상은 먹지 말라고 했지만 너무 아팠어요. 제 아내가 전화를 했어요. 아내는 쇼핑 중이었죠. 제 걱정을 했지만 걱정시키고 싶지 않아서 괜찮다고 했죠. 그렇지만 전혀 괜찮지 않았어요. 정말 무서웠죠.

의사: 정말 끔찍하군요. 아프셨고, 혼자서 무서우셨군요.

환자: 맞아요. 저는 제가 이제 다 됐구나 생각했어요.

의사: 그래서 이제 끝이라고 생각했군요. 상상할 수 있어요.

환자: 바로 그거예요, 선생님.

환자와의 대화가 정말로 이렇게 진행되었을까? 아니다. 의사는 환자의 격한 얘기에 질려 "흉통은 얼마나 지속되었나요?" 하고 질문하였다. 나중에 왜 환자의 그 격한 감정의 얘기 중에 환자의 느낌을 이해했다고 표시하지 못했는지 이유를 물었을 때 의사는 "환자가 그것을 말하기를 원하지 않는다고 생각했어요."라고 대답했다. 이 환자는 분명히 자신의 공포를 얘기했기 때문에 의사는 자신의 감정 때문에 방해를 받아 환자에게 감정을 들키지 않게 막았을 것이다.

환자의 감정에 반응하는 것이 항상 더 낫다. 환자는 자신의 감정을 얘기하기를 원한다. 이 의사는 다음 환자에게는 더욱 잘 했다.

환자: 선생님께 하고 싶은 말은요, 저는 직장을 잃고 많이 슬펐어요. 저는 그 일을 좋아했어요. 저도 그 일에 문제가 많았다는 것은 알아요. 하지만 제 목표를 실현하고 있다고 느꼈어요. 저에게 맡겨진 일이라고 느꼈지요. 그 일을 잃고 나서 정말 슬펐어요.

의사: 그래요. 제가 제대로 이해했다면 환자분은 직업을 잃고 나서 정말로 슬프고 우울했군요.

환자: 완전하지는 않았어요.

의사: 완전하지는 않았지만 환자분은 아직도 그 일을 그리워하고 있군요.

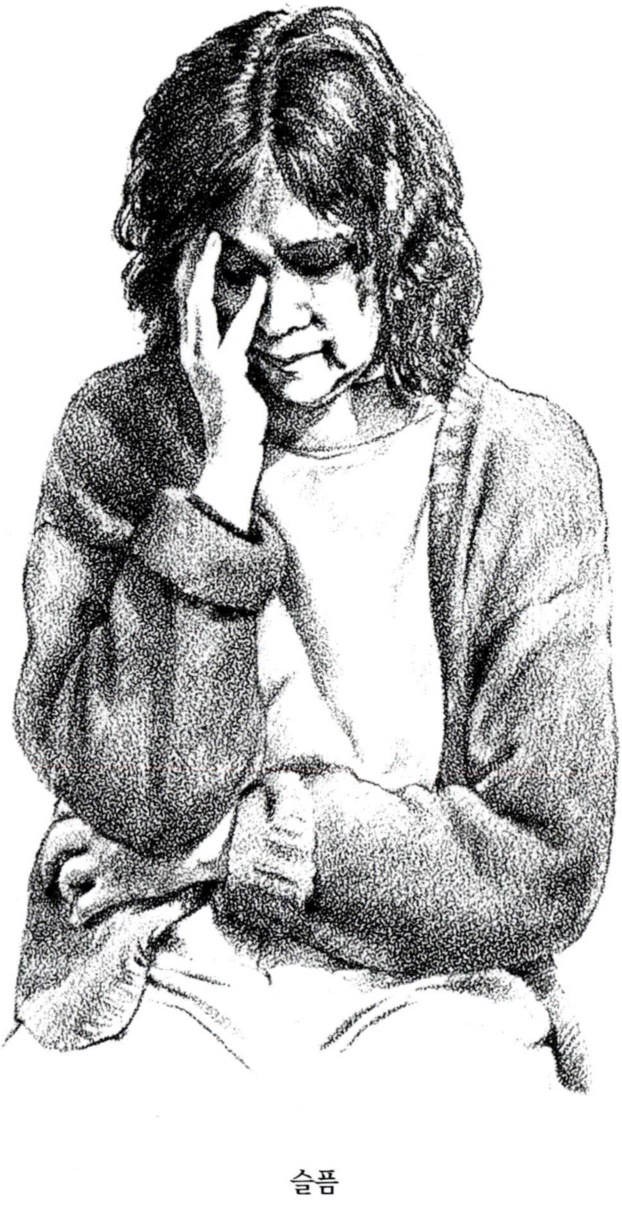

슬픔

환자가 어떻게 사물을 보고 느끼는지 의사가 이해한 바를 다시 말할 때, 종종 이야기의 핵심을 놓치거나 아직도 추가할 중요한 항목이 있음을 환자가 알게 된다. 환자가 이야기를 추가하거나 수정할 때 의사는 수정 부분을 포함해서 되묻기만 하면 된다. 이 과정 자체가 멋진 치료다.

3장에서 언급한 잠깐 멈춤은 여기서도 중요하다. 의사는 환자가 어떻게 느끼는지 이해했을 때 그리고 환자는 의사가 이해했음을 알았을 때 가장 좋은 다음 단계는 잠시, 아마 5~10초쯤 쉬는 것이다. 이 마술 같은 잠깐 멈춤은 두 가지 일이 일어나게 한다. 첫째, 환자는 이해받는다고 느낄 기회가 생긴다. 둘째, 의사는 환자가 느끼는 감정처럼 의사가 느끼는 것을 소화시킬 기회를 갖게 된다.

환자는 고통스런 감정과 마찬가지로 긍정적인 감정도 의사에게 말한다. 의사는 환자의 자랑스러운 성취 이야기에 응답할 기회를 놓쳐서는 안 된다.

"환자분은 다발성경화증에도 불구하고 여행을 했다는 것이 매우 중요해요. 당신은 할 수 있다는 것을 보여줬어요. 정말 기분 좋으시겠어요."

자주하는 실수

1. 환자의 격한 슬픔이나 공포에 압도되어 환자의 감정에 반응을 하지 못하는 것.
2. 이해했다는 것을 보여주기 전에 환자를 안심시키거나 위로하려는 것.
3. 환자를 좋아하지 않는다거나 그런 경험이 없다는 이유로 환자를 이해하려 하지 않는 것.
4. 잠깐 멈춤이나 상상 없이 단순히 기계적인 반응을 보이는 것.

핵심 요점

의사가 연민의 정을 보이는 것은 의사가 고칠 수 없는 슬픔과 공포를 완화시킨다.

SELECTED READINGS

Back AC, Morrison RS. The inner life of physicians and care of the seriously ill. *JAMA* 2001;286:3007–3014.

Berger J, Mohr J. *A fortunate man.* London: Penguin Press, 1967.

Brunton SA, Radecki SE. Teaching physicians to be patient: a hospital admission experience for family practice residents. *J Am Board Fam Pract* 1992;5:581–588.

Casarett D, Kutner JS, Abrahm J. Life after death: a practical approach to grief and bereavement. *Ann Intern Med* 2001;134:208–215.

Cole SA., Bird J. Function 1: building the relationship. In: *The medical interview: the three-function approach.* St. Louis: Mosby Year Book, 2000:14–22.

Coulehan JL. Tenderness and steadiness: emotions in medical practice. *Lit Med* 1995;14:222–236.

Coulehan JL, Block MR. *The medical interview: mastering skills for clinical practice,* 3rd ed. Philadelphia: FA Davis, 1997.

Covey SR. Habit 5: seek first to understand, then to be understood. In: *The seven habits of highly effective people.* New York: Simon and Schuster, 1986.

Graugaard PK, Eide H, Finset A. Interactive analysis of physician-patient communication: the influence of trait anxiety on communication and outcome. *Patient Educ Couns* 2003;49:149–156.

Haerlin A. The doctor–patient relationship. *Medical encounter.* 1998;14:19–21.

Lazare A. Shame and humiliation in the medical encounter. *Arch Intern Med* 1987;147:1653–1658.

Novack DH, Suchman AL, Clark W, et al. Calibrating the physician: personal awareness and effective patient care. *JAMA* 1997;278: 502–509.

Radziewicz RM. Communication in crisis. Chapter 3. Conversations in Care: Web book. http://www.conversationsincare.com/web_book.

Suchman AL, Markakis K, Beckman HB, et al. A model of empathic communication in the medical interview. *JAMA* 1997;277:678–682.

Sullivan HS. *The collected works of Harry Stack Sullivan.* New York: Norton, 1964.

분노 9장

문제의 요지

환자의 증상뿐만 아니라 감정을 잘 다루지 않고서는 좋은 의사가 될 수 없다. 행복감 상실은 공포, 슬픔, 분노 같은 매우 격한 감정을 불러일으킨다. 환자가 만성 질환자라면 이런 감정 가운데 어떤 것 또는 모두가 의사와의 상호관계의 내면에 놓여 있다. 대부분의 의사에게 환자의 분노는 가장 다루기 힘든 감정이다.

분노하는 사람과는 아무도 대면을 원하지 않는다. 의사가 분노한 사람을 견뎌야 한다면, 의사는 방어로 환자에게 분노를 되돌려줄 권리가 있다고 느낄 수 있다. 그러나 의사는 분노한 환자를 다룰 때 선택의 여지가 없다.

립Lipp은 의사가 분노한 사람을 다룰 때 흔히 다음 세 가지 기술을 사용하는데, 이것은 모두 실패한다고 했다.

1. 분노를 무시한다. 예를 들어 분노가 지나가기를 바라면서 계속 질문하거나, 설명하거나, 정상적으로 행동한다.
2. 환자를 달래려 하지만, 오히려 분노한 사람을 더 격분시키고 문제를 더 심각하게 만든다.
3. 분노를 분노로 대응하는 의사가 있는데, 이는 전쟁으로 가는 길이다.

우리는 네 번째 무모한 반응을 보아왔다. 의사가 환자의 분노를 성급하게 정당하다고 인정하는 것이다. 이는 의사를 두 가지 면에서 곤경에 빠뜨린다. 이해가 뒷받침되지 않은 인정은 환자의 감정을 잊어버리게 만든다. 심판하는 자세로 편을 드는 것은 환자가 의사의 선호에 따라 반응하도록 가르치게 되는데 이는 치료에 도움이 되지 않는다.

분노, 슬픔, 두려움 등의 격한 감정은 대부분의 의사를 무기력하게 만든다. 조용한 환경에서 의사가 진단과 치료 행위를 하는 것은 매우 힘들다. 의사는 격한 감정의 고통 속에 있는 환자들을 함께 일할 수 있는 조용한 환경으로 이동시킬 수 있는 기술이 필요하다.

면담의 중요 원칙

1. **환자의 분노, 특히 의사를 향한 분노는 공격이나 다름없으며, 의사도 그와 같이 느낄 것이다.** 자신의 반응을 관찰하면서 자신이 믿는 어떤 한계를 지키는 것이 사태를 악화시키지 않고 도움이 될 것이다.

2. **공감은 환자의 분노에 가장 효과적인 반응이다.** 공감은 참뜻을 이해하여 상대방에게 반응하는 느낌을 말한다. 어쨌든 의사는 분노가 의사를 향한 것이라 해도 내색하지 않고 분노한 환자의 말에 귀를 기울이면서 감정을 이해하려고 노력하는 것을 환자가 알게 해야 한다. 의사는 환자가 분노를 떨쳐버리고 진료받을 준비가 될 때까지 몇 번이고 양해를 구해야 할지도 모른다. 어떤 환자는 의사가 몇 번이고 양해를 구했음에도 분노를 떨쳐버리지 않을 수 있다. 이럴 때 환자가 더 원하는 것이 무엇인지, 환자가 의사와 함께 어떻게 일하기를 기대하는지 물어보아야 한다.

   간단한 예를 보자.

의사: 안녕하세요, 환자분. 좀 어떠세요?

환자: 별로요, 선생님. 도대체 이 근처에는 어떻게 주차하란 말이에요? 주차할 곳을 찾으려고 이 구역을 세 번은 돌았을 거예요. 그게 오늘 좀 늦은 이유예요. 그런데

늦었다고 접수원이 저에게 호통을 치는 거예요. 이건 아픈 사람을 대하는 태도가 아니지요. 특히 무릎과 엉덩이가 좋지 않은 저 같은 사람들한테는 말이에요.

이 시점에서 의사는 부적절한 반응을 피하기 위하여 자신과 내적인 대화를 나누는 것이 좋다.

의사: 제기랄! 또 화난 사람이군. 사람들이 나한테 화풀이하는 것이 정말 싫어.

내면의 목소리: 어떻게 할까?

의사: 그냥 무시해.

내면의 목소리: 그건 효과가 없어. 립이 말한 걸 생각해봐.

의사: 아, 그래. 화내지 말고 이 바보를 이해한다는 것을 말해줘야지.

내면의 목소리: 바보?

의사: 그래, 내 감정이 내 행동으로 그에게 영향을 미치지 않도록 할 거야. 비록 내가 그럴 수 있다고 아주 확신하지는 못해도 그를 존중하는 것처럼 행동할 거야.

그 후

의사: 그래서 주차할 곳을 찾느라고 정말 고생을 많이 하셨군요.

환자: 장난이 아니에요. 그런데 접수원이 저를 아주 불쾌하게 했어요.

의사: 그래서 화가 많이 나셨군요.

환자: 솔직히 화가 많이 났어요.

의사: 그랬군요. 어땠는지 알 것 같아요. 정말 실망하셨겠어요. 지금은 좀 어떠세요?

환자: 지금은 괜찮아요, 선생님. 다음에는 조금 더 일찍 출발해야겠어요.

3. 공감을 표현하는 데 중요한 단계는 분노의 원인을 찾아내는 것이다. 의사가 원인이 아닐 수 있으나, 원인이 무엇이든지 간에 이해하려고 노력해야 한다.

면담 과정

1. **격한 감정에 대한 이해를 표현하기 위해서는 일련의 단계를 밟아야 한다. 숙달된 후에는 생략될 수 있겠지만 차례차례 하는 게 초보자에게는 도움이 될 것이다.**
   a. **환자의 격한 감정에 직면했음을 인지하라.** 의사가 경험하는 가장 다루기 어려운 환자의 감정은 분노, 슬픔, 공포, 양면성이다. 환자가 분노하고 있다면 의사는 환자의 분노를 인지해야 한다.
   b. **진행을 잠시 중단하라.** 거꾸로 돌아가서 무슨 일이 일어나고 있는지 곰곰이 생각해보라. 의사가 경험하는 격한 감정과 환자의 근원적인 감정을 파악해야 한다. 그것이 분노인가? 슬픔인가? 공포인가? 그 밖의 다른 감정인가? 모르면 환자에게 직접 물어봐야 한다. 안다고 생각하면 다음 단계로 넘어갈 수 있다. 우선 의사 자신의 반응을 살펴봄으로써 분노를 알아볼 수 있다. 비록 '상대방에게 분노를 돌려주는' 것이라면 자신의 반응을 억제할 것을 권유하지만, 화내는 것에 대한 솔직한 반응은 분노가 의사를 향하는 것인지 안다는 것을 나타내는 감정 요소의 일종이라고 믿는다. '아이쿠'의 변형이 좋다. '오' '이런!'을 선택할 수 있다. 이러한 반응은 꼭 말로 표현하는 것이 아닐 수 있으며, 단지 속으로 인지할 수도 있다.
   c. **격한 감정의 종류를 알아내고 환자가 의사의 이해를 받아들인다는 확인을 받도록 하라.**

> **의사:** 제가 환자분의 말을 제대로 이해했다면, 환자분은 그것에 대해 화가 났군요.

   d. **다음에는 의사가 그것을 이해할 수 있다고 말함으로써 환자의 감정을 확인할 수 있다.**

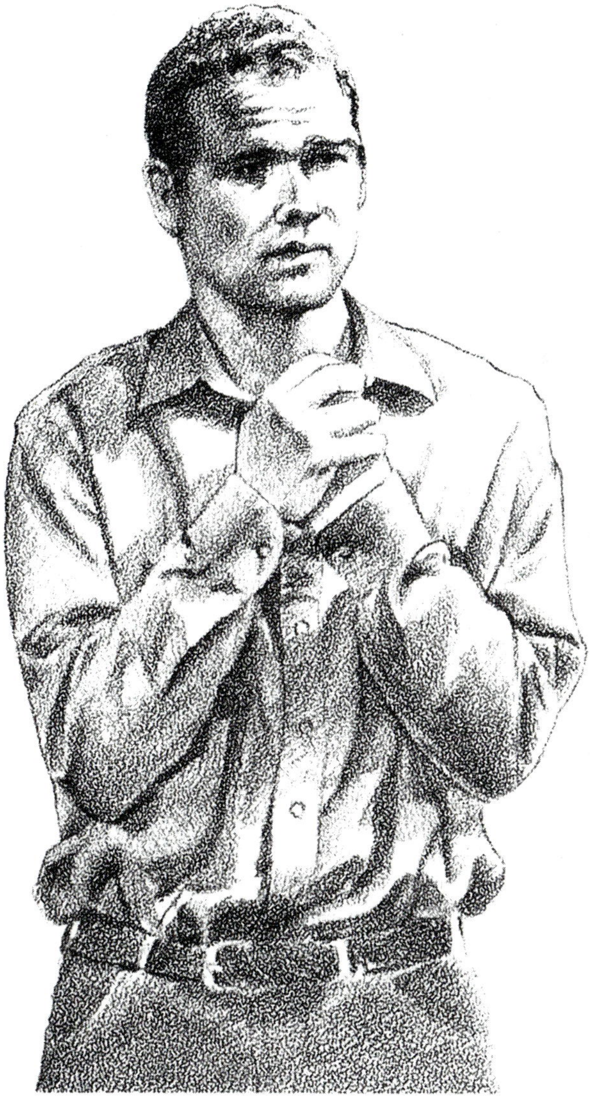

불신

의사: 알겠습니다. 예약 시간에 늦었는데 주차할 곳이 없어 찾아다니느라 화가 많이 나셨군요. 이해할 수 있어요. 제게 그런 일이 일어났다면 저도 화가 났을 거예요. 게다가 접수대의 저희 직원이 예약 시간에 늦은 것을 비난했던 것 같은데 그것이 당신을 더 화나게 했을 거고요.

공감 과정 가운데 이 시점에서 의사가 이해를 통해 격한 감정을 경감시켰기 때문에 환자의 감정은 더 이상 격하지는 않을 것이다. 근원적인 환자의 내적·외적 문제 모두 해결되지 않았지만 당장의 감정은 해결되었다. 환자가 계속 화를 낸다면 무엇인가 이해되지 않은 것이 남아 있는 것이다. 의사는 환자에게 추가적인 도움을 요청할 수 있다. "저는 주차 문제와 저희 접수원의 대응 문제를 이해해요. 하지만 환자분은 아직도 화가 나 계시군요. 제가 아직 이해하지 못한 것이 있는지 궁금합니다."

의사가 환자의 감정을 이해했다면 환자에게 확인받은 것이고 ("바로 그거예요, 선생님." 같은) 의사는 이제 다른 주제로 넘어갈 수 있다. 당신은 환자에게 "적어도 그것이 어땠는지 이해했군요." 같은 작은 칭찬이라도 받을 수 있다.

2. **의사가 생각하기에 환자의 분노가 이해되지 않으면 어떻게 할까?** 이해하기 위해 환자에게 도움을 청하라. 사람들이 분노를 표현하는 흔한 이유는 모르는 것에 대한 공포, 상실의 가능성(시간, 돈, 편안함, 건강, 통제 등), 무시당하는 것에 대한 수치심, 부당함 등인데, 즉 그 밖의 누군가에 또는 무언가에 대한 분노가 의사에게 잘못 겨냥된 것이다. **분노의 원인을 이해하지 못하겠다면 어떻게 화가 나게 되었는지 환자에게 물어보고, 가능한 원인에 대해 귀를 기울여라. 여전히 모르겠다면 그냥 받아들여라.**

의사: 죄송하지만 아직도 혼동되는군요. 환자분의 얘기를 들었고 격한 감정을 이해해요. 하지만 무엇이 환자분을 그렇게 화나게 만든 건지 아직 이해되지 않아요. 이해할 수 있게 도와주시겠어요?

환자: 선생님, 이 엉덩이와 무릎 통증이 정말 좋아지질 않아요. 이제 어떤 것도 더는 소용없어요.

의사: 환자분은 정말로 요즘 별로 좋지 않은 것 같군요. 걱정스러운데요.

격한 감정의 숨겨진 원인을 찾는 것은 일반적으로 환자의 변덕 —잃을까 봐 무서운 것 또는 환자가 잃거나 놓칠까 봐 걱정하는 것— 같은 환자가 지닌 강력한 진심을 알아내는 것이다.

3. 의사는 또한 격한 감정으로 유발된 행동에 대해서도 이해를 표현할 수 있다. 환자가 격한 감정의 결과로 어떤 일을 했더라도 —약속을 어긴다든지, 약을 안 먹는다든지, 슬픔의 표현으로 약을 과다 복용하는 등— 의사는 이해를 표현할 수 있다.

의사: 약을 먹지 않고 엑스레이 촬영 예약을 지키지 않았던 감정을 이해할 수 있어요. 환자분의 기침을 많이 좋아지게 하지는 못했지만 이해할 수 있어요.

4. 그리고 의사는 앞으로 도움을 요청하고 싶을 수 있다.

의사: 환자분께서 다음에 또 화가 나면 대화를 해서 제가 도움을 드리도록 노력하겠습니다. 저한테 화가 난다면 알려주시겠어요? 저는 환자분께 더 도움을 드리고 싶습니다.

5. 화난 환자에게 접근하는 이 방법에 의사들은 몇 가지 우려를 표현한다. 공감하는 말을 한 다음에 무엇을 하지? 분노를 말하면 환자가 더 화를 내지 않을까? 의사가 정말로 싫어하는 환자에게 공감할 수 있을까? 시간이 많이 걸리지 않을까? 이는 정신과 치료를 위한 기술인가? 이들 관심사에 대해 다음 사항을 권유한다. 환자에게 이해의 감정이 자리 잡을 시간을 주는 것이 공감하는 말을 한 다음에 의사가 하는 가장 좋은 행동이다. 환자는 이해한 것을 다시 생각하고 의사는 환자의 입장에서 어떻게 느낄지를 다시 생각하는 사이에 몇 초 동안의 시간을 주는 것이 의사가 할 수 있는 가장 좋은 다음 단계다.

둘째, 공감하는 의사소통은 어떤 일을 악화시키지 않고 더 나아지게 한다. 어떻게 잘못 취급받았는지 환자의 생각을 탐구하는 것은 더 화나게 할 수도 있지만, 단순히 분노를 인식하고 말하는 것만으로도 문제를 진정시킬 것이다. 그렇다. 분노를 지속시키고 감정적인 상황의 강도를 고조시키기를 원하는 예외적인 환자도 있을 것이다. 의사는 모두 진정할 시간을 줄 필요가 있을 것이다. 욕하거나 위협하는 환자를 다룰 때는 도움을 요청할 수도 있다. 그러나 대다수의 분노한 환자에게는 공감이 상황을 개선시키고 감정의 고조를 사라지게 할 것이다.

그리고 공감은 좋아하거나 용서하는 것이 아니다. 공감은 이해다. 그래서 연쇄살인범이 세상을 어떻게 보았는지 알 수 있다면 심지어 범인을 좋아하지 않거나 용서하지 않더라도 그를 이해할 수 있다고 믿는다. 공감은 시간이 걸리지만 이를 생략하면 시간이 더 걸린다. 적어도, 이해하지 못하는 환자는 병력을 자꾸 반복해서 이야기할 것이다. 더 흔하게는, 의사는 반복해서 병력을 듣게 될 뿐만 아니라 듣지 않고 이해하지 않는다고 느끼는 환자는 의사의 제안이나 권고를 따르지 않을 것이다.

마지막으로, 공감은 치료자를 위한 도구이며, 의사들이 모두 치료에 노력하는 한 의사는 이를 배우고 사용할 가치가 있다.

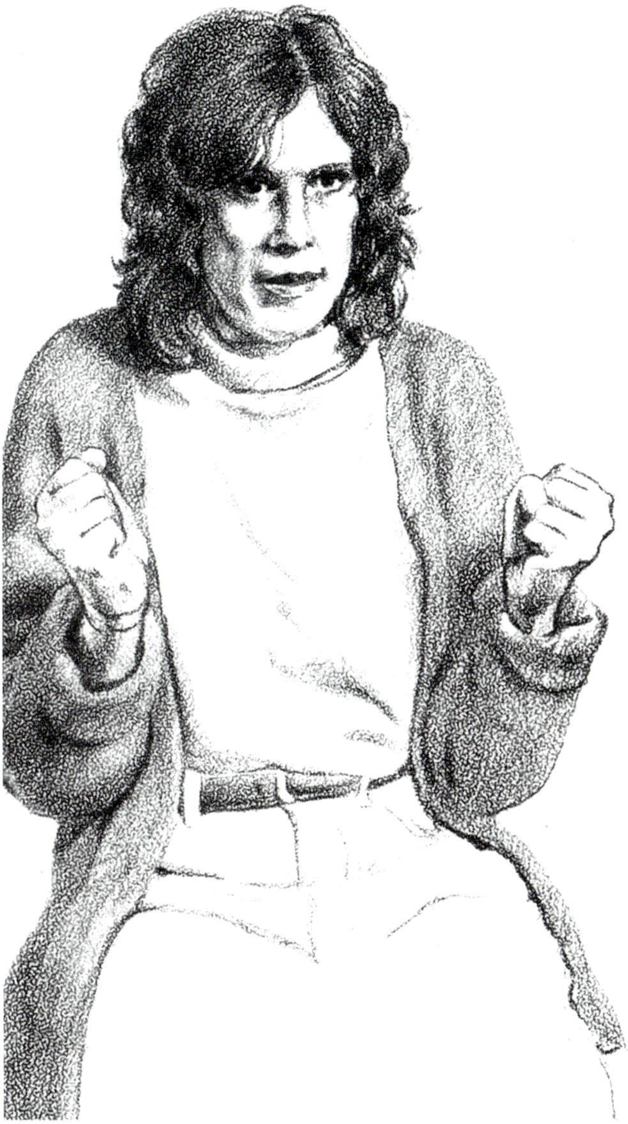

분노

6. 환자가 의사가 한 것에 화를 낼 때, 환자가 맞고 의사가 잘못한 것이 아닌지 생각해보아야 한다! 만약에 그렇다면 **환자에게 사과하는 것을 고려해야 한다.**

환자: 제기랄, 의사 선생. 당신은 내가 수술이 필요할 때 옆에 있을 거라고 약속하지 않았소. 그런데 막상 일이 벌어졌을 때 당신은 다른 데 있었소. 골프를 치러 밖에 나갔거나 뭔가 다른 일을 했겠지.

의사: 제가 그 자리에 없어서 언짢으셨군요.

환자: 약속했잖소, 내가 어떻게 선생을 믿을 수 있겠소.

의사: 맞습니다. 환자분은 저한테 정말 의지했는데 제가 나타나지 않았죠.

환자: 정말 불쾌했어요. 지금도 화가 많이 나 있고.

의사: 환자분이 어땠을지 이해할 수 있어요. 환자분이 옳다고 생각해요 제가 사과할게요. 제가 스케줄에 좀더 신경을 써서 환자분이 필요로 할 때 그곳에 있었어야 하는 건데. 용서하세요. 다음에는 더 잘 할게요.

환자: 어…, 그 그래요. 악의가 있었던 것은 아니에요.

의사: 고맙습니다.

환자: 그래요, 저도 고맙네요, 선생님. 사과해주셔서 감사합니다.

불평하는 많은 환자들은 그들이 무엇보다 원하는 것은 사과라고 말한다.

의사는 화가 난 환자에게 다른 의사의 얘기를 듣기도 한다. 의사가 환자의 고통에 공감하는 것이 환자에게 자신의 불만을 표출시켜 의사를 소송의 증인으로 요청하도록 만들지 모른다는 걱정을 할 수도 있다.

환자: 5년 전 저는 다른 병원에 입원했었어요. 심장발작 때문이었죠. 주치의는 5일 동안이나 저를 보러 오지 않았어요. 5일 뒤에 와서는 문 앞에 서서 말하더군요. "아플 때마다 당신은 메이오의료원Mayo Clinic (미국 미네소타 주 로체스터에 있는 세계 최대의 병원—옮긴이)에 가잖아요. 지금 가는 것이 어때요?" 저는

너무 화가 나서 그를 쥐어뜯을 뻔했죠. 제게 줄과 튜브가 달려 있지 않았다면 그를 바닥으로 내동댕이쳤을 거예요.

의사: 5년 전에 느꼈던 통증과 지금의 통증이 같은 건가요?

이 의사는 나중에 지난번 의사에 대한 환자의 분노에 어떻게 대응해야 할지 몰랐다고 얘기했다. 그럼에도 화제를 돌리는 대신 이렇게 말했어야 했다.

의사: 지난번 의사에게 아주 많이 화가 나셨군요?

환자: 맞아요, 아주 많이요! 하지만 지금은 잊었어요. 지금 여기 선생님들은 너무 좋거든요.

공감은 환자에게 동의하는 것과 다르다. 공감은 환자가 어떻게 느끼는지 이해를 표현하는 것이다.

자주하는 실수

1. 환자의 분노를 무시하거나 회피하려는 것.
2. 분노를 달래거나 최소화하려는 것.
3. 환자에게 분노를 되돌려주는 것.
4. 환자의 분노를 부채질하는 중요한 진심을 찾아내지 못하는 것.

핵심 요점

분노에 가장 좋은 대응은 분노가 존재함을 인정하고, 이해하려고 노력하며, 돕고 싶다는 의지를 표현하는 것이다. 화내지 말고, 알고 싶어하라.

SELECTED READINGS

Barrett-Lennard GT. The phases and focus of empathy. *Br J Med Psychol* 1993;66:3–14.

Cole SA, Bird J. Maladaptive reactions. In: *The medical interview: the three-function approach.* St. Louis: Mosby, 2000:119–124.

Drummond DJ, Sparr LF, Gordon GH. Hospital violence reduction among high-risk patients. *JAMA* 1989;261:2531–2534.

Egener B. Empathy. In: Feldman MD, Christensen JF, eds. *Behavioral medicine for primary care: a practical guide,* 2nd ed. New York: McGraw-Hill, 2003:10–16.

Gorlin R, Zucker HD. Physicians' reactions to patients: a key to teaching humanistic medicine. *N Engl J Med* 1983;308:1059–1063.

Lipp MR. *Respectful treatment: a practical handbook of patient-care.* New York: Elsevier Press, 1986.

McCord RS, Floyd MR, Lang F, et al. Responding effectively to patient anger directed at the physician. *Fam Med* 2002;34:331–336.

Olsen DP. Empathy as an ethical and philosophical basis for nursing. *Adv Nurs Sci* 1991;14:62–75.

Platt FW, Keller VF. Empathic communication: a teachable and learnable skill. *J Gen Intern Med* 1994;9:222–226.

Platt FW, Platt CM. Empathy, a miracle or nothing at all. *J Clin Outcomes Manag* 1998;5:30–33.

Press I. *Patient satisfaction: defining, measuring and improving the experience of care.* Chicago: Health Administration Press, 2002.

Smith RC, Dorsey AM, Lyles JS, et al. Teaching self-awareness enhances learning about patient-centered interviewing. *Acad Med* 1999;74:1242–1248.

Tavris C. *Anger: the misunderstood emotion.* New York: Touchstone, 1989.

Wang EC, Abramson S. Dealing with the angry patient. *Permanente J* 2003;7:77–78.

Weisberg J. *Does anybody listen? Does anybody care?* Englewood, CO: Medical Group Management Association, 1984:27–38.

문제의 요지

의사: 금연하셔야 합니다. 계속 흡연하면 돌아가시게 될 겁니다.

환자: 그건 문제가 안 돼요.

의사: (속으로) 이 사람은 도와주려는 모든 내 노력을 **부인하고 저항하는 군.**

의사가 '부정' '저항'이라고 부르는 것은 주로 면담하는 방법에 따라 만들어진 것일 수 있다. 그렇다면 의사는 예전의 접근 방법을 버리고 새로운 것을 시도할 수 있다.

사람들이 어떻게 변하는가에 대한 새로운 정보는, 의사가 위협하고 부추겨서라도 환자를 건강하게 하려는 시도에도 불구하고, 환자가 자신의 생명을 위협하는 행동을 고집하는 것을 이해하게 해준다. 약물중독과 알코올중독 치료센터의 연구에 따르면 환자의 행동은 의사의 도움으로, 또는 도움 없이도 연속적으로 바뀐다고 한다.

프로샤스카Prochaska와 그의 동료들은 대부분의 사람이 행동을 바꿀 때 비슷한 단계를 밟음을 발견했다. 심사숙고 이전precontemplative, 심사숙고contemplative, 계획planning, 행동action, 유지maintenance, 자기화identification 단계다. (사람들은 어떤 단계에서도 퇴보하거나 건너뛸 수 있다. —퇴보라기보다 작은 일탈이다.)

대다수의 의사는 환자와 '**심사숙고 이전**' 단계부터 시작하는데, 이 시기에는 행동 자체를 모르거나 변화가 필요함을 느끼지 못한다. 의사가 환자에게 '무책임하다'는 딱지를 붙였을 때 대부분은 심사숙고 이전 단계인 사람을 얘기하는 것이다. 그들의 건강에 대한 위험한 행동은 그들이 책임져야 하는 문제가 아니다.

환자들은 아직까지 그것을 문제로 보지 않기 때문이다. 예를 들면, 심사숙고 이전 단계의 흡연자는 "나한테는 흡연이 문제가 아니고 앞으로도 문제가 되지 않을 거야. 그런 건강 문제 따위는 터무니없는 거야. 그건 내 문제가 아니라 담배를 끊으라고 쫓아다니는 내 아내의 문제라고." (물론 요즘 이런 심사숙고 이전 단계의 흡연자는 찾아보기 어렵다.)

의사들 대부분은 그 다음으로 **심사숙고**하는 단계 또는 **양면성** 단계로 넘어간다. '쉽게 바뀌는 것'은 의사가 어떤 길로 갈 것인지 결정하기 위해 노력하고 대안을 따져보는 양면성의 단계 또는 심사숙고하는 단계의 특징이다. 사람은 오랫동안 양면성을 가질 수 있다. 양면성이 있는 환자는 "한편으로는, 또 다른 한편으로는" 하면서 양손 제스처로 곤란한 것을 설명한다. 심사숙고하는 흡연자는 금연해야 하는 모든 이유를 댈 수 있다. (암을 피하기 위해, 아이와 아내를 위해, 만성 기침을 없애기 위해, 비사회적인 행동이기 때문에.) 그리고 흡연을 계속하는 모든 이유도 댈 수 있다. (흡연은 일할 때 스트레스를 푸는 데 도움이 되고, 생각을 집중하는 데 도움이 되며, 날씬하게 만들어준다.)

의사가 심사숙고하는 단계에서 더 나아갈 수 있으면, **계획**, **행동**, **유지**, 최종적으로는 새로운 삶의 스타일인 '**자기화**' 단계로 진행할 수 있다.

환자에게 건강에 해가 된다고 생각되는 행동에 대하여 의견을 말해보라고 할 때 대부분은 자신의 양면성을 말할 것이다. 그것이 대부분 환자들의 모습이다. 의사는 그런 '고착된' 상태를 이해한다는 반응을 보일 수 있다.

의사: 알겠어요. 환자분은 이에 대해 양면성을 느끼는 것 같군요. 끊어야 할 이유도 많고 계속해야 할 이유도 많아요. 당신은 거기에 집착하고 있군요.

환자: 그래요, 선생님. 저는 오랫동안 그에 대해 무언가를 하려고 계획했어요.

의사: 이해해요.

환자: 제가 정말로, 정말로 하고 싶기 전까지는 그만둘 수 없다고 생각해요. 바로 지금 저는 두 가지 선택 사이에 있다고 느껴요.

일단 '고착된' 상태를 인지하면, 의사는 환자를 변화시키기 위해 진료할 준비가 된 것이다. 의사는 환자가 고착 상태에서 빠져나오게 도울 방법을 알고 있는지 환자에게 물어보는 것으로 시작할 수 있다.

면담의 중요 원칙

1. 자신의 건강에 좋지 않은 습관에 대한 의사의 충고를 거부하고 저항하는 무책임한 많은 환자들은 양면성의 상태에 고착되어 있는 것이다. 이런 **양면성에 대응하는 가장 좋은 방법은 공감, 즉 이해하는 반응이다.**

2. 의사는 인터뷰 기술에 따라 환자의 거부와 저항을 증가시킬 수 있다. 환자에게 항변하거나, 위협하거나, 기대는 것은 거의 항상 반작용으로 저항하게 만든다. 환자가 의사를 거부하는 것처럼 보이는 것은 단순히 의사와는 다른 비용-효과 분석 때문에 나타나는 결과일 수 있다.

3. 양면성의 상태는 매우 강력한데, 그 이유는 알려진 나쁜 점이 알려지지 않은 나쁜 점보다 견뎌내기 쉽기 때문일 것이다. **사람들은 매우 오랜 기간 동안 양면성의 상태로 남아 있을 수 있다.**

4. 일단 환자는 의사가 이해하고 반대하지 않는다는 것을 느끼면 변화하기 위해 의사의 도움을 받는 데 좀더 자유로워질 것이다.

5. 심사숙고하는 단계를 넘어가려면 다음 단계에 대한 계획이 필요하다. **특히 환자가 행동을 변화시킴으로써 잃어버릴 기쁨을 대체할 것을 계획하는 게 매우 중요하다.**

6. 중대한 행동 변화를 고려하는 환자의 20퍼센트 정도만이 실제 행동으로 옮기고 무엇을 어떻게 해야 할지 의사의 제안에 따른다. 따라서 **준비되지 않은 환자에게 조언하려고 시간을 낭비하지 마라.**

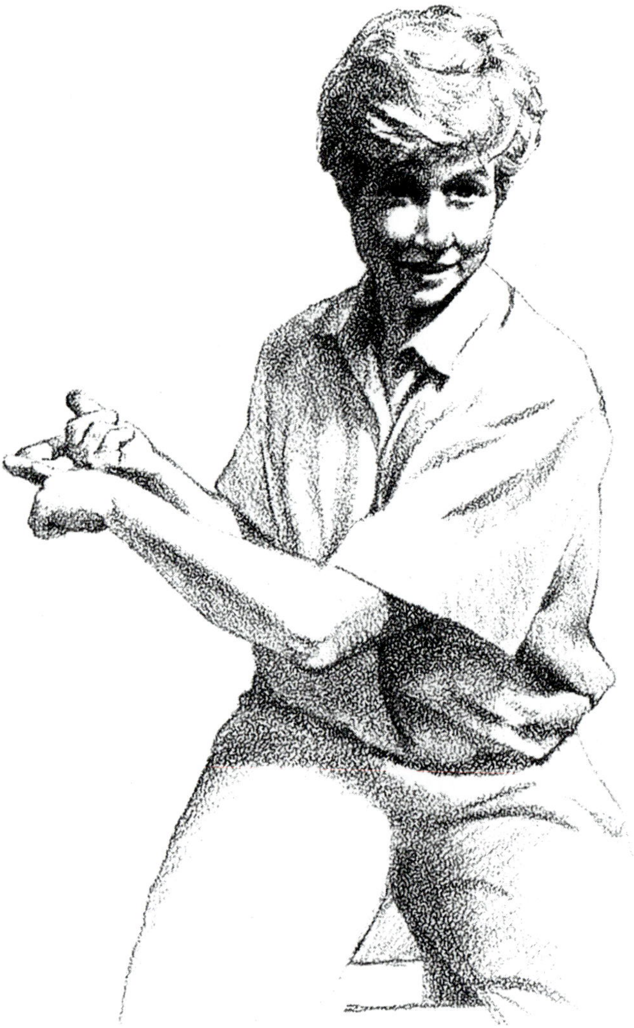

“한편으로는”

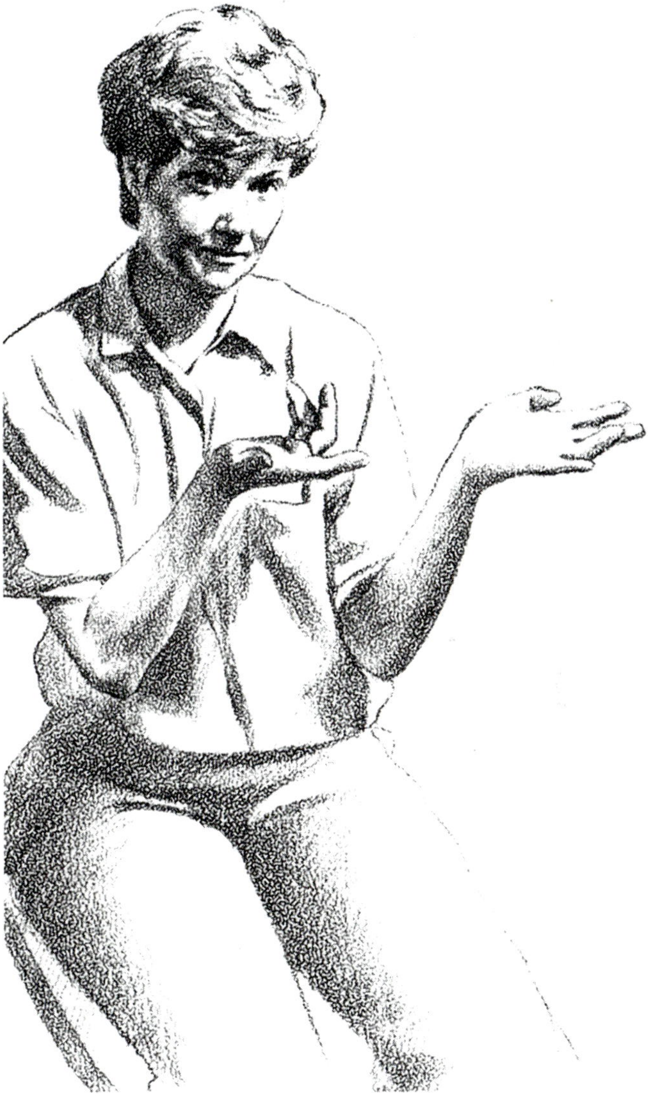

"다른 한편으로는"

7. 환자가 한 단계에서 다음 단계로 가기 위해서는 그 변화가 매우 중요하다는 신념과 자신도 할 수 있다는 확신이 필요하다. 환자들은 먼저 비용-효과 대비에서 변화의 유리함과 자신들이 그것을 할 수 있음을 알아야만 한다.

면담 과정

1. 의사는 환자에게 단계를 기술해주고 환자에게 어떤 단계에 있는지 물어봄으로써 환자의 변화 상태를 평가하라. **환자의 설명을 반복하여 정확한지 체크하라.**

의사: 환자분은 두 가지 매력적인 대안 사이에 매여 있군요. 당신은 흡연에 관하여 양면성이 있는 것 같군요.

2. 균형 잡힌 **신중한 태도 —환자가 말하려는 것을 열심히 기꺼이 들으려는—를 유지하라. 논쟁을 피하라.**

3. **환자가 그 행동을 어떻게 보고 있는지 알기 위해 환자에게 그 해로운 행동의 좋은 점을 물어보라.**

의사: 흡연의 좋은 점을 말씀해주세요.

환자: 무슨 소리예요? 좋은 점이라뇨? 그런 건 없어요. 그건 단지 지저분한 습관일 뿐이에요.

의사: 음, 그건 좀 이상하네요. 좋은 점이 하나도 없다면 그걸 하지 말았어야죠. 예를 들어 담배 맛을 좋아하시나요?

환자: 네. 즐거움을 줘요.

의사: 그래요. 그 밖에 다른 건요?

환자: 글쎄, 일하면서 스트레스 받을 때 도움을 줘요. 때때로 잠시 쉬면서 담배를 피워야 편안해짐을 느껴요.

의사: 그 밖에 다른 건요?

환자: 마구 먹는 것을 막아줘요. 담배를 끊으면 전 돼지처럼 먹을 거예요.

의사: 좋네요. 스트레스도 풀어주고 뚱뚱해지는 것도 막아주고. 다른 건요?

환자: 그게 다예요.

왜 환자에게 좋은 점을 열거하게 하는가? 왜 변화에 반대되는 것을 강조하는가? 환자가 변화하도록 확신을 갖게 하는 것이 아니지 않은가? 아니다. **의사는 환자가 변화의 어떤 단계인지 알아낼 수 있을 것이다.** 그러면 환자는 의사를 신뢰할 것이다.

의사: 흡연을 계속해야 하는 몇 가지 좋은 점이 있는 것 같군요.

환자: 음, 그래요. 하지만 아시다시피 저는 마약중독자가 아니에요. 저도 텔레비전을 봐요. 금연해야 할 이유가 많이 있다는 걸 알아요.

의사: 아, 그래요? 어떤 건데요?

환자: 제 건강을 위해서. 또 아이들을 위해서도요. 남편도 그렇고요. 제 상사는 담배를 피우려고 시간 낭비하는 것을 정말 싫어해요. 그리고 항상 이렇게 기침을 하는데 제 폐가 그렇게 좋지는 않을 거예요. 계단을 올라가면 숨이 차다니까요.

의사: 제가 올바르게 이해했다면, 환자분은 정말 딜레마에 빠져 있군요. 당신은 담배를 끊어야 하는 이유도 많고, 계속 피워야 하는 이유도 많아요. 정말 어려운 일이군요.

환자: 바로 그거예요, 선생님. 덫에 걸린 느낌이군요.

의사: 덫이라. 그래요, 어떤 기분인지 알겠어요.

의사가 환자의 전반적인 이야기를 들어주면, 환자는 어떤 단계에서 마음을 바꿀지 선택할 것이다. 이제 의사는 "네, 하지만" 같은 말을 환자에게 듣지 않게 될 것이다. 환자는 의사가 토론할 수 있는 이해득실 목록을 만들 것이고,

의사가 자신의 행동에 반대한다는 느낌 대신에 이 논쟁에 관해 함께 작업하고자 하는 의사의 요청에 귀를 기울일 수 있다. 정말로 의사가 환자와 함께함을 확인하기 위해 의사는 환자의 딜레마에 공감하면 된다.

의사: 그래서 환자분은 덫에 걸린 느낌이군요.

환자: 네!

의사: 바위 틈새에 낀 것 같은.

환자: 정확해요!

의사: 그래서 우왕좌왕하는군요.

환자: 네, 저는 심지어 3일 동안 끊기도 했었어요.

의사: 그러고는 다시 돌아갔군요.

환자: 네.

의사: 딜레마로군요.

너무 심한가? 환자가 계속 나아가기 전까지는 아니다. 환자는 의사에게 자신이 바닷가의 바위와 소용돌이 사이에 낀 것처럼 딜레마에 빠진 것이 참을 수 없다고 하면서 어떤 계획을 제안할 것이다. 그것은 의사의 부담을 덜어줄 것이며 본래 자신에게 있어야 하는 책임을 환자 스스로 지게 한다.

4. **환자의 결정 시점을 그래프로 그려라.** 켈러Keller와 켐프-화이트Kemp-White가 고안한 단계를 결정하는 유용한 방법은 "이러한 행동의 변화가 당신에게 중요하다는 것에 얼마나 수긍하십니까?" "당신은 이러한 변화를 이룰 수 있을 거라고 얼마나 확신하십니까?"라는 두 질문에 대한 답을 1에서 10까지 점수를 매겨 표시하는 것이다. 결과는 환자의 결정 시점을 나타낸 데카르트 좌표다. 환자가 두 질문의 어떤 단계에 있는지 알아야 의사는 치료 반응을 환자에 맞추어 만들 수 있다. 수긍하지 못하는 환자는 자료를 보여줄 필요가 있다.

수긍하지만 확신이 없는 환자는 변화를 위한 단순한 단계를 계획하는 도움이 필요할 수 있다.

의사: 혈당 조절이 안 되는군요. 혈당이 오늘은 350이었어요. 당화 혈색소 수치는 지난주에 14퍼센트였고. 그리고 환자분은 저에게 당 체크도 잘 하지 않는다고 했어요. 도대체 어떻게 된 거죠?

환자: 선생님이 맞아요. 저는 제 손가락을 찌르기 싫을 뿐이에요. 피를 보는 것도 싫어요. 그리고 혈당 체크기가 낡아서 제대로 작동하지 않는 것 같아요.

의사는 이 환자를 15년 동안 진료했다. 지적이고 논리정연하고 과학적으로 교육받은 45세 전문직인 환자는 10년 전 당뇨병을 스스로 진단했고 하루에 두 번 인슐린으로 치료하면서 당뇨 조절이 잘 되는 듯했다. 그러나 최근에는 뭔가 잘못되고 있다. 의사는 환자의 얘기를 듣고 스프링 장치로 손가락을 찌르는 바늘과 새로운 간단한 혈당 체크기가 환자의 문제를 해결해줄 것이라고 생각했다. 그러나 이 의사는 최근 환자와 행동 변화를 의논하는 데 수긍과 확신에 관한 두 가지 핵심 질문을 배웠다.

의사: 그냥 재미 삼아 환자분께 두 가지 질문을 해볼게요. 1점에서 10점까지 점수를 매긴다면 환자분이 생각하는 철저한 혈당 조절의 중요성은 몇 점이나 될까요?

환자: 약 2점이요. 전 결국 뭔가로 죽게 되겠지요. 그게 당뇨일 수도 있고. 하지만 전 제가 당뇨 때문에 해야 할 일이 많지 않을까 걱정돼요.

의사: 와! 놀라운데요. 그냥 재미로 하는 얘긴데, 환자분께서 수긍하신다면 혈당 조절을 할 수 있다고 얼마나 확신하시나요?

환자: 오, 그건 쉽죠. 그것은 단지 변명이었어요.

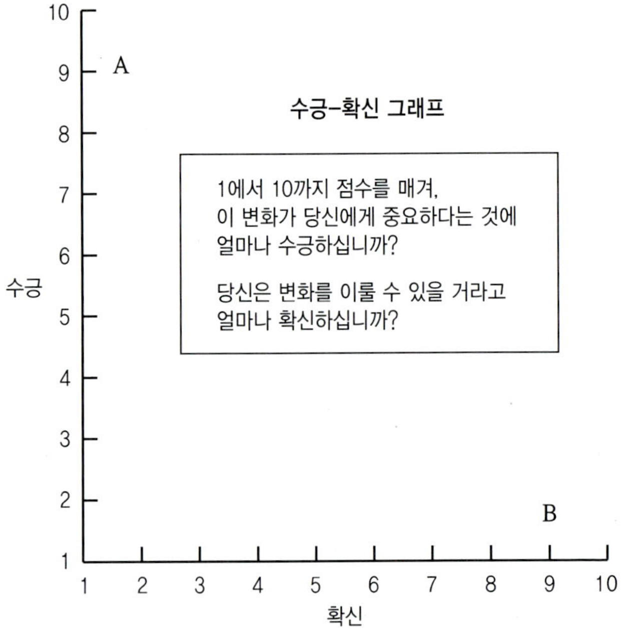

A. 의사의 의도적 예상. B. 환자의 실제 위치

의사는 놀랐다고 했다. 의사는 이 환자가 수긍하지만 확신이 없는 상태라고 예상했었다. 그러나 의사는 정반대임을 발견했다. 사소한 단계 대신에 의사는 몇 가지 의학 서적을 제공했다. 환자는 그 책을 읽고, 수긍할 수 있었으며, 혈당은 호전되었다.

5. **행동 변화를 위한 의사의 권고를 받아들이지 않는 환자를 계속 진료하면 의사의 생각, 의도, 대화를 차트에 문서로 남겨라.** 단계를 나누고 수긍-확신 그래프를 그리는 것은 이러한 문서 작성의 일부일 수 있다.

6. **환자가 한 번에 한 단계만 움직이게 하라.** 심사숙고 이전 단계의 환자가 문제에 대해 생각하게 하라. 양면성을 가진 심사숙고하는 환자가 어떤 계획을 세울 수 있게 하라.

7. **수긍을 잘 하게 하기 위해서 환자가 관심 있는 새로운 건강 정보를 받아들일지 환자에게 물어보라.** 환자의 상태에 따라 정보를 개별화하라. 환자의 진심 분류 체계를 명확히 하고 이러한 분류 체계를 환자에게 반영하라. 환자의 진심과 잘 맞지 않는 것 같은 행동을 물어보라.

8. **확신을 잘 하게 하기 위해 환자가 극복한 다른 도전을 상기시켜라. 큰 임무를 작고 실천할 수 있는 것으로 나누어라. 첫 번째 단계는 조기에 성공하기 쉽도록 만들어라.** 환자가 성공에 대하여 보람을 느끼게 하라. 사회적 원조, 가족, 친구 등을 동원하라.

자주하는 실수

1. 환자에게 가르치고, 논쟁하고, 충고하고, 심지어 역효과라는 증거에도 불구하고 환자를 위협해서 변화시키려 하는 것.
2. 기적을 기대하는 것. 급성심근경색이나 암 진단을 받은 사람을 제외하고 대부분의 환자들이 심사숙고 이전 단계에서 행동 단계로 점프할 것이라고 믿는 것.
3. 수긍-확신 그래프나 변화의 과정에서 환자가 어느 위치에 있는지 이해하지 못하는 것.

핵심 요점

상황이 환자에게 어떻게 보이는지 알아낸 다음 환자가 변화의 다음 단계로 이동하는 데 도움이 되는 입증된 방법을 사용하라.

SELECTED READINGS

Bandura A. Self-efficiency: toward a unifying theory of behavioral change. *Psychol Rev* 1977;84:191–215.

Keller VF, Kemp-White M. Choices and changes: a new model for influencing patient health behavior. *J Clin Outcomes Manag* 1997; 4:33–36.

Marlatt GA, Gordon JR. eds. *Relapse prevention: maintenance strategies in the treatment of addictive behaviors.* New York: Guilford Press, 1985.

Miller W. Motivational interviewing: research, practice and puzzles. *Addict Behav* 1996;21:838–842.

Miller WR, Rollnick S. *Motivational interviewing: preparing people to change addictive behavior.* New York: Guilford Press, 1991.

Prochaska JO, Norcross JC, Diclemente CC. *Changing for good: a revolutionary six-stage program for overcoming bad habits and moving your life positively forward.* New York: Avon Books, 1994.

Rollnick S, Mason P, Butler C. *Health behavior change: a guide for practitioners.* Edinburgh: Churchill-Livingstone, 2000.

Whitlock EP, Orleans CT, Pender N, et al. Evaluating primary care behavioral counseling interventions: an evidence-based approach. *Am J Prev Med* 2002;22:267–284.

3부

설명

환자 교육 11장

문제의 요지

의사는 끊임없이 설명하고 교육해야 한다. 의사는 '올바르게 이끌고 가르치는 사람'이어야 하며, 질병 예방, 건강 유지, 진단과 치료에 관해 환자를 가르쳐야 한다. 이를 위해 의사는 환자 교육에 체계적인 접근 방법을 사용해야 한다. 환자가 알고 있는 것을 찾아내고, 환자가 무엇을 알고 싶어하는지 질문하고, 환자가 이해할 수 있는 용어로 대화해야 한다.

면담의 중요 원칙

1. 의사가 환자를 존중함을 보여주는 동시에, 설명하기 전에 환자가 알고 있는 문제를 찾아냄으로써 환자를 교육하는 업무를 단순화하라. 의사가 환자 교육에 실패하는 이유는 환자가 알아야 할 것을 환자에게 알려주지 못해서가 아니라, 환자가 얼마나 이해하고 있는지를 몰라서 생기는 경우가 더 많다.

의사: 환자분, 심장발작을 설명하기 전에, 환자분이 알고 계신 것이 무엇인지 그리고 무엇이 걱정인지 제가 알 수 있게 도와주셨으면 합니다.

환자: 모르겠어요. 선생님이 전문가시잖아요.

의사: 물론이죠. 모두 설명드릴 겁니다. 하지만 환자분의 의견을 알면, 어디서부터 시작할지 제가 아는 데 도움이 될 거예요.

2. 건강에 관한 한 크든 작든 간에 어느 누구도 냉정하기 어렵다. 대부분의 환자에게 성공적으로 정보를 주기 위해서는 질병에 관한 정보를 환자 자신이 어떻게 느끼는지 이해해야 한다.

의사: 그래서, 환자분. 이 상황에서 무엇이 가장 걱정됩니까?

의사는 '공포' '근심' 같은 단어를 쓸 수 있지만 어떤 환자에게는 의미가 약한 '걱정'이라는 단어를 쓰는 것이 더욱 빠르고 즉각적인 대답을 얻을 수 있다. 일부 환자, 특히 남자 환자들은 공포를 인정하면 겁쟁이가 된다고 믿는다.

의사: 그래서요, 이 상황에서 가장 큰 공포는 무엇입니까?

환자: 저는 어떤 것도 두렵지 않아요, 선생님. 그러나 질문이 몇 가지 있습니다.

3. 의사의 의사소통 방법이 다양할수록 환자에게 성공적으로 설명할 가능성이 높아진다. 환자를 면담할 때 될 수 있는 대로 **전문적인 용어는 피하고 환자가 이해할 수 있는 비전문적인 용어를 사용하라. 그림을 그리고, 모형, 비디오테이프와 평판 좋은 웹사이트를 이용하라. 유인물과 설명서 등을 제공하라. 환자의 몸에서 핵심 부위를 지적하라.**

의사: 심장 근육에는 혈액을 공급하는 주동맥 세 개가 있습니다. 심장에 혈액이 충분히 공급되지 않으면 환자분이 경험했던 것 같은 통증이 생깁니다. 그러나 동맥 세 개의 중요성이 똑같지 않고, 또한 그 가지들의 중요성은 더 작습니다. 좋은 소식은 좌측 전방 하행 동맥은 좋아 보이네요. 나쁜 소식은 여기 이 작은 가지는 부분적으로 막힌 것 같습니다.

환자: 알겠습니다. 그래서 무엇을 해야 하나요?

물론 **의사는 환자에게 대수롭지 않게 말하는 것은 피해야 한다.** 의사는 지나치게 일반적인 비전문 용어를 사용하고 단순화하려고 할 수 있다. 그러한 최종적인 설명은 심장 전문의에게는 품위가 떨어질 정도로 간단할 수 있다. 그러나 의사는 앞서서 과도한 설명을 하지 않아도 된다.

의사: 환자분이 심장생리학에 대해 저보다 더 잘 안다고 해도 일반 환자인 것처럼 우선 이야기하겠습니다. 환자분의 상태에 대해 자신이 알고 있는 것과 알고 싶은 것을 찾으면서 시작했으면 합니다.

4. 환자의 가장 흔한 관심사를 알면 환자와의 면담을 더욱 효과적으로 할 수 있다. 대부분 환자들의 질문은 두 가지 범주에 든다. (a) **건강과 질병에 관한 정보,** (b) **의학적 치료 과정에 대한 관심이다.** 첫 번째 범주의 질문은 질병의 진단, 원인과 예후다. 두 번째 범주의 질문은 어떤 검사가 필요하고, 검사가 왜 필요한지, 검사 결과는 어떻게 예상하는지, 검사 시 발생할 수 있는 위험성은 무엇인지 등이다. 검사를 한다면 환자는 언제 어떻게 결과를 알게 될지 알고 싶어 한다. 환자들은 또한 검사 비용이 얼마나 드는지 알기를 원한다.

5. **양질의 의술을 행하는 것은 환자에게 정보를 알려주는 것을 의미한다.** 동의서와 관련된 규제법은 환자가 듣고 싶어하는 많은 것을 의사가 환자에게 설명해줄 것을 요구한다. 즉 무엇이 어떻게 되어 가는지, 무슨 일이 생길 가능성이 있는지, 의사가 무엇을 할 계획인지, 의사 행동의 가능한 결과가 무엇인지 등이다. 환자는 자주 일어나는 작은 위험과 훨씬 적게 발생하는 큰 위험에 관해 의사에게 듣기를 원한다. 또한 비용, 통증, 기간과 위험 등 그들이 치러야 할 대가에 대해 알고 싶어한다.

면담 과정

1. 대부분의 환자들이 원하는 대답과 의사와 의논하려는 정보가 있음을 깨닫고 교육자로서 목적을 가지고 의사 역할을 하라. **의사의 안건을 다루기 전에 환자의 의견은 어떤지, 질병의 원인을 환자는 무엇이라고 생각하는지, 이미 시도해 본 치료법이 무엇인지, 가장 걱정하는 것이 무엇인지를 물어보라.**

의사: 시작하기 전에 Hyperk-Schutterfield 증후군에 관해 알고 계신 것을 제가 알았으면 합니다. 환자분이 그 질병을 어떻게 이해하고 계신지, 그리고 가장 궁금하신 것을 저에게 말씀해주십시오.

2. **환자가 의사에게 알고 싶어하는 정보가 무엇인지 물어보라.**

3. 질병이나 상해에 관해 교육할 때 다음의 점검목록을 염두에 두라. 환자들이 가장 흔히 하는 질문은
   - **a.** 제가 어디가 나쁜가요?
   - **b.** 어떻게 제게 그런 일이 일어났나요?
   - **c.** 다음에 제게 무슨 일이 일어날까요?
   - **d.** 의사는 제게 무엇을 하려 하며, 왜 하려 하십니까?
   - **e.** 가능성 있는 결론은 무엇입니까?
   - **f.** 제가 무엇을 걱정해야 합니까? 부작용은 무엇입니까?
   - **g.** 검사하면 어떻게 언제쯤 결과를 알 수 있을까요?

4. **일단 의사가 설명하고 환자가 이해했다면, 정말 잘 이해했는지 알기 위해서 설명한 내용을 반복해보라고 환자에게 요청하라.** 이것을 확인하는 한 가지 방법은 가상적 경우를 제안해보는 것이다. "환자분이 집에 가시면 부인(또는 남편, 가족, 다른 중요한 사람)이 제가 설명한 것을 물어볼 텐데, 어떻게 얘기할지 저에게 해보세요." 또는 설명을 명확하게 하지 못하는 사람의 역할을 의사가 해볼 수 있다. "제가 하는 말의 뜻을 분명히 확실하게 하고 싶은데요. 제가 확실히 알 수 있게 환자분이 들은 것을 제게 말해주시겠습니까?" 이러한 것이 시간 낭비라고 생각할지 모르나, 환자가 질병에 관해 확실히 알게 함으로써 면담 내용을 전해들은 가족이 잘 이해하지 못하고 걱정이 된 나머지 한밤중에 전화하지 않게 해주기 때문에 결과적으로 시간을 절약하는 길이다.

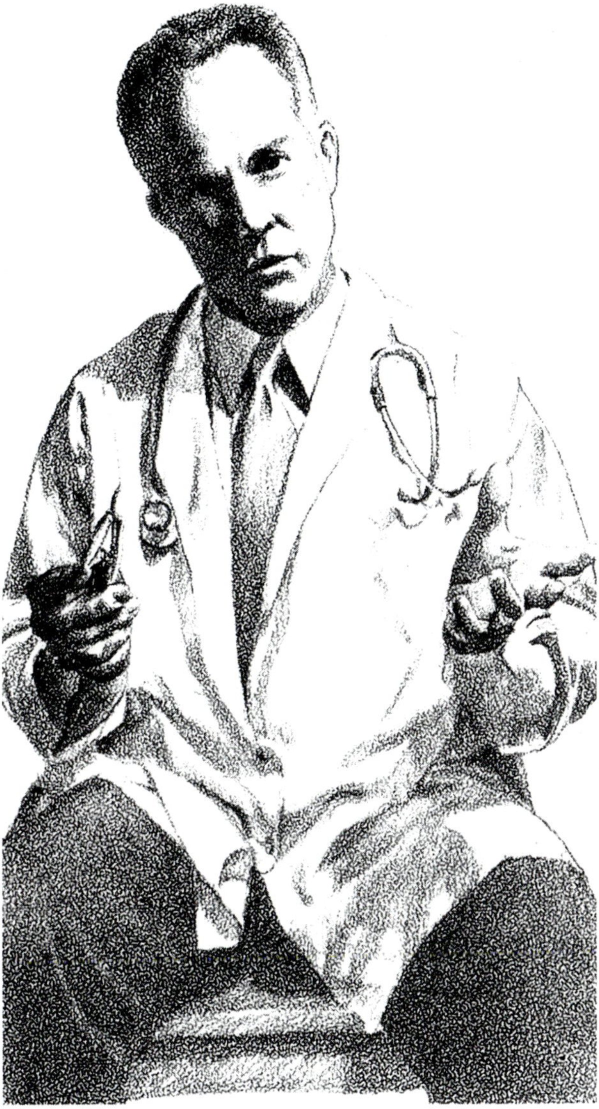

"다른 한편으로는"

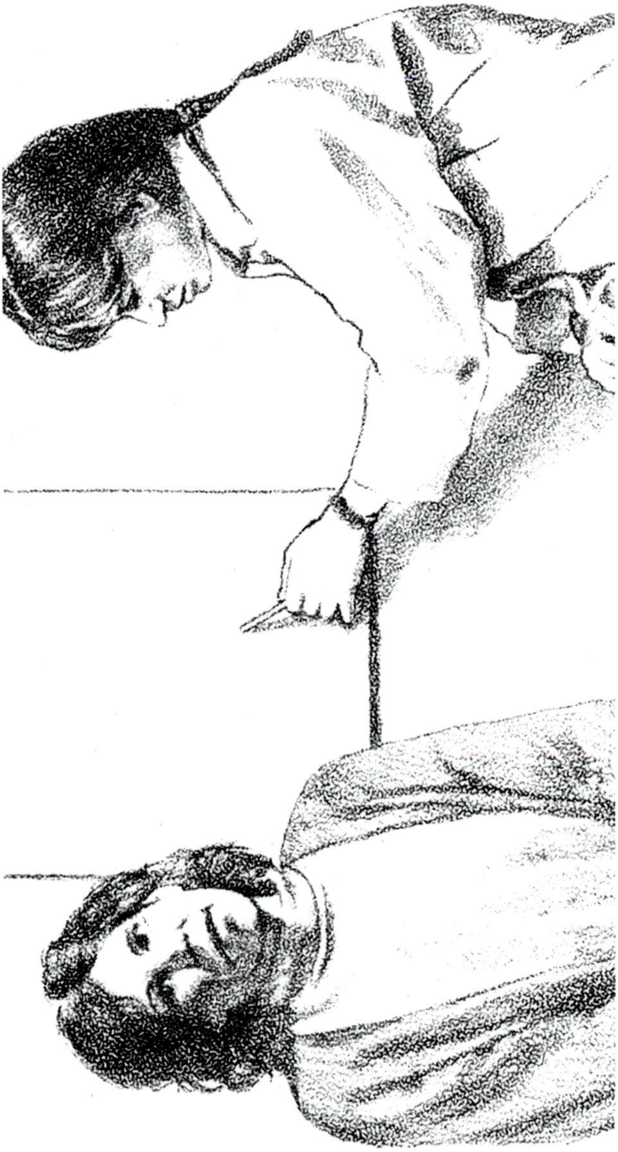

고도의 설명

요약하면, **교육적인 과정은 묻고**Ask**, 말하고**Tell**, 질문하는**Ask **것이다.** 환자가 알고 있는 것과 관심사를 물어보라. 의사가 생각하기에 환자의 예전 지식에 추가할 것을 말해줘라. 마지막으로, 환자가 의사 말을 이해했는지와 환자의 마음에 떠오르는 것을 다시 질문하라. 이러한 일련의 질문, 말하기, 질문은 '교육적 샌드위치'라고 하며 두터울수록 좋다.

자주하는 실수

1. 환자가 의학적인 용어와 내용을 당연히 알고 있으리라 가정하는 것.
2. 질병에 관해 환자가 어떤 생각과 근심을 갖고 있는지 알아내지 못하는 것.
3. 환자를 교육할 때 중요한 정보를 소홀히 하는 것.
4. 의사가 설명한 것을 차트에 기록하지 않는 것.

핵심 요점

의사가 생각하기에 환자가 알아야 하는 것을 설명하기 전에 환자가 알고 싶어 하는 것을 환자에게 얘기하라.

SELECTED READINGS

Bartlett EE, Grayson M, Barker R, et al. The effects of physician communication skills on patient satisfaction, recall and adherence. *J Chronic Dis* 1984;37:755–764.
Calkins DR, Davis RB, Reiley P, et al. Patient–physician communication at hospital discharge and patients' understanding of the post-discharge treatment plan. *Arch Intern Med* 1997;157:1026–1030.
Cassell E. Talking with patients. *The theory of doctor–patient communication,* vol. 1. Cambridge, MA: MIT Press, 1998.
Cohen JJ. Remembering the real questions. *Ann Intern Med* 1998;128: 563–566.
Falvo D, Tippy P. Communicating information to patients: patient satisfaction and adherence associated with resident skill *J Fam Pract* 1988;26:643–647.

Gordon GH, Duffy FD. Educating and enlisting patients. *J Clin Outcomes Manag* 1998;5:45–50.
Grueninger UJ, Duffy FD, Goldstein MG. Patient education in the medical encounter: how to facilitate learning, behavior change and coping. In: Lipkin M, Putnam SM, Lazare A, eds. *The medical interview: clinical care, education and research.* New York: Springer-Verlag, 1995:122–133.
Schillinger D, Piette J, Grumbach K, et al. Closing the loop: physician communication with diabetic patients who have low health literacy. *Arch Intern Med* 2003;163:83–90.
Waitzkin H. Doctor–patient communication. Clinical implications of social scientific research. *JAMA* 1984;252:2441–2446.

문제의 요지

대부분의 의사는 환자에게 나쁜 소식을 전달하는 것이 매우 어렵다고 여긴다. 경우에 따라 어떤 의사는 본인이 전달하기보다 제3자가 대신 전달하게 하기도 한다. 어떤 의사는 환자에게 나쁜 소식을 전한 다음 환자가 그것을 받아들이고, 적응하고, 감정을 표현하거나 질문하기도 전에 달아나버린다. 어떤 의사는 나쁜 소식을 전달하는 것이 다른 건강상의 문제를 논의할 때보다 더 큰 기술이 필요하다고 생각한다.

면담의 중요 원칙

1. 의사는 대부분 환자의 삶에 좋지 않은 일이 일어날 때 접촉하게 된다. **환자에게 좋지 않은 소식을 치료적이고 공감적인 자세로 전달하는 것도 의사의 역할이다**(3장).

2. **좋지 않은 소식을 의학적으로 전달할 수 없음은 의사 자신의 감정이 방해하기 때문일 수 있다.** 그러한 상황은 때에 따라서 의료인이라는 사실이 더욱 슬프게 하고, 화나게 하며, 불안을 느끼고, 의료인으로서의 능력까지 방해할 수 있다.

3. 나쁜 소식에 대한 환자의 반응이 이해되지 않을 수 있다. 예를 들어 어떤 환자는 심지어 진행된 암으로 진단되었는데 만성 증상의 원인이 결국 확인되었다는 것으로 안도하기도 한다. 또 어떤 환자는 심각한 진행성 상태가 약이나 수술보다는 생활방식의 변화로 가장 잘 치유된다는 것을 알고 실망하거나 화를 낸다. 버크만Buckman에 따르면 환자의 개인적 욕구나 기대와 상충되면

어떤 소식도 나쁜 소식이라고 한다. 환자가 나쁜 소식을 접할 때 의사는 도울 준비를 해야 한다.

4. 의사는 동료에게 나쁜 소식을 전하기도 하는데, 동료의 환자 가운데 한 명이 심각하게 아프거나 치료에 만족하지 않는다는 소식을 전해주어야 한다. 비슷한 원칙을 적용하라. 의사는 동료를 존경과 열정, 솔직함으로 대해야 한다.

면담 과정

1. 미리 준비하라. 환자와의 상호관계를 일일이 조절할 수는 없지만 면담 내용과 과정을 미리 준비하여 예행연습을 하면 어느 정도는 희망하는 결과를 얻을 수 있다. 이러한 과정은 면담에서 어떤 어조와 어휘를 사용할 것인지, 또는 환자가 어떤 질문과 반응을 보일 것인지 예측하는 데 도움을 준다.

2. 우선 자기 자신부터 시작하라. 의사 자신의 감정을 점검하고 환자에게 좋지 않은 소식을 전달하기 위해 정신적으로 준비하는 것은 면담의 중요한 단계다. 의사는 약물치료나 자가치료 실패에 특히 민감할 수 있으며, 도와달라고 의사를 찾는 사람에게 이를 설명해야 할 때 자괴감은 증폭된다. 의사가 환자를 인간적으로 좋아하는 경우에는 무기력과 슬픔을 느낀다. 이러한 감정을 피하고 싶은 마음은 정상적인 것이지만 의사가 실제로 그렇게 하면 의사로서의 권한을 포기하고 환자에게 해를 입히게 된다.

나쁜 소식을 전할 때 의사는 다른 감정을 갖기도 한다. 예를 들어 바이러스성 상기도 감염 환자가 항생제 처방을 계속 요구할 때 항생제는 효과가 없다고 말하는 것이 두려울 수 있다. 의사는 암을 설명할 때보다 상기도 감염을 설명하는 시간이 짧기를 원할 것이다. 그러나 의사는 환자와 면담하기 전에 환자가 성가시게 하는 것을 눈에 띄지 않게 벗어나야만 한다.

때로는 의사가 알려주어야 하는 나쁜 소식이 의사가 잘못한 것일 수 있다.

의사는 "제가 실수했습니다."라는 말을 전할 방법을 찾아야 한다. 예를 들어 의사가 비정상적인 팝 스미어Pap smear 결과를 빠뜨려 8개월 뒤에 알았다고 가정해보자. 환자의 이형성dysplasia 결과는 진행된 질병 상태 때문에 더욱 광범위한 수술이 필요할 수 있고, 완치를 위한 치료가 불가능할 수 있다. 이러한 경우 의사들 대부분은 죄의식, 무능함, 두려움을 느낀다. 의사는 환자의 분노, 보복 등 상상할 수 있는 것으로부터 보호받기 위한 여러 방법을 강구할 것이다. 죄의식, 당황스러움, 공포 등 복합적인 감정은 환자에게 의사가 솔직한 얘기를 하기 어렵게 만든다. 그러나 긍정적인 결과를 얻을 수 있는 기회를 갖기 위해서 의사는 그러한 감정을 인정하면서도 일단 한쪽으로 제쳐놓고, 환자의 필요에 집중해야 한다. (더 자세한 것은 47장 '예기치 못한 결과와 과실 드러내기' 참조)

자신의 감정적 반응을 정리하고, 그러한 감정을 인정하고, 의사가 누구를 위해 있는지에 초점을 맞추는 일은 시간이 조금 필요하다. 의사가 자신의 감정을 인정하고 존중할 때 스스로를 보호하려는 자연스러운 욕구에서 벗어날 수 있으며 치료에 매진할 수 있다. 나쁜 소식을 알리는 것은 결코 쉽지 않으나, 경험이 있고 숙련되면 의사는 상냥함과 냉정함 사이에서 균형을 이룰 수 있다. 환자는 나쁜 소식을 전하는 사람이 자신을 걱정해주는 것을 알고 고맙게 여기기도 하지만, 이것이 전달자를 지켜준다고 기대해서는 안 된다.

3. **전체적인 계획을 하라.** 의사도 사생활이 필요하다. 환자를 면담할 때 어떤 일로 부담되거나 환자 가족이 많이 온 경우에는, 혼자서 만나기보다 동료 의사와 함께 면담하는 것도 한 방법이다. 동료 의사가 동참하면 어려울 때 도움이 될 수 있고, 면담 도중 당신의 판단이 옳은지 판단해주며, 환자와의 대화를 어떻게 이끄는 게 좋은지 판단하는 관찰자 구실을 해줄 수 있다.

이 대면을 의학적 단계의 하나라고 생각하고, 다른 중요한 단계를 위해 시간 간격을 둔다. 환자가 조용히 앉아서 이해하고 질문할 시간이 필요하다.

4. **환자를 준비시키기 위해 경고를 하라.** 약속을 잡을 때 환자와 가족에게 닥칠지 모를 좋지 않은 소식에 대비할 수 있는 힌트를 주라. 환자의 증상이 확신할 수는 없지만 암 같은 심각한 병으로 의심되면, 암을 포함한 다른 질병의 가능성을 이야기하면서 어떤 질병인지 가늠하기 위해 좀더 검사를 해봐야 할 것이라고 하면 된다. 이러한 가능성 언급은 결과가 최악일지라도 환자와의 심도 깊은 대화를 유도할 수 있다.

   환자가 물어볼 때 "문제점이 발견되었습니다. 이 문제에 관해 얘기를 좀 나눠야 할 것 같습니다." 같은 말로 대화를 시작할 필요가 있다. 이런 말은 자세한 상황을 알고자 하거나 단순히 윤곽만을 알고자 하는 환자 모두에게 사용할 수 있으며 그 뒤 "어떻게 할까요?"라고 묻는다. 환자는 자신의 복잡한 건강 문제를 이야기할 때 다른 보호자가 있는 것을 편히 여기므로, 환자에게 가족(배우자, 자녀, 부모, 친구 등)이 함께 있기를 원하는지 물어보라.

5. **환자가 무엇을 알고 있는지, 환자가 생각하는 바가 실제로 일어났는지, 환자의 관심과 공포가 무엇인지 알아내는 것으로 시작하라.** 나쁜 소식을 환자에게 직설적으로 전달할 수도 있지만, 환자가 답변을 기다리는 어떤 결과를 갖고 있지 않다면 환자의 얘기를 들어주는 것으로 시작하는 것이 더 낫다.

의사: 시작하기 전에 [실제로는 이것이 시작이다] 지금 앓고 계신 병에 관해 알고 계신 것과 의견이 어떤지를 묻고 싶은데요.

환자: 전 몰라요. 모르니까 왔지요, 선생님.

대부분의 환자는 자신의 생각, 걱정, 기대를 기꺼이 의사에게 이야기할 것이다. 일부에서는 약간의 격려가 필요하다.

의사: 네. 하지만 무슨 일이 일어나고 있는지 생각해본 적은 있으시죠?

환자: 감염되었다고 걱정했었어요.

병에 관련된 소식을 효과적으로 전달하기 위해 의사는 환자가 질병을 어느 정도 추측하고 있는지 이해해야 한다.

어떤 사회에서도 회복을 기대하며 의사를 찾아오는 대부분의 환자는 설명 방식(예를 들면 진단, 원인, 가능한 치료법 등 다양한 의견)을 가지고 온다. 의사는 질문을 통해 환자의 의견을 알아낼 수 있으며, 질문에 실패하면 환자와의 심도 깊은 추가 대화에 불리하다. 아주 드물게 환자들은 자기 의견이 가장 그럴듯한 설명으로 생각되지 않느냐고 묻기도 한다.

환자가 많은 자세한 정보나 중대한 상황파악을 바라는 사람이라면 의사 또한 환자가 가장 대답을 듣기 원하는 질문이 무엇인지 물어볼 수 있다. 의사는 환자 자신의 의학적 상황을 본인 또는 가족과 의논하는 것을 좋아하는지, 환자와 함께라면 면담할 때 본인 이외의 누구를 참여시키기를 원하는지 물어볼 수 있다.

그러면 의사는 설명할 준비가 된 것이다. 면담에는 간단한 문장과 환자에게 맞춘 어휘를 사용해야 한다. 환자는 너무 많은 논쟁은 혼란스럽지만 의사가 간결하게 하고 관심을 기울이게 할 수 있다고 말한다. 의사의 말을 환자가 이해할 수 있도록 시간적 여유를 주어라.

의사: 환자분, 상황이 그보다 더 안 좋아요. 이제 걱정했던 폐 병변은 감염이 아니라 정말로 암인 것을 알았어요.

(잠깐 멈춤)

의사: 환자분께 이런 소식을 전해드리게 되어 유감입니다. 그저 흉터나 염증이기를 바랐는데요.

환자: 암이라고 하셨어요?

의사: 네, 그래요.

환자: 이젠 끝이란 말이네요?

의사: 그렇게 들리세요? 모두 끝났다고 생각하세요?

환자: 암이란 다 그렇잖아요.

의사: 꼭 그렇진 않아요. 암이 어떤 병이라고 생각하세요? 사람들은 저마다 다르게 생각하게 마련이거든요.

환자에게 질병 정보를 알려주는 동안 심지어 나쁜 소식을 전하는 도중일지라도 의사는 환자의 참모습을 깨닫게 된다. 나쁜 소식에 대한 환자의 반응은 분노, 공포, 부인, 또는 이들의 복합적 감정일 수 있다. **의사로서 당신의 임무는 상담하는 동안 환자가 질문을 마칠 때까지 반복해서 말할 준비를 하면서 환자의 반응을 경청하고, 그의 곁에 있어주며, 환자에게 질병의 진단이 어떻게 들리며 어떻게 느끼는지를 환자에게 표현하는 것이다.**

6. **반복해 말할 계획을 세워라.** 의사에게서 나쁜 소식을 처음 들은 환자와 가족은 충격 때문에 잘 알아듣지 못함을 기억하라. 의사가 "암입니다." "치매입니다." 같은 중대한 사실을 전하면 환자가 더는 아무것도 듣지 못할 것임을 짐작할 수 있다. 나쁜 소식을 들으면 일반적으로 순간적인 정신장애를 일으킨다. 청취자가 더 많은 나쁜 소식을 들으면 의사는 설명을 반복해야 할 것이다. 면담 후에는 전화 통화를 준비하라.

나쁜 소식을 전하는 것은 한 가지 사건이 아니라 진행되는 대화다. 발견한 것이 무엇을 의미하는지 다음에는 어떻게 될 것인지 의논할 더 많은 기회가 있을 것이다. 환자가 나쁜 소식에 대해 생각하고 다른 것을 말하기 시작할 때 질문을 더 많이 할 것이다.

의사가 처음에 말한 것을 환자가 기억하고 있다고 거의 기대할 수 없으므로 의사가 말해주고, 나쁜 소식을 알려주고, 모든 것을 설명한 것 등 의사가 얘기한 것을 생각한 뒤에 환자가 들은 바를 다시 한 번 이야기하게 요청하는 것이 도움이 된다. 의사는 이처럼 복잡한 주제를 말할 때 의사의 설명이 분명하지 않음을 발견할 수 있다. 의사가 분명히 말했음을 확실히 하기 위해 환자가 들은 것을 의사에게 말해보게 할 수 있다.

환자에게 추가적인 수단 제공을 고려하라. 이는 서면으로 된 것, 여러 기관에서 발행한 안내책자, 이전 방문의 음성기록, 다른 환자 집단이나 때로는 같은 질병 경험을 기꺼이 나누고자 하는 다른 환자에게 의뢰하는 것 등일 수 있다.

나쁜 소식 전하기는 반복적인 과정이다. 환자가 어떤 상황에 있는지를 찾아내고, 조금 알려주고, 잠시 기다린 다음에 환자의 반응을 듣고, 다시 기다린 다음 또다시 처음부터 시작이다. 이 과정이 얼마나 많이 반복되어야 하는가? 많아도 해야 한다.

의사는 환자가 알리고 싶어하는 사람, 환자를 도와줄 수 있는 사람, 다음 번 설명에 참여하기를 원하는 사람을 물어볼 수 있다.

7. **환자의 반응에서 무엇을 놓쳤는지 찾아 물어보라.** 환자가 질문이 많으면 "환자분은 이것을 나중에 말할 수 있을 거예요."라고 할 수 있다. 환자가 만감이 든다면 "환자분은 저에게 나중에 물어볼 게 있을 거예요."라고 할 수 있다.

좋지 않은 소식을 접한 어떤 환자는 심한 우울증에 빠지거나 심지어 자살할 수도 있다. 의사는 환자의 그런 반응이 가능하며 그런 상황에서도 환자를 도울 수 있음을 환자가 알게 할 수 있다. "우리는 그러한 문제를 상의할 수 있습니다."라는 말은 희망을 준다.

유머와 희망은 공존한다. 유머는 최악의 상황에서도 환자에게 좋은 기분이 솟게 할 수 있다. 환자는 자기 방어 수단으로 유머를 이용할 수 있다. 의사는 환자의 노력을 가상히 여길 것이나 의사가 환자의 유머에 시시덕거리는 것은 바람직하지 않다. 환자들은 그렇든 그렇지 않든 의사가 질병에 대해 심각한 자세로 임하기를 기대한다.

8. **나쁜 소식을 전하기 전에 단기 계획을 세워라.** 그 밖에 누가 알아야 하나? 환자가 그들에게 말하는 것을 거드는 것을 좋아할까? 다음에 어떤 검사나 협진 의뢰를 해야 하나? 환자가 "제가 죽게 될까요?"라고 물을 것이다. 그러면 "이 병이 환자분의 생명을 단축시키는지 물어보시는 건가요? 네, 아마 그럴 겁니다."라고 대답할 수 있다. 환자는 얼마나 오래 살지 알고 싶을 것이다. 그것은 치료 반응이 어떤지에 달렸다. 의사는 환자에게 광범위한 대답을 할 수 있지만 환자 개개인의 정확한 잔여 생존 기간은 알려줄 수 없다.

9. **천천히 하라.** 나쁜 소식을 전하는 과정의 일환으로 희망을 주는 가장 중요한 기술의 기본은 시간을 두고 천천히 하는 것이다. 나쁜 소식이 처음부터 스며나오게 하라. 환자가 극심한 공포와 깊은 상실감과 슬픔을 의사에게 말하게 하라. 그러나 의사와 환자 모두 나쁜 소식을 완전히 수긍할 때까지는 환자에게 섣불리 희망을 심어주려는 노력은 하지 말아야 한다. 성급하게 희망을 불어넣는 것은 환자의 감정을 극소화하면서 그릇된 희망만 부각하기 때문이다.

의사: 간략히 말씀드리면 암입니다.

환자: 세상에, 이럴 수가!

의사: 하지만 이런 암에 아주 효과적인 항암약물치료 방법이 있습니다.

환자: 세상에, 왜 하필 나야!

환자에게 진단을 알려주었으나 환자와의 대화는 비효과적이다. 나쁜 소식을 접한 환자를 안심시키는 것은 환자의 당연한 충격과 공포를 경감시킨다. 확신은 잘못된 의미를 전달한다. "상황이 당신이 말한 것처럼 그렇게 나쁘지는 않아요." 이러한 말은 환자를 더욱 당황하게 한다. 그럴 듯하게 들리는 것을 피하기 위해 환자가 의사의 말을 들을 수 있을 때까지 확신하는 말을 연기하고, 의사가 전달할 수 있다고 확신하는 것만 약속하라. **확신이 희망을 심어주면 변화를 기다려야 한다.**

10. 나쁜 소식에 직면할 때 희소식을 구별하라. 환자에게 좋은 소식을 전달하는 데는 문제될 것이 없을까? 의사가 질병의 원인을 찾으려고 노력했는데 아무런 이상을 발견하지 못했을 때 "검사 결과 이상을 찾는 데 실패했습니다."보다는 "좋은 소식이 있습니다. 아무런 심각한 문제점을 발견하지 못했는데요."라고 하는 것이 훨씬 듣기 좋을 것이다. 필자 가운데 한 의사는 응급실에서 신경외과 레지던트가 어린 아들의 뇌 컴퓨터 단층촬영에서 이상을 발견하지 못했다는 사실을 부모에게 전하는 것을 들은 것을 회상한다. "우리는 아무런 이상을 발견하지 못했습니다. 단층촬영 결과는 음성입니다."라고 하는 것은 고통스런 부모에게 절망을 주어 더욱 괴롭히는 것이다. 진단적 문제를 해결하지 못할지라도 의사는 어떤 것이 희소식인지 인식할 수 있어야 한다.

그 응급실 의사는 희소식이 있다고 부모에게 말한 다음, 아직 아이의 문제를 정확히 설명할 수는 없지만 확실히 뇌종양은 아님을 부모에게 전할 수 있었다.

그 가능성을 걱정했다면, 뇌종양이 아니라는 말에 기분이 나아지지 않았을까?

마지못한 어투로 희소식을 전하는 것은 환자에게 정보를 전달할 때, 특히 음성으로 판명된 테스트 결과를 환자에게 알릴 때 가장 빈번히 일어난다. 문제점을 찾기 위한 부단한 노력에도 불구하고 확실한 진단을 내리지 못한 것이 의사에게는 나쁜 소식일 수 있지만 환자에게는 희소식일 수 있음을 기억해야 한다.

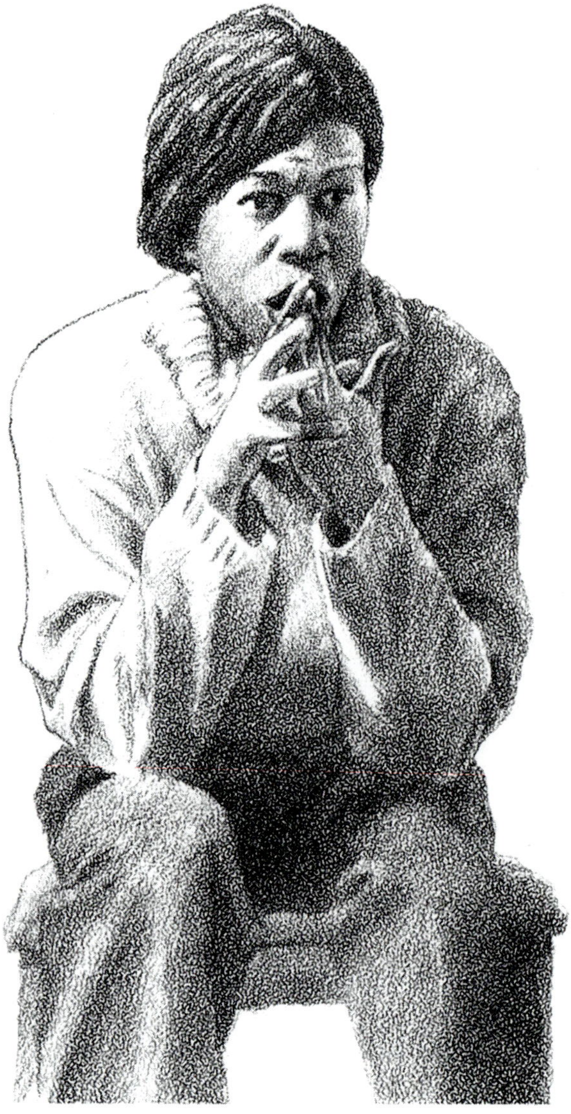

공포

자주하는 실수

1. 의사가 나쁜 소식을 전할 대화를 미리 준비하지 않는 것.
2. 의사의 감정이 환자와의 상호관계에 어떤 영향을 미치는지 확인하고 이해하지 못하는 것.
3. 의사의 일정에 약속도 없이 불쑥 찾아온 환자를 성급하게 대해서 나중에 환자의 가족이 전화하여 더 많은 질문을 하게 만드는 것.
4. 환자 자신의 관심과 의견을 표현하도록 환자에게 요청하지 못하는 것.
5. 의사와의 첫 충격적인 대화에서 얻은 정보를 환자가 거의 보유하지 못한다는 사실을 알지 못하는 것.

핵심 요점

나쁜 소식을 전할 때는 간결하고 주의 깊도록 노력하라.

SELECTED READINGS

Ambuel B, Mazzone MF. Breaking bad news and discussing death. *Primary Care* 2001;28:249–267.

Back AL, Arnold RM, Quill TE. Hope for the best and prepare for the worst. *Ann Intern Med* 2003;138:439–443.

Back AL, Curtis JR. Communicating bad news. *West J Med* 2002;176:177–180.

Baile WF, Buckman R, Lenzi R, et al. SPIKES—a six-step protocol for delivering bad news: application to the patient with cancer. *Oncologist* 2000;5:302–311.

Brewin TB. Three ways of giving bad news. *Lancet* 1991;337:1207–1212.

Buckman R. *How to break bad news: a guide for health care professionals.* Baltimore: Johns Hopkins University Press, 1992:65–97.

Buckman R. SPIKES makes breaking bad news easier. Chapter 5, Conversations in care. http://www.conversationsincare.com/web_book.

Dunn SM, Patterson PU, Butow PN, et al. Cancer by another name: a randomized trial of the effects of euphemism and uncertainty in communicating with cancer patients. *J Clin Oncol* 1993;11:989–996.

Farber NJ, Urber SY, Collier VU, et al. The good news about giving bad news to patients. *J Gen Intern Med* 2002;17:914–922.

Maynard DW. *Bad news, good news: conversational order in everyday talk and clinical settings.* Chicago: University of Chicago Press, 2003.

Novack DH, Suchman AL, Clark W, et al. Calibrating the physician: personal awareness and effective patient care. *JAMA* 1997;278: 502–509.

Placek JT, Eberhardt TL. Breaking bad news: a review of the literature. *JAMA* 1996:276:496–502.

Quill TE, Townsend P. Bad news: delivery, dialogue, dilemmas. *Arch Intern Med* 1991;151:463–468.

Reiser SJ. Words as scalpels: transmitting evidence in the clinical dialogue. *Ann Intern Med* 1980:92:837–842.

Vande Kieft GK. Breaking bad news. *Am Fam Physician* 2001;64: 1975–1978.

Vegni E, Zannini L, Visioli S, et al. Giving bad news: a general practitioner's narrative perspective. *Support Care Cancer* 2001;9:390–396.

Wu AW, Cavanaugh TA, McPhee SJ, et al. To tell the truth: ethical and practical issues in disclosing medical mistakes to patients. *J Gen Intern Med* 1997;12:770–775.

비통한 가족 위로하기: 유가족과 대화하기

13장

문제의 요지

사랑하는 사람을 갑자기 잃은 유가족과의 대화는 의사에게 가장 어려운 형태의 대화일 것이다. 의사는 환자의 죽음에 어떻게 반응하고, 가족의 사별 과정과 결과에 영향을 줄 수 있는 나쁜 소식을 전하는 특별한 경우에 어떻게 대화해야 하는가? 이러한 경우의 환자나 가족을 만나본 적이 없는 전공의와 의료인에게는 특별한 도전이다.

면담의 중요 원칙

1. **가능하면 의사 본인이 소식을 전하라.** 이것이 어려우면 때로는 전화로 전하기도 한다. 어떤 경우라도 가족은 누구와 대화하는지, 환자의 진료를 담당한 의사의 역할이 무엇인지 당연히 알아야 한다.

2. 의사는 기본적인 실습을 관찰하고 싶겠지만, **모든 유가족에게 적용되는 특정한 접근 방법이 있는 것은 아님을 기억하라.** 어떤 집안에는 의사에게는 매우 생소한, 죽음과 시신에 관한 문화적인 예법과 믿음이 있을 것이다. 법과 병원 규칙이 허용하는 한 고인을 위해 하고 싶은 계획을 할 수 있도록 허용하는 것이 중요하다. 의사는 가족에게 종교적 전통, 또는 지역사회에서 부르고 싶은 사람이 있는지 물어볼 수 있다.

3. 뜻을 알 수 없는 의학 용어를 사용하기보다는 흔히 이야기할 때 쓰는 언어를 사용하라.

의사: 환자의 혈액이 매우 부족했습니다. 우리가 환자를 인수했을 때 환자의 심근과 뇌가 오랫동안 무산소 상태였기 때문에 소생술은 성공하지 못했습니다. 수액 보충과 약물, G-suit도 시도했지만 소용없었습니다.

비통한 엄마: 제 아이가 죽었다는 걸 믿을 수 없습니다. 안 돼요, 겨우 한 시간 전에 집을 나갔단 말이에요.

4. 흔히 보이는 반응과 관심에 대비하라. 일반적으로 보이는 반응은 "저나 다른 누군가가 막을 수 있는 일이었을지도 몰라요." "그때 그 사람 혼자였나요? 많이 아파했나요? 고통스러워했나요?" 등이다.

감정적 반응은 '충격', 멍한 상태에서부터 절망, 통곡, 분노 등 다양하다. 유가족은 자신들의 감정 상태를 전달자인 의사에게 전가하기도 한다.

5. 형편에 따라서는 1~2주 후에 가족이 어떻게 지내는지 의사나 간호사가 개인적으로 짧은 글을 쓴 카드나 전화를 통해 관심을 보이도록 노력하라.

면담 과정

1. 나쁜 소식을 전할 때는 미리 준비하라. 의사의 감정을 먼저 추스른 다음 무엇을 어떻게 말할지 생각하라. 안정적인 분위기를 찾고자 노력해야 하며, 가족의 말을 들어주는 청취자가 되어야 하고, 가족과 얼마간의 시간을 보내겠다는 각오를 해야 한다.

2. 나쁜 소식을 가져왔다고 가볍게 경고하는 말로 대화를 시작하라.

전화로 알려야 하는 상황이면 우선 그들이 사랑하는 사람에게 심각한 일이 있다고 말하고 병원으로 오라고 하라. 의사는 그들을 모시러 가기 위해 다른 사람을 보낼 것을 제안할 수도 있다. 그들이 "그가 죽었나요?" 하고 물으면 진실하게 대답해야 한다.

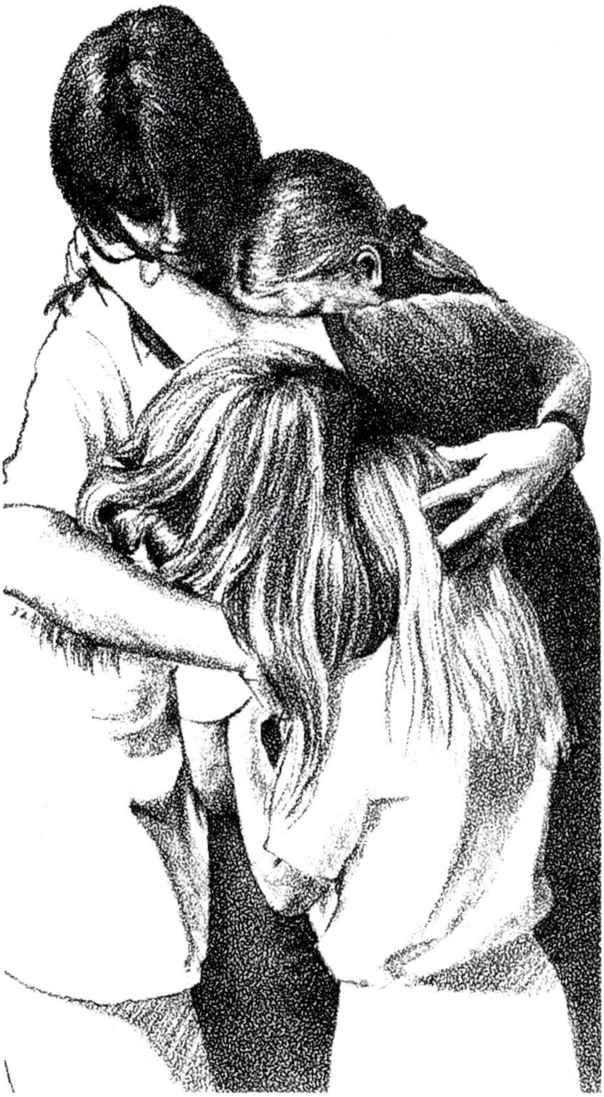

슬픔

3. **누가 누구인지 파악하라.** 방 안에 있는 사람과 죽은 이의 관계를 추측해보라. 주위를 방해받지 않고 편안하게 할 것을 명심해라. 자신뿐 아니라 동료가 누구인지 소개하라.

4. **나쁜 소식이 있다고 말하라.** 나쁜 소식을 전달한 뒤에 상대방이 의식적·감정적으로 반응할 수 있도록 대화를 잠시 중단하라. 반응이 없으면 표현하도록 허락할 수 있다. 슬픔은 감정 상태의 표출을 포함하기 때문에 가족의 눈물과 통곡, 또는 의사에게는 익숙하지 않은 더욱 심한 표현을 볼 수 있다. 의사의 임무는 단순히 자리를 지키며 가만히 앉아서 어떤 것도 고치려 하지 않는 것이다. 신체적, 의식적, 감정적으로 비탄에 젖은 사람들과 함께 있는 것 또한 의사의 임무이므로 **그 상황에서 벗어나 도망치려 하지 마라.**

5. **경우에 따라서 가족이 사망한 환자와 홀로 더 많은 시간을 보내기를 원할 수 있는데, 가능한 한 그들의 요구를 들어줘라.** 대부분의 경우 카테터, 정맥 줄, 모니터의 선, 다른 관들을 제거할 수 있다. 환자가 임종하면서 대·소변을 보았다면 닦아주도록 한다. 이런 작업이 끝나고 피 묻고 더러워진 내의를 제거하고, 가족이 시신을 볼 수 있게 한다. 연민의 감정으로 가족에게 필요한 것이 무엇인지 물어보라. 가족은 안고, 만지고, 입 맞추거나 시신을 씻기려 할 수도 있다. 그렇게 하는 것이 애도 절차에 도움이 되므로 불건전한 것처럼 방해하거나 해산시키려 하지 말아야 한다. 더욱이 가족 나름의 전통적, 문화적, 종교적 절차가 있을 수 있다.

6. 가족이 경험하는 것을 상상해보라. 의사는 그런 상실을 경험한 적이 없으므로 그들이 어떻게 느낄지 상상해보라.

의사: 전 아직 이런 힘든 일을 경험한 적은 없지만, 이것이 당신이 겪은 일 가운데 최악의 상황일 거라고 상상할 수 있어요.

엄마: 선생님은 몰라요, 모르신다고요.

의사: 그래요. 당신은 이런 힘든 일이 생길 거라고 상상도 못하셨겠죠.

엄마: 믿을 수가 없어요. 오늘 아침 파이를 만들어달라던 모습이 아직도 생생합니다. 그 아이가 죽었다는 걸 믿을 수 없어요.

의사: 알아요, 믿을 수 없으시죠. 정말 엄청난 충격이시겠죠. (잠깐 멈춤) 오늘 밤에 같이 지내실 분이 계신가요? 혼자 집까지 운전하시기 힘드실 텐데, 누군가를 불러드릴까요?

7. 환자가 사망하기 전에 접촉이 없었다면 **환자가 누군지, 어떤 부류의 사람이었는지, 환자의 관심거리가 무엇이었는지, 개인적 특징은 어떠했는지 파악하라.**

의사: 이 일이 있기 전까지 저는 그 사람을 몰랐습니다. 그녀가 누구며, 어떤 사람이었는지 제게 조금이라도 말씀해주실 수 있으세요?

슬픔에 빠진 가족은 일반적으로 사망한 사람을 기억하고, 개인적 특징, 목소리, 생각, 말투와 행동을 하나하나 떠올리기 위해 이렇게 하는 것을 원할 것이다. 의사가 환자에 대해 묻는 것이 가족에게는 치료가 된다.

8. 시신 해부 요청이나 장기 기증을 논하는 대화는 부드럽게 해라. 어떤 기관은 자체적으로 적합성을 조사하고 장기 기증에 관해 물어보기도 하지만, 다른 병원은 의사가 시신 해부와 장기 기증에 관해 물어보기를 기대하기도 한다. 그렇다면 환자가 장기 기증에 적당한지(패혈증이나 전이 암 같은 금기가 있는지)를 확실히 한 다음 해부학적 증여 같은 장기 기증을 질문하라.

의사: 지금이 얼마나 힘든 시기인지 압니다. 어떤 분은 다른 환자를 도우려 장기를 기증하는 데서 편안함을 찾아요. 죽음의 비극에서 벗어나는 한 가지 방법이죠. 돌아가신 분께서 그에 관해 말씀하신 적이 있었나요?

9. 가족에게 애도의 정상적인 특징을 설명하라. 그들에게 목에 덩어리가 있는 것 같고, 숨이 차고, 복통, 불면과 식욕 부진 같은 신체적 증상처럼 충격이나 방향 감각 상실, 시간 감각 변화, 사랑하는 사람이 살아 있는 느낌이 있을 수 있다고 말해주어라. 그런 증상은 몇 달 동안 지속될 수 있다. 어떤 사람은 끔찍한 소식을 접하고 자살할 위험도 있다. 그들에게 도움을 주어라.

자주하는 실수

1. 죽음을 다루는 유족의 관습에 관해 알려고 하지 않는 것.
2. 의사가 '더는 해줄 것이 없다'고 생각하여, 스스로를 의식적·감정적으로 즉시 응할 수 있는 상태로 만들려 하기보다 슬픔에 빠진 유족을 포기하는 것.
3. 진심에서 우러나는 단순한 말과 대조적인, 동료와 환자에 대해 의논할 때 사용하는 생의학적 설명이나 기술적인 이야기로 고통스런 감정을 드러나지 못하는 것.
4. 의사가 아직 정리되지 않은 감정으로 유족과 만나서 자신도 거의 예상하지 못한 감정에 압도당하는 것.
5. 환자의 죽음을 장기 기증이나 부검을 받을 수 있는 작은 불운 정도로 여기는 태도를 보이면서, 유족이 환자의 죽음을 받아들이고 애도할 수 있는 시간적인 여유도 주지 않은 채 그러한 것들을 허락받으려고 급히 서두르는 것.

핵심 요점

연민의 감정과 정보를 가지고 슬픔에 빠진 유족을 보살펴라. 극심한 상실감에 시달리는 유족은 의사의 솜씨, 기술, 후속 조치를 받아야 하는 당신의 환자다.

SELECTED READINGS

Ahrens WR, Hart RG. Emergency physicians' experience with pediatric death. *Am J Emerg Med* 1997;15:642–643.

Bedell SE, Cadenhead K, Graboys TB. The doctor's letter of condolence. *N Engl J Med* 2001;344:1162–1164.

Ellis Fletcher SN. Cultural implications in the management of grief and loss. *J Cult Divers* 2002;9:86–90.

Harper MB, Wisian NB. Care of bereaved parents. A study of patient satisfaction. *J Reprod Med* 1994;39:80–86.

Hughes P, Riches S. Psychological aspects of perinatal loss. *Curr Opin Obstet Gynecol* 2003;15:107–111.

Iverson KV. *Grave words: notifying survivors about sudden unexpected deaths.* Tucson, AZ: Galen Press, 1999.

Lazare A. Bereavement. In: Lipkin M, Putnam SM, Lazare A, eds. *The medical interview: clinical care, education and research.* New York: Springer-Verlag, 1995:324–330.

Lindeman E. Symptomatology and management of acute grief. *Am J Psychiatry* 1994;151(Suppl):155–160.

Meier DE, Back AL, Morrison RX. The inner life of physicians and care of the seriously ill. *JAMA* 2001;286:3007–3014.

Middleton W, Raphael B. Bereavement; the state of the art and the state of the science. *Psychiatr Clin North Am* 1987;10:329–343.

Olsen JC, Buenefe ML, Falco WD. Death in the emergency department. *Ann Emerg Med* 1998;31:758–765.

Quill TE. *A midwife through the dying process: stories of healing and hard choices at the end of life.* Baltimore: Johns Hopkins University Press, 1996.

Redinbaugh EM, Sullivan AM, Block SD, et al. Doctors' emotional reactions to recent death of a patient: cross sectional study of hospital doctors. *BMJ* 2003;327:185.

Tolle SW, Elliot DL, Girard DE. How to manage patient death and care for the bereaved. *Postgrad Med* 1985;78:87–89, 92–95.

14장 공동 의사결정과 정보제공동의서

"처방을 쓰기는 쉽지만, 사람을 이해시키기는 어렵다."
—프란츠 카프카Franz Kafka

문제의 요지

의사는 질병을 진단하고 치료하는 특별한 지식과 기술, 찾아낸 것들에 대해 대화하는 특수 언어를 가지고 있다. 환자는 자신의 신체와 세상에 대한 견해, 가치관, 인생의 목표에 대해 개인적인 지식을 가지고 있다. 환자는 자율성과 스스로 결정할 법적·윤리적 권리가 있으나, 자신들의 권리를 잘 모르거나 의학적인 의사결정에 어느 정도 참여해야 하는지 확신이 없을 수 있다. 그러나 검사, 치료, 절차를 지시할 때 의사는 이들 절차를 위해 환자의 정보제공동의서를 챙길 윤리적·법적 의무가 있으며, 좋든 싫든 의사와 환자는 치료에 협력할 의무가 있다.

경험적 증거에 따르면 공동으로 의사결정을 하는 것이 건강을 증진시킨다. 이러한 예에서 의사와 환자는 의사결정에 정보, 의견, 권한과 영향을 공유하지만, 그들이 공유하는 것은 동일하지 않다. 대부분의 의료 환경에서 결정은 여전히 의사 중심이다. 공동 의사결정을 하려면 **임상의사는 생물학적 사실과 가능성을 알아야 하고, 환자의 의견과 감정과 진심을 이끌어내고 이해해야 하며, 환자가 의사결정 과정에 얼마나 참여하기를 원하는지 알아내야 하고, 의사결정에서 환자에게 유용할 정보를 주어야 하며, 권한과 영향을 공유해야 한다.**

면담의 중요 원칙

1. 의사는 특정한 선택을 해야 하는 의학적 증거의 경중에 관계없이 **모든 결정은 공유해야 한다고 믿는다.** 비록 한 가지 행동을 하는 것과 아무것도 하지 않는

것 가운데 선택일지라도 선택은 해야 하며, 환자는 아무것도 하지 않는 것을 선택할지도 모른다.

2. **환자는 항상 결정 과정의 일부가 되어야 한다.** 환자가 실제로 결정하는 것을 원하지 않을 수 있으나, 의사는 환자의 진심과 의견을 이해하고 참작해야 한다.

3. 환자의 생각, 감정과 진의를 이끌어내기 위해 물어보고, 말하고, 다시 물어보아야 한다. 의사는 공동 의사결정을 하면서 자신의 설명 능력을 시험해본다. 실제적으로 **더 큰 도전은 환자가 이미 알고 있는 것, 생각하는 것, 진심이 무엇인지를 찾아내는 것이다.** 의사는 설명하기 전에 환자가 알고 싶은 것이 무엇인지, 어떻게 알아내기를 원하는지, 그 밖에 누가 참여하기를 원하는지 찾아내야 한다. 또한 의사결정에 환자가 어떤 역할을 원하는지 찾아내야 한다. 환자는 그들이 갖고 있는 것보다 더 많은 정보를 시종일관 원하지만, 정보에 대한 욕구가 꼭 의사결정에 참여하기를 좋아하는 것을 가리키는 것은 아니다.

의사: 우리가 해야 하는 것을 결정하는 데 환자분이 어떻게 접근하고 싶어하는지 아는 것이 제게 도움이 될 거예요.

환자: 무슨 말씀이세요, 선생님? 단지 무엇을 할지 제게 말씀하시려는 게 아닌가요?

의사: 저, 항상 선택할 것이 있고요, 저는 환자분이 얼마나 참여하고 싶은지 알 필요가 있어요. 어떤 환자는 제가 많은 정보를 드리는 것을 좋아합니다. 그리고 집에 가서 이를 생각하고, 가족 또는 다른 사람과 이야기하고 돌아와서 제게 선택을 말해주지요. 하지만 어떤 환자는 저와 의논하고 여기서 결정하는 것을 좋아하기도 해요. 어떤 환자는 단지 "무엇을 할지 말씀해주세요."라고 하면서 제가 해드리기를 원하지요. 환자분께서는 어떻게 하기를 바라세요?

환자: 허! 저는 중간 그룹에 속하는 것 같아요. 선생님이 무엇을 생각하는지, 어떤 선택이 있는지, 선생님이 제 경우라면 무엇을 할지 말씀해주시면 어떨까요?

의사: 좋습니다.

1. 의사가 설명할 때 목적은 각각의 위험, 이득, 불확실성을 포함하는 검사와 치료의 가능한 옵션에 관해 환자에게 정보를 제공하는 것이다. 의사는 또한 그들의 경험, 더 좋아하는 것, 불확실성을 확인하고 공유해야 한다. 의사는 환자가 아무것도 하지 않기로 결정하거나 다양한 조처를 선택한다면 환자에게 있을 수 있는 결과를 설명할 수 있다. 실제로 환자가 예상하는 것의 근거가 되고 나중에 실망하는 것을 피하기 위해 무엇이 좋은 결과인지 설명할 수 있다

2. 마지막으로, 의사는 환자가 의사의 설명이 무엇을 의미하고 어떤 옵션이 최선인지를 알게 하기 위해 다시 질문해야 한다. 이 대화의 목적은 진심과 경험 모두를 고려한 결정에 도달하는 것이다. 의사와 환자 모두 환자가 도덕적, 윤리적으로, 또는 다른 실질적인 이의를 제기하는 행동 방침에 동의해서는 안 된다.

면담 과정

1. **질문하기:** 어떻게 될 것 같아요? 가장 걱정되는 것은 무엇입니까? 그것이 환자분에게 어떻게 영향을 주죠? 치료에 관해 뭔가 의견이 있으세요? 어떻게 정보를 얻고 싶으세요? 환자분은 옵션과 결정을 의논하는 데 얼마나 참여하기를 원하세요? 결정을 내리는 데 좋은 다른 사람이 있나요?

2. **대답하기:** 가능하다면 이해할 수 있는 언어와 그림을 이용하여 환자에게 정보를 제공하라. 아무것도 하지 않는 것을 포함하여 치료에 가능한 옵션이나 대안을 설명하라. 옵션의 본질적인 위험, 이익과 불확실성을 제시하라. 제공한 정보를 구성하고 정리하는 데 편견을 피하고, 환자에게 다른 치료 방법으로 얻을 수 있는 예상되는 결과는 본래 부정확함을 환자가 깨닫게 하라. 의사의 경험과 충고를 공유하도록 환자에게 허락을 요청하라. 환자에 따라 의사가 결정하는 것을 원하지 않는 경우도 있지만, 환자들은 대체로 의사의 권고를 원한다. 환자에게 무엇이 좋은 결과일 수 있는지 설명하는 데 약간의 시간

을 할애하라. 위험성과 원하지 않는 결과를 설명하는 데 시간을 많이 써야 하지만 의사에게 좋아 보이는 것이 환자에게는 좋아 보이지 않을 수 있음을 인정하지 못할 수 있다. 우리는 다음과 같은 대화를 한다.

의사: 저, 환자분의 혈압은 마지막 약인 ACE억제제를 추가하고 나서 훨씬 좋아졌어요. 오늘은 138/88인데 큰 진전이죠. 어떠세요?

환자: 별로 좋지 않아요, 선생님. 지금까지 혈압 치료를 받았지만 아직도 매일 여섯 알씩 약을 먹어야 하고 맥주나 짭짤한 스낵도 먹지 못해요. 혈압이 언제 완치될까요?

이때 우리는 되묻고 공감하는 기회를 놓치는 실수를 범할 수 있다.

의사: 오, 이런! 고혈압이 완치되는 병이면 얼마나 좋을까요? 실망하셨겠군요.

또는

의사: 오, 이런! 환자분께서는 고혈압이 부러진 뼈처럼 치료될 수 있다고 생각하셨나요? 실망하시는 것도 당연해요.

논쟁적이거나 무례한 반응보다는 차라리 낫다.

의사: 죄송합니다. 고혈압은 완치하지 못해요. 저희가 할 수 있는 최선책은 혈압을 계속 조절하는 거죠. 앞으로 맥주와 짜고 기름진 안주는 드시기 어려울 거예요.

환자: 저, 선생님. 한참 부족하네요. 자연요법 치료사에게 다시 가야겠어요. 그 사람은 고혈압을 완치할 수 있을 거예요.

3. 질문하기: 우리가 논의한 옵션을 이해하셨나요?

의사: 환자분이 집에 가시면 부인께서 제가 뭐라고 했는지 물어보실 거예요. 그러니 부인께 말씀드릴 것을 제게 한번 말씀해보세요.

또는

의사: 환자분 같은 상황을 설명하면서 때로는 제가 아주 자세하게 설명하지 않을 때도 있어요. 제가 잘못 말했다면 고칠 수 있도록 들은 내용을 말씀해주시겠어요?

4. 다음 단계를 함께 결정하라. 의사와 환자가 옵션을 논의할 때까지 결정을 유보할 수 있다— 대화가 결정을 이끌어내게 할 것이다. 목적은 서로 받아들일 수 있는 계획을 세우는 것이다.

자주하는 실수

1. 의사의 불확실성을 고려하지 않고 의무적인 과정으로 결정을 제시하는 것.
2. 환자의 결정 과정을 이끌어가는 의견, 진심, 좋아하는 것을 이해하려고 노력하지 않는 것.
3. 의사의 권고를 따르게 환자를 가르치고 설득할 시간을 더 많이 갖기 위해 대화의 질문 표현을 최소화하는 것. 그런 선택은 의사에게 최선이거나 유일하게 논리적인 것일 수 있으나 환자의 목적과 진심을 참작하지 못할 수 있다.
4. 의사의 설명 후에 이해한 것을 요약하기 위해 환자에게 물어보지 않는 것.

핵심 요점

공동 결정은 내 방식, 네 방식, 또는 아무런 방식이 없는 게 아니라 의사와 환자 모두의 방식을 반영해야 한다.

SELECTED READINGS

Barilan YM, Weintraub M. Persuasion as respect for persons: an alternative view of autonomy and of the limits of discourse. *J Med Philos* 2001;26:13–33.

Barry MJ. Health decision aids to facilitate shared decision making in office practice. *Ann Intern Med* 2002;136:127–135.

Bogardus ST, Holmboe E, Jebel TF. Perils, pitfalls, and possibilities in talking about medical risk. *JAMA* 1999;281:1037–1041.

Braddock CH, Edward KA, Hasenberg NM, et al. Informed decision making in outpatient practice: time to get back to basics. *JAMA* 1999;282:2313–2320.

Bruera E, Sweeney C, Calder K, et al. Patient preferences vs. physician perceptions of treatment decisions in cancer care. *J Clin Oncol* 2001;19:2883–2885.

Charles C, Gafni A, Whelan T. Decision-making in the physician-patient encounter: revisiting the shared treatment decision-making model. *Soc Sci Med* 1999;49:651–661.

De Haes H, Koedoot N. Patient centered decision making in palliative cancer treatment: a world of paradoxes. *Pat Educ Couns* 2003;50:43–49.

Golin C, DiMatteo R, Duan N, et al. Impoverished diabetic patients whose doctors facilitate their participation in medical decision making are more satisfied with their care. *J Gen Intern Med* 2002;17:857–866.

Greenfield S, Kaplan S, Ware JE. Expanding patient involvement in care: effects on patient outcomes. *Ann Intern Med* 1985;102:520–528.

Kafka F. A country doctor. *Selected short stories of Franz Kafka*. New York: Modern Library, 1952.

Kaplan SH, Greenfield S, Gandek B, et al. Characteristics of physicians with participatory decision-making styles. *Ann Intern Med* 1996;124:497–504.

Kemp-White M, Keller V, Horrigan LA. Beyond informed consent: the shared decision making process. *J Clin Outcomes Manag* 2003;10:323–328.

Kimberlin C, Assa M, Rubin D, et al. Questions elderly patients have about ongoing therapy: a pilot study to assist in communication with physicians. *Pharm World Sci* 2001;23:237–241.

Mazur DJ, Hickam DH. Patients' interpretations of probability terms. *J Gen Intern Med* 1991;6:237–240.

Mazur DJ, Hickam DH. The effect of physician's explanations on patients' treatment preferences: five-year survival data. *Med Decis Making* 1994;14:255–258.

Ness DE. Discussing treatment options and risks with medical patients who have psychiatric problems. *Arch Intern Med* 2002;162: 2037–2043.

O'Connor AM. Effects of framing and level of probability on patients' preferences for cancer chemotherapy. *J Clin Epidemiol* 1989;42: 119–126.

Parascandola M, Hawkin J, Danis M. Patient autonomy and the challenge of clinical uncertainty. *Kennedy Inst Ethics J* 2002;12:245–264.

Quill TE, Brody H. Physician recommendations and patient autonomy: finding a balance between physician power and patient choice. *Ann Intern Med* 1996;125:763–769.

Quill TE, Suchman AL. Uncertainty and control: learning to live with medicine's limitations. *Humane Med* 1993;9:109–120.

Roter D. The medical visit context of treatment decision-making and the therapeutic relationship. *Health Expect* 2000;3:17–25.

Stiggelbout AM, de Haes J. Patient preference for cancer therapy: an overview of measurement approaches. *J Clin Oncol* 2001:220–230.

Ubel PA."What should I do, Doc?" psychologic benefits of physician recommendations. *Arch Intern Med* 2002;162:977–980.

Weeks JC, Cook EF, O'Day SJ, et al. Relationship between cancer patients' predictions of prognosis and their treatment preferences. *JAMA* 1998;279:1709–1714.

Welsby PD. Evidence-based medicine, guidelines, personality types, relatives and absolutes. *J Eval Clin Pract* 2002;8:163–166.

4부

임상에서의 태도

문제의 요지

'인내'라는 마음이나 감정 상태는 아무도 알 수 없더라도 '조급함'이라는 상태는 모든 사람이 알 수 있는 것 같다. 천천히 하는 것이 일을 더 잘 돌아가게 할 때도 절박함, 성미 급함, 심지어 적대적 감정과 연합하여 조급함은 의사를 서두르게 만든다. 의사의 조급함을 느끼는 환자는 "참으세요, 선생님."이라고 하거나 의사의 존재에 불편함을 느끼거나 의사가 하는 일에 만족하지 못할 것이다.

인내는 의사가 시간이 부족하다고 느끼면서도 앞에 있는 사람과 시간을 보내는 것을 말한다. 의사는 환자와 함께할 시간을 침해하는 서류 작업과 행정적으로 필요한 것에 불평하지만 다양한 요구사항, 다량의 업무, 우수함을 강조하는 의학 교육의 본질이 임상의사가 이미 가지고 있을 수 있는 생산성에 대해 높은 기대를 하게 만들거나 기대를 높이지 않을까 의심을 품는다. 인내하려면 급한 감정과 심지어 더욱 많이 하려는 압박감을 통제해야 한다. 의사는 의견을 듣고자 하는 사람들에게 인내할 의무를 지고 있다.

면담의 중요 원칙

1. 종교적 훈련이나 철학 교사는 인내를 미덕, 인격적 특성, 개인적 발전의 단계로 본다. 그러나 의사는 인내 실천은 배울 수 있는 기술이라고 믿는다.

2. **인내는 조급한 말과 행동을 의식적으로 수정한 것이다.** 역효과를 낼 수 있는 조급함을 깨닫는 것이 인내의 실천을 시작할 때 필요하다. 그런 행동과 결과를 피하기 위해서 바로 주의 깊은 청취와 공감하는 의사소통 같은 절차를 실

천할 때 의사는 인내하는 행동을 실천할 수 있다. **따라서 인내는 의사가 조급함을 느낄 때 사용하는 절차다.**

3. 환자와의 관계 또는 면담 초기에 시간과 인내를 투자하면 진단의 정확성을 높이고 환자가 검사와 치료에 순응함으로써 나중에 시간을 절약할 수 있다. 인내는 의사의 조급함을 원망한다.

4. 인내는 목적을 재검토하고, 덜 중요한 것보다 가장 중요한 목적에 초점을 맞추게 한다. 따라서 주된 목적이 이해하고, 교육하고, 환자와 공동으로 결정하는 것이라면 환자의 이야기를 재촉하면서 중단시키는 것은 덜 중요하며, 의사의 처음 의도에 해가 됨을 깨달아야 한다.

5. 인내는 호기심을 무디게 하는데 이는 심각한 손실이다. 호기심을 가지려면 억지로가 아니라 이끌어가면서 환자 이야기에 점차 흥미를 가져야만 한다. 조급함은 진단이나 치료 계획의 핵심을 쥐고 있을지도 모를 이례적인 자료를 의사가 간과하게 만든다.

면담 과정

1. 환자를 가로막거나 몰아붙이는 것처럼 재촉하는 것을 통제하기 위해 잠깐 멈춰라. 의사의 행동과 말을 의식적으로 통제하면 인내라는 실제적인 행동으로 나타난다.

2. 공감하는 말을 한 다음에는 환자가 더 깊은 수준에서 의사가 이해한 것을 느끼도록 잠깐 멈춰라.

의사: 환자분에게 정말 심각한 일주일이었던 것 같군요.

(잠깐 멈춤)

환자: 네, 정말 그랬어요. 이보다 나쁜 일을 경험해보았다고 생각하지 않아요. 가장 나빴던 것이 제 어머니가 아팠던 일이죠.

의사: 이해해요. (잠깐 멈춤)

환자: 그렇게 말씀해주셔서 감사해요. 제가 지나치게 반응한다고 생각했어요.

의사: 아니에요, 환자분의 감정은 누구나 이해할 수 있는 것이라고 생각해요.

이처럼 대화가 진행되었을까? 아니다. 의사가 안심시키고 편안하게 해주려고 서둘렀다면 다음과 같이 들렸을 것이다.

의사: 환자분에게는 심각한 일주일이었던 것 같네요. 그러나 어머님을 입원시켜 저는 기쁘네요. 저는 종양전문의사가 당신을 위해 좋은 치료 프로그램을 찾아낼 것이라고 생각해요.

환자: 저도 그렇게 생각해요.

대화의 중간에 '그러나'를 서둘러 말함으로써 환자가 이해받았다는 느낌에 동화될 시간을 주지 않았다. 의사들은 공감이 약효를 발휘하게 인내해야 한다.

3. 의사가 일을 서둘렀다면 사과한 다음 천천히 하라.

의사: 저, 제가 너무 서둘렀나 봅니다. 지난 몇 주 동안 환자분께서 어떠셨는지 알았으면 좋겠습니다.

환자: 끔찍했어요, 선생님.

의사: 네, 이제야 알 것 같아요.

자주하는 실수

1. 의사 자신의 조급함을 깨닫지 못하는 것.
2. 의사가 일을 올바르게 처리할 시간이 충분하지 않다고 믿는 것. 사실 일처리를 잘못하고 나중에 고치려면 시간은 정말 충분하지 않다.
3. 환자의 많은 의문점을 질문받고 의사의 질문에 '예/아니요'로 대답하게 함으로써 면담 과정의 속도를 높일 수 있다고 생각하는 것.
4. 너무 재촉하여 의사 자신이 더 많이 알고 이해하려는 호기심을 무능력하게 만드는 것.

핵심 요점

인내는 절차다. 의사의 조급한 감정과 맞서기 위해 침묵을 지켜라.

SELECTED READINGS

"Patience," *Oxford English Dictionary.*
Davidoff F. Time. *Ann Intern Med* 1997;127:483–485.
Evans B, Evans C."patience." *Dictionary of contemporary american usage.* New York: Random House, 1957:360.
MacIntyre AC. *After virtue.* South Bend, IN: Notre Dame University Press, 1981:165.

호기심

문제의 요지

서양 문명은 호기심을 죄악으로 보았다. 판도라의 호기심과 이브의 호기심이 인류에게 분쟁을 불러왔다고 한다. "호기심이 고양이를 죽였다." "쓸데없는 호기심은 버리라."는 경고에도 불구하고 **호기심은 임상의학을 포함하여 과학적인 정밀 조사에도 필수 요소다.** 환자의 말을 경청하고 검사할 때 호기심을 잃는 것은 활력 징후를 확인하지 않는 것처럼 부주의한 것이다. 심지어 의사가 호기심을 허락하지 않아서 호기심이 분노, 독선, 실망으로 바뀌게 된다.

의사: 담배 피우세요?

환자: 네. 하지만 얼마나 피우는지 말하지 않을래요.

의사: 그러지 마세요. 의사와 환자로서 관계가 유익하려면 서로 신뢰해야 해요.

의사에 따르면, 환자가 흡연량을 털어놓고 싶어하지 않아 의사는 기분이 상했다. 그래서 상호 신뢰의 필요성을 짧게 얘기했고, 그 결과 상황이 더욱 나빠져 환자가 떠나고 다시는 그에게 오지 않았다. 의사는 처음에 '까다로운 환자'의 무고한 희생자라고 생각했다. 그러나 몇 시간 뒤 의사는 기회를 놓쳤을 가능성을 심사숙고했다. 의사는 개업한 지 30년에 흡연량을 밝히지 않는 환자는 처음이었다고 한다. 많은 사람이 흡연량을 잘못 계산하거나 거짓말을 했지만 밝히기를 거부한 사람은 없었다. 돌이켜볼 때 의사는 환자가 얼마나 흡연하는지가 아니라 의사에게 말하는 것이 왜 내키지 않는지 궁금하지 않았다는 데 의아했다고 한다. 그리고 의사가 물었더라면 일이 더 잘 풀렸을 거라고 생각했다.

의사: 좋아요. 그러면 담배를 얼마나 피우는지 말하고 싶지 않은 이유를 말씀해주실 수는 있나요?

또는

의사: 정말 흥미롭군요! 물론 말씀하지 않으셔도 돼요. 그러나 왜 제게 말하고 싶지 않으신지 굉장히 궁금하네요. 제가 이해하도록 도와주시겠어요?

이러한 반응은 환자를 존중한다는 느낌을 주어 결국 환자의 신뢰를 높인다. 심지어 환자 자신의 흡연에 관한 비밀 누설을 유도할 수 있다.

피츠제럴드Fitzgerald는 환자의 서혜부에 흉터가 있다고 보고한 전공의에 대해 말한다. 흉터의 원인이 무엇이냐는 질문에 뱀에 물린 것이라고 보고했다. 어떻게 그런 일이 생겼느냐는 질문에 전공의는 물어보지 못했다고 고백했다. 피츠제럴드는 "어떻게 그런 일이 생겼을까? 어떻게 물어보지 않았을까?" 하며 의아해했다. 무엇이 의사의 호기심을 제한하는가, 무엇이 호기심에 방해되는가?

면담의 중요 원칙

1. **의사는 뜻밖의 일을 경계해야 하며, 그것들을 주의 깊게 살펴보기 위해 시간을 가져야 한다.** 파인먼Feynman은 "꼭 맞아 들어가지 않는 일, 즉 의사의 기대에 따르지 않는 부분이 가장 흥미로운 일이다."라고 했다. 일이 매끄럽게 진행되지 못할 때가 뭔가 새로운 것을 발견할 때일 수 있다. 예상치 않은 사건 전환에 괴로워하기보다 의사는 의기양양해야 한다. 의사가 새롭고 중요한 것을 배울 수 있는 곳이 바로 그곳이기 때문이다.

2. 의사는 진단, 적절한 치료, 인과관계, 예후 등 모든 것에 호기심을 가져야 한다. 왜 바로 지금 심장마비가 생겼는가? 다양한 문제점에도 불구하고 이 환자는

왜 많이 나빠지지 않는가? 왜 이 약이 효과가 없나? 이 환자는 누구이며 특별한 점은 무엇인가?

3. 우리는 끊임없이 가설을 세우고 조사한다. 이 모든 것을 시행하는 도구는 호기심이다.

4. 호기심은 부적절하거나 성숙하지 못한 태도가 아니다. 사실 **균형 잡힌 호기심**("의사는 환자의 어떤 말이라도 경청합니다—계속 말씀하세요.")**은 공감의 핵심에 있다.**

5. 호기심은 과학자의 특징이다.

면담 과정

1. 예상하지 못한 것을 경계하라. 그 다음 생각을 잠깐 멈춰라. 무슨 일이 생겼는가? 왜 이것이 일어났는가? 서둘러야 할 순간이 아니다. 인내심을 발휘하라.

2. 시간에 쫓겨 의사가 이 새롭고 예상치 못한 길을 조사할 수 없다면, 나중에 그 문제로 다시 돌아가기 위해 메모하라.

3. 놀라운 현상을 이해하는 데 환자에게 도움을 요청하라.

4. 단순히 '귀찮은 호기심'보다는 진지하게 환자를 이해하려는 욕구를 가지고 의사의 관심사에 대한 계획을 세우라.

의사: 물론 담배를 얼마나 많이 피우는지 말씀하지 않으려는 환자분의 결정을 존중할 겁니다. 그러나 환자분께서 왜 그렇게 결정하셨는지 제게 설명해주시면 도움이 많이 되겠습니다.

환자: 이해할 수 없네요.

의사: 환자의 의견, 진심과 감정을 포함하여 제가 할 수 있는 것은 물론 환자를 이해하는 것도 저의 직업이라고 생각합니다. 그래서 환자분이 담배를 얼마나 피우는지 말씀하지 않겠다는 결정을 내린 계기를 알면 저는 환사분께 더 좋은 의사가 될 수 있을 것 같은데요.

환자: 오, 간단해요. 지난번 선생님께서는 흡연 강의를 길게 하셨어요.

의사: 그것이 싫었나요?

환자: 싫었어요. 게다가 저는 제 일에 제가 책임이 있다고 생각해요.

의사: 알겠어요. 환자분께서는 자신의 행동에 책임지고 싶군요.

환자: 정확해요.

5. 호기심은 무엇이고, 어떻게 들리는가? 의사의 자세는 항상 동일한 메시지를 전해야 한다. "저는 환자분을 충분히 이해하고, 무엇이 잘못되고 있는지, 무엇을 도울 수 있는지 이해하고 싶습니다." 환자를 이해하고 싶어하는 의사의 자세는 "내 의사는 내 말을 귀담아듣지 않고 나를 이해하지 않아."라는 환자의 의구심을 없애는 데 효과가 있다. 그것이 호기심이며, "그에 대해 말씀해 보세요…."라는 것처럼 들린다.

자주하는 실수

1. 평범하지 않은 반응이나 결과에 화나는 감정. 무슨 일이 일어나는지 이미 알고 있으며 반대되는 어떤 자료도 무시하거나 믿을 수 없다고 의사가 믿는 것.
2. 호기심은 의사가 진단하는 근거이며 관계를 형성하는 요소라기보다는 방종이라고 생각하는 것.
3. 물어봐야 하고 답을 반드시 찾아야 하는 질문의 의제에 압도당해서 왕성한 호기심에 필요한 느긋한 자세가 방해받는 것.

핵심 요점

호기심은 치료 과학의 핵심이다.

SELECTED READINGS

Cecchin G. Hypothesizing, circularity, and neutrality revisited: an invitation to curiosity. *Fam Process* 1987;26:405–413.

Epstein RM. Mindful practice in action II: cultivating habits of mind. *Families Systems Health* 2003;21:11–19.

Erill S. What if? *Lancet* 2002;360:420.

Feynman RP. *No ordinary genius: the illustrated Richard Feynman.* New York: WW Norton, 1994:144.

Fitzgerald F. Curiosity. *Ann Intern Med* 1999;130:70–72.

Harrison P. Curiosity, forbidden knowledge, and the reformation of natural philosophy in early modern England. *Isis* 2001;92:265–290.

Mishler EG. *The discourse of medicine: dialectics of medical interviews.* Norwich, NJ: Ablex, 1984.

Ofer G, Durban J. Curiosity: reflections on its nature and functions. *Am J Psychother* 1999;53:35-51.

Pirsig RM. *Zen and the art of motorcycle maintenance.* New York: Bantam Books, 1974.

Schimmel P. Public funding of intellectual curiosity. *Life* 2000;50: 345–346.

17장 'OK' '이런': 짧은 말

문제의 요지

'OK'는 대화에 자주 쓰이지만 그 확실한 기원은 알려져 있지 않다. 가장 널리 보급된 미국의 수출품의 하나로, 남북전쟁 때 먹던 Orrin Kendall 비스킷의 약자, 미국 원주민 부족장 Old Keokuk, 또는 'all correct'의 오타 등에서 유래했을 것이라고 추측하지만 아무도 확신하지 못한다. 'OK'는 다양한 경우에 적용된다. 'OK'는 '나쁘다'를 의미하는 'Not OK'에 반대되는 '좋다'를 의미하지만, 의사는 환자의 말을 경청함을, 말하는 사람의 생각에 동의함을, 또는 얻는 정보가 만족스러움을 나타내기 위해 'OK'를 사용한다.

환자: 전반적으로 아주 좋습니다.

의사: OK.

환자: 그런데 정말로 제가 여기 온 이유는 아내가 제가 병원에 가봐야 한다고 생각하기 때문입니다.

의사: OK.

환자: 아내는 제 나이면 의사를 찾아봐야 한다고 생각해요.

의사: 알겠습니다.

환자: 아내는 제가 콜레스테롤 검사를 받아야 한다고 했어요.

의사: OK, 해드릴 수 있어요.

환자: 그래서 여기 왔습니다.

의사: 좋습니다.

그러나 어떤 반응으로서의 'OK'는 환자 이야기의 내용이나 표현하는 감정이 OK가 아니면 '좋지 않다'는 느낌으로 듣는 이가 혼동할 수 있다. 그럴 때 환자는 의사가 자신의 문제를 이해하기는커녕 경청하지도 않는다고 의심할 수 있다.

환자: 전반적으로 아주 좋습니다.

의사: OK.

환자: 그러나 이 지독한 기침을 한 달 넘게 하고 있어요.

의사: OK.

환자: 고열과 오한도 있었어요.

의사: OK.

환자: 최근 3일 동안은 제대로 숨도 못 쉬었어요. 숨 막혀 죽는 줄 알았다고요.

의사: OK.

환자: 허?

무엇이 문제인가? 첫째, 'OK'는 부정확한 반응이다. OK를 의사가 환자의 이야기를 듣고 있음을 가리키는 것으로만 사용한다면 환자가 얘기하는 좋은 소식과 나쁜 소식, 사소한 이상과 심각한 것의 차이를 구분할 수 없다. 환자의 이야기에 의사의 반응이 더욱 다양하고 한층 적절하기를 희망한다.

둘째, 'OK'는 의사소통을 계속하기보다는 중단시키는 경향이 있다. 의사는 OK를 '그만'이라는 의미로 사용하는 사람을 경험한 적이 있을 것이다. OK는 말을 짧게 자른다. 즉 OK는 더 대화하는 것이 달갑지 않다는 신호다.

환자: 통증은 정말 재미있는 일을 못하게 해요. 저는 지난 몇 주 동안 볼링을 할 수 없었어요.

의사: OK, OK, OK. ('이야기를 멈춰라'의 변형)

셋째, 'OK'는 신빙성이 부족하다. 이는 신중한 대답이라기보다 가벼운 절규다. 그러나 다음과 같이 'OK'가 적절할 때도 많다.

환자: 제가 다시 일하러 갈 수 있다는 문서가 필요해요.
의사: OK.

또는

환자: 소변볼 때 아파요. 요로감염을 확인해야 할 것 같아요.
의사: OK, 더 얘기해보세요.

그러나 환자와 공유하는 정보가 좋지 않을 때 'OK'가 적절하지 않으면, 그 말은 환자와 의사 사이의 치료적 관계를 파괴하고 의사의 관심과 인식의 수위를 환자가 혼동하는 불협화음을 만든다.

면담의 중요 원칙

1. 의사가 의도하지 않고 무심히 말을 던질 때 환자가 의사의 의도와 전혀 다른 뜻으로 해석할 수 있다. 'OK'는 말의 극히 작은 조각이다. 'OK' '오!' '이런!' '아이쿠!' 같은 짧은 말도 비중 있는 역할을 하므로 의사는 적절히 사용하도록 노력해야 한다.

2. 의사가 환자에 대한 모든 반응으로 'OK'를 사용하는 'OK 중독자'라면 4단계의 프로그램을 시작해야 한다. (이어지는 '면담 과정' 참조)

3. 놀라움, 충격, 슬픔, 심지어 공포의 일반적인 표현은 환자가 인간의 평상적인 경험에서 벗어난 무엇인가를 의사에게 전할 때 적절하고 자연스러운 반응일

수 있다. '이런!' '아이쿠!' '세상에!' '얼마나 끔찍할까?' '어…' '음…' 같은 단어나 소리들이다.

4. 의사가 효과적인 자료 수집에 만족을 표현하는 소리로, 또는 점검표를 확인하며 자기 보상 차원에서 'OK'를 사용하는 경우라면 의사는 그 말을 억제하고, 만족은 나중에 보상하고, 지금은 환자와 함께 있어라.

5. 환자는 가끔 화를 내거나 비난할 것이다. 9장 '분노'에서 기술한 것처럼 공감 반응은 그런 상황에서 최선이다. 그러나 분노나 비난을 단순히 되받아치는 것은 기계적이고 무뚝뚝하게 들릴 수 있다. 더 좋은 것은 의사가 의도적인 메시지를 듣고 경험했다는 증거, 즉 **의사가 한 방 얻어맞았음을 느꼈다는 증거를 제공하는 것이다.** '이런!' '아이쿠!' 같은 짧은 말은 진실한 사람이 듣고 공격받았음을 느끼는 증거를 보여준다.

면담 과정

1. **의사가 'OK'에 중독된 경우라면 언제 어떻게 이 말을 쓰는지 더욱 의식하라.** 면담을 녹음하면 얼마나 자주 'OK'나 다른 모호한 말('옳지' '좋아요' '네' '어허')들을 사용하는지 아는 데 도움이 된다.

2. 의사의 어휘에서 'OK'를 배제하는 것은 어렵고 불필요하겠지만 **의사는 특히 환자의 신랄한 비평을 경계하고 'OK'보다 적절한 말로 대응하도록 노력해야 한다.**

환자: 기침이 한 달이 넘었어요.

의사: 괴롭겠네요.

환자: 맞아요! 최근에는 고열과 몸이 떨리는 오한이 있었어요.

의사: 음.

환자: 게다가 정말로 숨을 쉴 수 없어서 병원에 왔어요. 숨쉬기가 너무 어려웠어요.

의사: 아, 병원에 오셔야 할 충분한 이유였던 것처럼 들리네요.

환자: 저도 그렇게 생각했어요.

3. 환자는 느낌이 어떤지, 또는 어떤 의견인지 명확한 힌트를 주기도 하는데, 이런 경우 의사는 경청하고 이해한다는 증거가 되는 진술을 환자에게 다시 말해줄 수 있다.

환자: 폐렴 같아요. 선생님께서 치료하실 수 있다는 걸 알지만, 많이 걱정이 되었어요. 아내도 걱정했고요.

의사: 알겠습니다. 폐렴이라고 생각해서 부인과 함께 매우 걱정하셨군요.

환자: 맞습니다.

4. 환자가 분노하거나 비난하는 말은 무엇인가? 다음의 예제를 생각하라.

환자: 최근 세 차례 방문에서 말씀드렸는데, 선생님께서 충분히 주의를 기울이셨다고 생각하지 않아요! 이 말썽이 당신 때문이라고 생각해요! 저는 많이 화가 났어요!

의사: OK, 말썽 얘기를 더 해주세요.

(감정적인 문제를 무시하고 회피하려고 한 것)

환자: 최근 세 차례 방문에서 말씀드렸는데, 선생님께서 충분히 주의를 기울이셨다고 생각하지 않아요! 이 말썽이 당신 때문이라고 생각해요! 저는 많이 화가 났어요!

의사: 환자분은 제게 정말로 화가 나셨고, 저 때문에 이 말썽을 겪고 계신다고 생각하시는 것처럼 들리는군요.

(감정이입 의사소통이지만 기계적이다. 로봇이라면 이 일을 아주 잘할 것이다.)

환자: 최근 세 차례 방문에서 말씀드렸는데, 선생님께서 충분히 주의를 기울이셨다고 생각하지 않아요! 이 말썽이 당신 때문이라고 생각해요! 저는 많이 화가 났어요!

의사: 아이고, 이런! 저한테 단단히 화가 나셨군요! 환자분이 겪는 말썽이 저 때문이라고 생각하신다고요. 음. 그걸 봐도 얼마나 화가 나셨는지 상상할 수 있어요.

(처음에 '아이고, 이런!'이라고 하는 것이 모든 것을 대변함에 주목하라. 이는 로봇의 기계적인 반응이 아니다. 의사가 충격을 받고 그것을 느꼈다는 뜻이다. '아이고, 이런!'은 '아이쿠, 아파!' 하고 말하는 것이다.)

자주하는 실수

1. 환자와의 의사소통에서 다목적 대답으로 'OK'를 사용하는 것. 의사의 유일한 업무가 자료 검색이라 믿고 'OK'를 '알았다'의 속기로 사용하는 것.
2. 최고의 임상의는 침착한 관찰자라는 가정 아래 환자가 놀라운 정보를 털어놓을 때 '이런!' '아이쿠!' 같은 감정적 반응을 억누르는 것.
3. 분노하거나 비난하는 감정적 반응에 더욱 빠져드는 것. "그만 두세요." "무슨 말씀이세요, 제 잘못이라니요?"라고 하는 것은 다시 한번 환자의 감정을 놓치고 의사에 관한 얘깃거리를 만드는 것이다.

핵심 요점

짧은 반응에는 큰 효과가 있다.

SELECTED READINGS

Candib LM. What doctors tell about themselves to patients: implications for intimacy and reciprocity in the relationship. *Fam Med* 1987:19: 23–30.

Coulehan JL. Tenderness and steadiness: emotions in medical practice. *Lit Med* 1995;14:222–236.

Du Pre A. Accomplishing the impossible: talking about body and soul and mind during a medical visit. *Health Commun* 2001;14:1–21.

Fay J. The Choctaw expression "okeh" and the Americanism "Okay." http://www.prarienet.org/prarinations/chocokeh.htm

Goffman E. *The presentation of self in everyday life.* Garden City, NY: Doubleday, 1959.

Grant N. The origin of "OK." www.npr.org. April 1, 2002.

Levinson W, Gorawara-Bhat R, Lamb J. A study of patient clues and physician responses in primary care and surgical settings. *JAMA* 2000;284:1021–1027.

Maynard DW. *Bad news, good news: conversational order in everyday talk and clinical settings.* 2003. Chicago: University of Chicago Press, 2003.

National Public Radio. April 1, 2002. "The origin of OK".

자기 인식: 지금 무엇을 생각하는가? 18장

문제의 요지

윌리엄 오슬러William Osler에 관한 하비 쿠싱Harvey Cushing의 자서전에서, 권두 그림은 내과의 아버지인 오슬러가 환자를 촉진하고, 청진하고, 타진하고, 마지막으로 심사숙고하는 네 장면을 보여준다. 심사숙고는 의사의 중요한 업무이지만 환자에게 보이지 않는 행동이기도 하다. 의사가 환자의 문제를 얼마나 깊이 생각하고 몰두하는지 알면 놀라고 감사할 것이다.

면담의 중요 원칙

1. 다음은 의사들이 고려하는 많은 것들이다.

- **a.** 이 환자는 어떤 사람인가?
- **b.** 환자가 하려는 이야기가 정확히 무엇인가?
- **c.** 가능한 진단은 무엇인가?
- **d.** 환자에게 가장 좋은 계획은 무엇인가? 진료를 의뢰하는 것? 입원시키는 것?
- **e.** 어떤 검사와 엑스레이 촬영을 해야 하나?
- **f.** 지금 필요한 치료는?
- **g.** 이 문제에 관해 더 많은 것을 배우려면 어디를 가면 될까? 누구에게 물어보아야 하나?
- **h.** 나는 충분히 알고 있는가? 이 문제를 다룰 만큼 충분히 숙련되었는가?
- **i.** 이 환자의 감정 상태는 어떤가? 어떤 진심이 감정을 부추기는가?
- **j.** 이 환자에 대한 나의 개인적 반응은 무엇인가? 그것이 우리의 상호관계에 어떤 영향을 미치는가? 나는 그러한 감정을 행동으로 옮기기를 바라는가?

k. 하루 일정표 중 어디까지 했나?

l. 이러한 상호관계에서 무엇이 잘못되고 있는가?

m. 오늘 이 환자가 가져온 가장 중요한 문제는 무엇인가?

2. 면담의 중요 원칙 1에서 생각할 수 있는 가능성은 **환자에 관한 주제와 우리 자신, 의사에 관한 것으로 구분될 수 있다. 후자 그룹에는 의사의 능력 평가, 의사의 감정, 그러한 감정에 대한 의사의 일반적인 반응이 포함된다. 환자와의 상호관계에서 무엇인가 잘못되어가고 있을 때, 의사는 자신의 진심, 감정과 행동을 고려한 다음 그것들이 어렵게 만들고 있는지 자문해야 한다.** 의사 모두는 환자와 더욱 깊고, 더욱 치료에 도움이 되는 관계를 형성하는 데 걸림돌이 되는 맹점과 논란이 많은 뜨거운 쟁점을 가지고 있다. 자기 인식이 결여되면 환자와의 상호관계를 잘못된 가설로 유도할 수 있기 때문에 의사소통하고 치료 계획을 세우는 의사의 능력에 해를 끼친다.

환자: 물론 저는 술을 마시죠. 제 가족 모두 술을 마시는데요.

의사: (음주로 망가진 가족에 대한 의사의 충격적인 어린 시절을 기억하며) 자, 무슨 다른 문제가 있으세요?

이 의사는 알코올중독의 주제를 피했으나, 자신이 개인적으로 충격을 받았던 어떤 문제에 지나치게 관심을 가짐으로써 다른 방향으로 벗어나는 잘못을 범할 수도 있다. 결과는 과도한 반응으로 나타난다.

필자 가운데 한 명은 할머니께서 울혈성심부전으로 집에서 돌아가시는 것을 목격한 경험 때문에 그가 응급실에서 진료하는 모든 할머니들에서 심부전에 대해 걱정을 했다. 그의 동료들은 응급실에서 진료한 그 할머니들의 입원 결정을 의아하게 생각했다. 하지만 그 자신은 몇 달 뒤까지 개인적인 가족 경험과 의학적 결정 사이의 연관 관계를 인식하지 못했다.

3. **환자와의 신뢰는 점진적으로 커진다.** 의사는 치료 과정에서 환자의 신뢰가 점차 커지는 것을 추적할 수 있는데, 의사가 환자와의 많은 상호관계 뒤에도 환자 개인을 잘 이해하지 못한다면 의사는 '왜?'라고 자문해야 한다.

면담 과정

1. **생각할 시간을 가져라. 생각은 면담 과정의 부분이지만, 환자에게 의사가 생각한다는 것을 설명해야 한다.**

의사: 미안합니다만 환자께서 말씀하신 것을 생각할 시간을 가졌으면 합니다.

환자: (이야기를 계속한다.)

의사: 잠깐만요. 잠깐 멈추어야 환자분께서 방금 말씀하신 것을 깊이 생각해볼 수 있겠어요.

2. **환자에게 더 효과적으로 초점을 맞추기 위해 의사 자신의 감정을 잘 살펴보라.**

내면의 목소리: OK, 의사 선생. 지금 어떻게 느끼시나?

의사: 솔직히 말하면, 조금 불끈했어. 화가 났거든.

내면의 목소리: 그래서?

의사: 저, 환자는 약과 혈당 수치 결과를 가져오는 걸 잊었어. 환자가 어떻게 하고 있는지, 무슨 약을 복용하는지 모르는데 어떻게 환자의 일을 이해할 수 있지?

내면의 목소리: 환자가 자기 할 일을 안 해서 불끈했나? 다른 것은?

의사: 맞아, 환자가 자신의 건강을 지키는 일을 게을리 해서 실망했어.

내면의 목소리: 그래서 불끈하고 실망했군. 또는 실망해서 불끈했겠지.

의사: 맞아, 그런 셈이지.

내면의 목소리: 이제 어떻게 할 건가? 환자에게 소리칠 건가? 그걸 가지러 돌려보낼 건가?

의사: 아니, 아마 아닐 거야. 나는 내 분노를 통제할 수 있다고 생각해. 단지 내게 더 협조하면 얼마나 도움이 되는지 설명하기 위해 노력할 거야.

내면의 목소리: 아주 잘했어, 의사 선생!

3. 한 번에 한 가지 임무를 수행하라. 한 번에 모든 것을 다 생각할 수는 없다. 이렇게 하면 어떤 것을 충분히 생각할 때마다 환자와 그 생각을 공유할 수 있다.

의사: 좋아요, 저한테 말씀하신 것을 생각해보고 이야기를 옳게 들었는지 확실히 하려고 해요. 환자분께서 제게 말씀하신 것에 대해 제가 생각한 것을 말해볼게요. 제가 잘못한 것이 있다면 환자분께서 바로잡아주십시오. 혈당 수치를 알기 위해 혈액검사를 했지만 제게 보여주기 위해 가져오시는 걸 잊으셨지요?

환자: 바로 그거예요, 선생님. 차 타려고 너무 서두르다가 잊었어요.

그리고 없는 혈당 자료를 생각하면서 말할 것이다.

의사: 자, 환자분. 좀 난감하네요. 환자분을 도우려면 저는 환자분의 도움이 필요합니다. 제가 필요한 것은 혈당치 결과인데, 그것을 보아야 약을 어떻게 조절할지 판단할 수 있어요. 저를 도와주실 수 있나요?

자주하는 실수

1. 모든 일에서 최대 능력에 도달했다고 생각하고 의사소통, 환자와의 관계, 또는 사실상 의사 업무를 잘하기 위한 그 밖의 것을 더 의식할 필요가 없다고 생각하는 것.

2. 환자에 대해, 즉 환자의 사생활 이야기, 환자의 장황한 의학적 이야기, 환자가 추정하는 진단, 의사가 환자를 위해 해야 하는 것 등은 기꺼이 생각하지만, 생각하는 데 중요한 주제인 의사 자신, 의사의 감정, 의견, 진심을 기꺼이 고려하지 않는 것.

3. 한 환자에 대한 생각을 다른 환자와의 상호관계에까지 계속하는 것. 하나의 만남을 떠나서 다음으로 옮겨가는 방법을 찾아야 한다. 다른 사람에 관한 생각과 섞이는 것을 방지하기 위한 좋은 방법은 나중에 생각나게 하기 위해 마지막 만남에서의 몇 가지 핵심 단어를 적어두는 것이다.

4. 좋은 의사는 결코 잠깐의 휴식 시간도 있어서는 안 된다고 믿으며, 잠시 생각할 시간을 요청하는 것은 무능력함을 보여주는 것이기 때문에 결코 생각하기 위해 멈추지 않는 것.

핵심 요점

심사숙고하는 것은 환자에 관한 의사의 초점을 예리하게 한다.

SELECTED READINGS

Balint M. *The doctor, his patient and the illness,* 2nd ed. New York: International Universities Press, 1964.

Balint E, Courtenay M, Elder A, Hull S, Julian P. *The doctor, the patient and the group: Balint revisited.* London: Routledge, 1993.

Cassell EJ. *The nature of suffering and the goals of medicine.* New York: Oxford University Press, 1991.

Epstein R Mindful practice. *JAMA* 1999;282:833–839.

Epstein R. Mindful practice in action I: technical competence, evidence-based medicine, and relationship-centered care. *Families Systems Health* 2003;21:1–9.

Epstein R. Mindful practice in action II: Cultivating habits of mind. *Families Systems Health* 2003;21:11–17.

Lazare A. Shame and humiliation in the physician. *Arch Intern Med* 1987;147:1653–1658.

Lipp MR. *Respectful treatment: a practical handbook of patient care,* 2nd ed. New York: Elsevier Press, 1986.

Meier DE, Back AL, Morrison RS. The inner life of physicians and the care of the seriously ill. *JAMA* 2001;286:3007–3014.

Novack DH, Suchman AL, Clark W, et al. Calibrating the physician: personal awareness and effective patient care. *JAMA* 1997;278:502–509.

Smith RC, Dorsey AM, Lyules JS, et al. Teaching self-awareness enhances learning about patient-centered interviewing. *Acad Med* 1999;74:1242–1248.

문제의 요지

미래는 더 나을 것이라는 가능성을 믿는 희망은 특히 의사와 환자가 심각한 진행성 질환을 극복하려고 할 때 중대한 의학적 가치를 지닌다. 임상의사는 환자에게 희망을 주려고 노력하고 희망을 빼앗는 사람을 비난하지만, 모든 적절한 치료에도 불구하고 질병이 지속되거나 진행될 때, 희망을 잃는 것을 피하기 위해 환자, 가족, 의사 사이에 무언의 공모가 전개된다. 그런 상황에서 의사는 환자에게 그릇되게 낙관적인 예측을 해주거나 분명한 이득이나 목표 없이 치료를 계속할 수 있다. 환자는 자신의 질병 악화를 받아들이는 것이 '희망을 포기'하는 것이며 실망, 좌절, 죄의식, 고립감을 가진 것으로 생각할 수 있다. 임상의사는 환자가 희망을 유지하는 동안 실제로는 불운할 가능성을 드러내 보여야 한다.

면담의 중요 원칙

1. 임상에서 **의사는 질병이 악화되면서 부득이 강요당하는 환자의 삶을 돕는 계획과 환자가 죽음을 맞이할 준비를 하게 하는 것 사이에서 기능적인 균형을 잡아주어야 한다.** 환자를 치료하기 위해 의사는 희망과 경고 사이의 균형을 논의하여야 한다. ('최고를 위한 희망, 최악을 위한 대비')

2. 통증, 메스꺼움, 호흡곤란 같은 조절이 안 되는 증상으로 고통받는 환자가 희망이 거의 없다 하더라도, 거의 모든 환자는 어느 정도의 희망은 있다.

3. 역설적으로, '최악'에 직면하려 하지 않는 환자는 최고를 확인하고 기대를 걸기 어렵다.

> **환자:** 그것은 생각하고 싶지도 않아요.
>
> **의사:** 특별히 환자분이 생각하고 싶지 않은 것을 말씀해주세요.
>
> **환자:** 점점 약해지고, 점점 아프고, 다른 사람에게 의존하게 되는 거요.
>
> **의사:** 그러니까 최악의 상황은 점점 약해지고, 점점 아프고, 다른 사람에게 의존하게 되는 것이군요. 그러면 그 다음에는 어디에서 사시겠어요?
>
> **환자:** 모르겠어요. 요양시설 같은 곳이겠지만, 저는 그러고 싶지 않아요. 그것을 지금 생각하고 있다고 생각해요, 그렇지 않은가요?
>
> **의사:** 환자분은 나쁜 가능성도 생각해야 합니다. 그래야만 우리가 희망하는 것이 무엇인지 알 수 있어요. (잠깐 멈춤) 그러니 우리 희망을 말해봅시다. 할 수 있겠죠?

4. **희망의 근원이 변하는 것처럼**(약, 가족, 믿음, 다른 사람) **희망의 주제도 시간이 흐름에 따라 변한다**(무엇을, 언제, 어떻게 희망하는가). 따라서 의사는 치료받으려는 환자의 특정 희망과 치료받지 않으려고 피하는 환자의 특정 공포를 모두 이해해야 한다.

5. 희망은 선택과 행동, 다른 것과의 연결, 생각과 감정의 표현, 정신적 안정감을 불러일으킨다. 그러나 좋은 의학적 치료와 통용되는 의학적 지침이 상충될 때는 적합하지 않을 수 있다. 임상의사로서 의사의 도전은 **환자의 희망을 존중하고 타당한 의학적 선택으로 환자를 끊임없이 이끌기 위해 노력하는 것이다.**

면담 과정

1. **환자의 희망을 물어보라.** "지금 환자분이 발견한 가장 중요한 것은 무엇입니까?" "지금 환자분은 무엇을 하기를 가장 좋아하십니까?" "환자분이 최고

를 희망하고 최악을 준비한다면 그게 무엇일까요?" "치료나 조절이 가능하지 않다면 앞으로 해야 할 최선책은 무엇입니까?"

2. 희망을 향한 치료를 목표로 하라. 예를 들어 손녀의 졸업식 참석을 희망하지만 여행하기에 너무 아픈 환자에게는 집중 완화 방사선 치료를 시행한다. 그것이 실패하면 환자가 손녀에게 인편으로 전해줄 메시지를 담은 비디오를 만들도록 도와줄 수 있다. 전산화단층촬영이나 헤마토크릿 검사처럼 적극적으로 환자의 목표를 향해 나아가라.

3. **환자가 '최고를 희망하지만 최악을 대비하도록' 도와주어라.**

환자: 선생님, 희망을 포기하지 않아요. 사실, 기적이 있기를 기도해요. 제 아내가 계속해서 기도하고 있어요. 느낌이 더 좋아지고 있다고 생각해요. 아시는 것처럼 기적은 아직도 매일 일어나고 있어요.

의사: 저 역시 희망을 포기하지 않아요. 환자분에게 기적이 일어나기를 바랍니다. 그렇지만 동시에, 기적이 일어나지 않을 경우에 대비해 계획을 세워야 한다고 생각합니다. 환자분에게 가장 중요한 것은 무엇이고, 환자분이 그 중요한 것을 하는 데 어떻게 도와드리면 되나요?

4. **환자가 공포를 드러내는 것을 막지 마라.** 임상의사는 종종 조급한 설명과 결정, 안심을 시킴으로써 환자가 고통스런 감정과 공포를 드러내는 것을 막게 된다. 맥과이어Maguire는 암 환자의 근심의 숫자와 심각한 정도로 비탄, 불안, 우울의 정도를 예상하지만, 의사는 환자의 근심이 무엇인지를 절반도 이끌어내지 못함을 발견했다. 단지 근심을 이끌어내는 것만으로도 환자에게 만족과 순응을 증가시키고 비탄을 감소시킨다.

5. 비슷한 진단을 받은 환자가 모두 비슷한 과정을 거칠 것이라고 가정하지 마라. 이를 통해 의사가 환자들의 목표가 유일한 것으로 보는 것을 예방할 수 있다.

자주하는 실수

1. 희망과 공포가 공존하는 것, 심지어 상호 의존하는 것을 이해하지 못하는 것.
2. 환자의 희망의 상세한 부분을 알아내지 못하는 것.
3. 죽음 같은 불길한 결과에 직면하는 것을 회피하기 위해 현실적으로 가능성이 없는 생물기술학적 치료에 빠지는 것.
4. 환자가 선택한 방법이 의사의 추천과 다를 때 환자의 희망을 비현실적이라고 치부하거나 환자의 극복하려는 노력을 부정하는 것.

핵심 요점

희망과 공포는 함께 가며 동등하게 다루어야 한다.

SELECTED READINGS

Back A, Arnold RM, Quill TE. Hope for the best, prepare for the worst. *Ann Intern Med* 2003;138:39–43.

Eliott J, Olver I. The discursive properties of "hope": a qualitative analysis of cancer patient's speech. *Qualitative Health Res* 2002;12: 173–183.

Herth K. Fostering hope in terminally ill people. *J Adv Nurs* 1990;15: 1250–1259.

Lamont EB, Christakis NA. Prognostic disclosure to patients with cancer near the end of life. *Ann Intern Med* 2001;134:1096–1105.

Li JTC. Hope and the medical encounter. *Mayo Clin Proc* 2000;75: 765–767.

Meier DE, Back AL, Morrison RS. The inner life of physicians and care of the seriously ill. *JAMA* 2001;286:3007–3014.

Nekolaichuk CL. The meaning of hope in health and illness. *Bioeth Forum* 1999;15:14–20.

Quill TE, Arnold RM, Platt FW. "I wish things were different": expressing wishes in response to loss, futility, and unrealistic hopes. *Ann Intern Med* 2001;135:551–555.

Ruddick W. Hope and deception. *Bioethics* 1999;13:345–357.

Sardell AN, Trierweiler SJ. Disclosing the cancer diagnosis, procedures that influence patient hopefulness. *Cancer* 1993;72:2255–2265.

The AM, Hak T, Koeter G, et al. Collusion in doctor-patient communication about imminent death: an ethnographic study. *BMJ* 2000; 321:1376–1381.

Van Roenn JH, von Gunten CF. Setting goals to maintain hope. *J Clin Oncol* 2003;21:570–574.

Warr T. The physician's role in maintaining hope and spirituality. *Bioeth Forum* 1999;15:31–37.

Weissman D. Fast Fact #21: hope and truth telling. September, 2000. End-of-Life Physician Education Resource Center (EPERC), on line, available: http://www.eperc.mcw.edu. Accessed July 6, 2003.

5부

어려운 관계에 대처하는 법

20장

두려운 문구

문제의 요지

환자가 말하는 어떤 문구는 임상의사의 감정을 쓸쓸하게 만들 수 있다. 의사는 그러한 환자를 '심장이 철렁하는 환자'라고 부르는데, 그 이유는 그런 **환자의 언어는 서로 곤란한 상호관계를 예상하기 때문이다.**

몇 가지 두려운 문구는

1. "증상을 꼼꼼히 적은 목록을 갖고 있어요."

2. "그런데요, 선생님…." (일반적인 증후군으로 '문고리 환자' '저, 제가 여기 있는 동안은… 환자' '덧붙이는 환자'라고 부른다.)

3. "이 모든 것은 1957년에 시작되었는데…."

4. "제가 여기 있는 동안 저의 세 아이에게도 신경써주시겠어요?"

5. "제가 여기 온 이유는 전문의를 소개해달라는 것뿐이에요."

6. "선생님이 비싼 약을 처방하지 않으면 그들이 선생님께 더 많이 지불한다는 것을 알아요."

7. "저를 도울 수 있는 의사는 지금까지 한 사람도 없었어요."

8. "선생님이 저를 이해해준 유일한 의사세요."

9. "제 통증은 1에서 10까지 척도로 따졌을 때 15쯤 돼요."

10. "제 모든 처방전을 모두 다시 써주세요. 그리고 이번에는 페르코단Percodan이 더 필요해요."

11. "제 알약을 변기에 빠뜨렸어요."

12. "그것은 약이 아니에요. 천연 약초예요."

13. "단지 어지러울 뿐이에요, 선생님."

14. "오직 데메롤Demerol만이 제 두통에 도움이 돼요."

15. "제가 무슨 약을 먹는지 모르지만 선생님께서 말씀하시는 것은 무엇이든 합니다, 선생님."

면담의 중요 원칙

1. 의사가 자신을 분노, 의존, 자기중심적인 환자의 희생자로 보면서, 환자들의 코멘트를 자신에 대한 벌이라는 관점에서 보는 경우 의사는 어려움에 빠진다.

2. 의심스러울 때, 공감의 반응은 최소한 첫 번째 효과적인 단계로 거의 모든 어려운 면담에서 효과를 본다.

의사: 통증이 얼마나 심하세요? 1에서 10까지의 척도로 따지면, 오늘은 어느 정도이신가요?

환자: 15요.

의사: 통증이 너무 심해서 표준 척도로는 측정할 수 없다는 뜻으로 들리네요.

환자: 그래요, 선생님. 너무 심해요.

의사: 알겠어요.

3. **대화를 통한 치료는 의료 시행의 필수 부분이다.** 핵심 문구는 의사에게 치료의 길로 통하는 단서를 제공한다. 그런 문구는 거의 전반적인 상호작용 문제를 내포하며, 의사를 치료에 도움이 되는 단계로 인도한다.

면담 과정

1. 의사가 두려운 문구를 알아차리고 문제가 될만한 상호작용을 예상하면 **멈추어 생각하라.** 첫째로 자기 자신을 생각해보라 — **어떻게 느끼는가:** 분노? 어려운 처지에 빠진 것으로? 실망? 그 다음에 감정적으로 반응하기보다는 공감하는 반응을 보여라.

2. **환자에게 의사가 메시지를 듣고 이해했음을 알게 하라.** 예를 들어 "제 통증의 정도는 10 이상으로 15예요."라고 하는 것은 "제가 상상할 수 있는 최악의 통증이에요."로 이해될 수 있다. 의사는 "제가 제시한 정도를 넘어서는 아주 끔찍한 통증이라고 말씀하시는 것처럼 들리네요. 저는 그것이 매우 고통스럽다는 것을 상상할 수 있어요." 또는 "그것은 약이 아니에요. 천연 약초예요."라는 말에 "이 약이 천연 약초에서 추출한 것이라서 화학 공장에서 나온 약보다 더 안전하고 건강에 좋다고 생각하시는군요." 하고 반응할 수 있다.

3. 어떤 일이 환자에게 어떻게 보이는지 의사가 이해한 것을 환자가 알게 한 다음에 **특정한 요청을 하거나 또는 왜 의사가 그것을 수행할 수 없는지 설명할 필요가 있다.** 이는 의사와 환자가 상황을 서로 다르게 봄을 인정하는 것이다. 의사는 방어적이 되는 것을 피하고 싶고, 어떻게 도울 수 있고 도울 수 없는지 분명히 말하기를 원한다.

환자: 제가 여기 온 이유는 전문의를 소개해달라는 것뿐이에요.

의사: 알겠습니다. 환자분은 피부과 전문의에게 의뢰되기를 원하고, 제가 아무런 검사 없이 그렇게 해줄 수 있을 것이라고 생각하셨군요?

환자: 네.

의사: 그래요, 이해할 수 있어요. 그러나 저는 진료를 다르게 함을 말씀드려야겠네요.

환자: 무슨 말씀이세요?

의사: 환자분의 보험 규정에 제가 1차 진료 의사로 되어 있고, 이 체제에서는 제가 그냥 진료 의뢰 도장을 찍어드릴 수 없어요. 저는 환자의 문제가 무엇인지 알아내야 하고, 제가 해결할 수 있으면 그렇게 할 거예요. 환자분을 다른 전문의에게 의뢰할 때는 우리가 함께 결정해야만 합니다.

또는 다음과 같은 것을 고려하라.

환자: 이 모든 것은 1957년에 시작됐어요. 캠핑을 갔는데 삼촌이 텐트를 잊었죠.

의사: 잠깐만요, 환자분. 잠시 멈춰야겠네요. 저는 다른 결말에서 시작해야겠어요. 캠핑 여행 얘기로는 나중에 다시 돌아가겠지만, 지금 어떻게 느끼고 계신지 먼저 말씀해주셨으면 합니다.

자주하는 실수

1. 이들 두려운 문구가 항상 참을 수 없는 상호작용으로 이끌 것이라고 믿는 것.
2. 환자는 의사를 벌하려고 오며, 의사는 환자의 기상천외한 계략의 희생자라고 믿는 것.
3. 공감하고, 이해하는 반응의 효력을 잊어버리는 것.
4. 의사 자신에게 의사의 영역과 한계를 말할 필요를 잊는 것.
5. 이해의 필요성은 항상 이해받으려는 시도보다 앞선다는 것을 잊는 것.

핵심 요점

공감하는 반응을 하고 차이를 인정하면 많은 두려운 문구에 잠재되어 있는 해악을 비켜가게 할 수 있다. 의사는 두려운 문구를 건설적인 해결로 바꿀 수 있다.

SELECTED READINGS

Beckman HB. Difficult patients. In: *Behavioral medicine in primary care,* 2nd ed. In: Feldman MD, Christensen JF, eds.. New York: McGraw-Hill, 2003:23–32.

Korsch BM, Harding C. *The intelligent patient's guide to the doctor-patient relationship: learning how to talk so your doctor will listen.* New York: Oxford University Press, 1997.

Platt F. *Conversation failure.* Tacoma: Life Sciences Press, 1992.

Platt F. *Conversation repair.* Boston: Little, Brown, 1995.

Press I. *Patient satisfaction: defining, measuring, and improving the experience of care.* Chicago: Health Administration Press, 2002.

Quill TE. Recognizing and adjusting to barriers in doctor–patient communication. *Ann Intern Med* 1989;111:51–57.

Stoeckle JD, ed. *Encounters between patients and doctors.* Cambridge, MA: MIT Press, 1987.

White MK, Keller VF. Difficult clinician-patient relationships. *J Clin Outcomes Manag* 1998;5:32–36.

21장 어려운 관계와 상호작용 인정하기

문제의 요지

의사는 그들이 겪는 대부분의 어려운 상호 인간관계에서 환자를 비난하고, 환자는 의사를 비난하는 경향이 있다. 불행하게도 불화에 대해 의사와 환자가 서로 비난하는 것은 바람직하지 않다. 그러나 의사 자신이 불화의 원인이 되거나 문제점이 난처한 관계에 있다고 생각하는 대신 종종 다음의 세 의사처럼 생각하곤 한다.

의사 X: 정말로 나를 괴롭히는 것은 내가 환자에게 말하려고 할 때 진료실에 있는 잡지를 읽거나, 또는 내가 병실에 있을 때 전화를 받거나 텔레비전을 보는 환자들처럼 나를 존경하지 않는 환자야.

의사 Y: 그래. 심지어 더 안 좋은 건 진단에 이의를 제기하거나 내 의견을 듣기도 전에 올바른 치료법을 알고 있다고 생각하는 환자들이야.

의사 Z: 동의해. 우리 주위엔 곤란한 환자가 많아.

맞다. 환자와 의사 모두 곤란할 수 있지만, 어려움은 둘 사이의 상호작용에 있다. 환자가 어렵다고 의사가 생각한다면 의사와 환자 서로에게 어떻게 관련되어 있는지를 보라.

면담의 중요 원칙

1. 대부분의 환자는 의사와 잘 지내기를 원한다.

2. 의사와 환자 모두 서로 좋지 못한 상호작용을 개선할 수 있지만, 더 큰 영향력을 행사하고 상호관계를 교정할 최선의 기회를 가진 사람은 일반적으로 의사다.

3. 나쁜 상호관계를 개선하고자 할 때는 많은 생각과 주의가 필요하다. 모든 상호관계의 요소(의사, 환자, 질병, 환경)는 어려움의 원인이 될 수 있다. 상호관계는 사소한 사건(예를 들어 의사가 면담하려는 와중에 텔레비전을 보는 등의 행위를 하는 환자, 방이 너무 어두워 환자와 상호관계를 잘할 수 없는 경우), 또는 중대한 사건(예를 들어 의사의 진단이나 의사가 생각하는 올바른 치료법에 동의하지 않는 환자, 감정을 재촉해서 환자의 비언어적 의사소통에 주의를 기울이지 못하는 의사) 때문에 틀어질 수 있다.

4. 의사와 환자 어느 한쪽 또는 양쪽의 성공적인 상호작용이 어려울 때, 그들의 기대가 어긋날 때, 또는 양쪽 모두 유연성이 모자랄 때 의사와 환자 사이에는 상호작용의 역기능이 종종 발생한다.

면담 과정

1. 어려움을 가능한 한 빨리 인정하라. 의사나 환자에 의해 반복되거나 방해되는 전형적인 행동을 인식하면 의사는 불화를 없앨 수 있다. 총체적으로 고통스러운 느낌이 들거나 그 자리를 빨리 떠나고 싶은 생각이 절실하다면 환자와의 상호관계가 깨지고 있음을 알려주는 첫 신호이다.

2. 무엇인가 잘못되어가고 있다는 생각이 들면, 일단 면담을 멈추고 뒤로 돌아가서, 문제점을 곰곰이 생각해야 한다. 의사가 상호관계를 생각하는 동안 의사와 환자는 잠깐 쉬거나, 침묵하거나, 따로 떨어져 있을 필요가 있다.

의사: 오, 오. 환자분, 지금 형편이 나쁘니 쉬어야겠네요. 중단하기 전에 환자분의 말을 잠시 더 생각해봐야겠습니다.

3. **의사는 자신이 어떤 어려움에 처했으며 상호작용에 부정적인 느낌이 있음을 스스로 인정하라.** 많은 의사들은 이러한 감정이 순식간에 일어나서 미처 생각하기도 전에 행동하게 한다. 감정을 알아차리고 그것이 무엇을 의미하는지 알면 의사가 무엇이 잘못되었는지, 다른 방식으로 해결할 게 무엇인지 아는 데 도움이 될 수 있다.

4. **상호관계에서 의사가 경험하는 문제점의 감별 진단을 도출하라.** 주의하라. 의사는 환자의 문제, 예를 들어 성격상 문제나 사회적 도움의 결핍 같은 문제점을, 심지어 그것이 사실일지라도 이러한 문제를 진단하는 것이 아니다. 지금 의사는 의사-환자의 상호관계 자체의 문제점을 지적하는 것이다.

5. **불화가 의사와 환자 관계에서 강력하게 영향을 미치는 어떤 감정에서 나오는지 체크하라. 분노, 슬픔, 두려움, 또는 어떤 것에 얽매인 감정 등이다.** 만약 그렇다면 우선 환자와 공감하는 반응으로 그 감정에 역점을 두어라. 사실 표현된 감정뿐 아니라 환자의 이야기, 생각, 진심 등 공감의 감정을 요약하는 것은 항상 시작하기 적당한 기회다. 코비Covey의 말처럼 "먼저 이해하려 하고, 그 다음에 이해받으려고 하라."

의사: 그래서 제가 이해한 것은 환자분께서 이 약속을 위해 오랫동안 기다렸는데, 지금 환자분 목록에 있는 모든 문제를 철저하게 다룰 시간이 충분하지 않음을 알고 매우 실망하셨다는 겁니다.

환자: 장난이 아니에요, 실망했습니다. 크게 실망했다고요.

의사: 제가 옳게 이해했다면, 이들 문제 가운데 일부가 곧 다뤄지지 않으면 환자분의 일과 인생의 즐거움이 제한될 수 있음을 정말로 걱정하시는군요.

환자: 맞아요! 지금까지 한 달 동안 골프를 치러 가지 못했어요.

의사: 골프가 환자분 인생에서 중요한 부분이군요.

환자: 실질적으로 제 인생의 모든 것입니다.

의사: 알겠습니다. 우선 환자분의 아픈 무릎을 보고 나중에 위장 문제를 보면 어떨까요? 그것이 가능한 한 빨리 골프 코스로 돌아갈 수 있는 방법이죠.

환자: 좋아요, 선생님. 그렇게 합시다.

6. 문제점이 환자의 강력한 감정에서 야기되는 것이 아니면, **의사가 환자와 직면하고 있는 문제를 공유하도록 노력하고 환자에게 도움을 요청하라.** 나무라거나 비난하지 마라. 사실상 의사가 전체 문제를 다 가지고 있을 수 있으므로 환자에게 도움을 요청하라.

의사: 저는 우리가 궁지에 빠졌다고 생각합니다, 환자분. 저는 환자분께서 말씀하신 많은 문제를 듣기는 했지만 어느 것부터 시작해야 할지 모르겠습니다. 환자분에게 어떤 것이 가장 문제인지 말씀해주시면 도움이 되겠습니다.

의사가 불편을 느끼면, 환자에게 상호관계의 문제를 해결하기 위해 협력자가 되어달라고 요청하라. 문제 공유는 아주 간단하고 간결한데, 예를 들면 다음처럼 면담 환경이 산만해진 경우다.

의사: 잠시만요. 지금 막 깨달았는데, 텔레비전이 켜져 있어서 환자분과 저를 산만하게 만드는군요. 꺼도 될까요?

환자: 물론입니다, 선생님. 저는 연속극을 보려고 온 게 아니니까요.

문제 공유는 해결책을 찾는 길이며, 대화를 계속 이어가게 한다.

의사: 제가 아는 바로는, 환자분께서 일련의 물리 치료 과정, 통증 조절 치료와 음성 재활 치료를 마치시면 성공적일 거라고 생각합니다.

환자: 저는 전혀 그렇게 생각하지 않는데요. 저는 통증과 고통에 보상이 필요해요. 그건 그렇고, 진통제가 떨어졌어요. 제 처방전을 다시 발급해주시고, 이 장애 진단서를 써주세요.

의사: 환자분이 어떤 치료를 받아야 하는지에 대해 우리는 서로 생각이 다르군요.

환자: 선생님, 개라도 이처럼 아프게 놔두지는 않을 겁니다. 지금 제 진통제를 끊지 말아주세요.

의사: 환자분처럼 고통받는 것과, 또한 환자분과 저의 견해가 아주 다르다는 것을 아는 것이 환자분께 얼마나 실망스러운지 이해할 수 있습니다.

환자: 진심이시네요.

의사: 우리의 의견이 일치하지 않아도 저는 환자분을 계속 도울 겁니다. 우리가 함께 치료할 수 있는 방법을 아시나요?

환자: 저는 다시 일어설 수만 있다면 어떤 것이라도 하겠어요.

의사: 저도 동의하는 목표군요. 그래서 우리가 무엇을 할 수 있을까요?

환자: 글쎄요. 제가 치료와 재활 프로그램을 지속하면, 선생님은 진통제를 계속 주시겠습니까?

의사: 네. 환자분이 좋아지고 처방한 대로 약을 복용하신다면요. 또한 저는 통증을 관리하는 사람이 치료 각 단계에 환자에게 가장 좋은 약에 관해 조언해주는 것을 좋아합니다.

자주하는 실수

1. 의사의 기분을 상하게 하는 환자를 비난하는 것.

2. 그것이 일어난 어려운 상호작용의 가능한 원인을 고려하지 않는 것, 상호관계의 어려움에 주의를 기울이지 않는 것, 문제의 해결책을 찾지 못하는 것.

3. 의사와 환자가 지닌 어려움에도 불구하고 의사가 환자를 돕고 싶다고 말할 기회를 잃는 것.

핵심 요점

어려운 상호관계에 즉각적으로 주의를 기울여라.

SELECTED READINGS

Carroll JG, Platt FW. Engagement: the grout of the clinical encounter. *J Clin Outcomes Manag* 1998;5:43–45.

Epstein RM. Just being. *West J Med* 2001;174:63–65.

Epstein RM. Mindful practice. *JAMA* 1999;282:833–839.

Gillette RD."Problem patients": a fresh look at an old vexation. *Fam Pract Manag* 2000;7:57–63.

Gorlin R, Zucker HD. Physicians' reactions to patients: a key to teaching humanistic medicine. *N Engl J Med* 1983;308:1059–1063.

Groves JE. Taking care of the hateful patient. *N Engl J Med* 1978;298: 883–837.

Hickson GB, Federspiel CF, Pickert JW, et al. Patient complaints and malpractice work. *JAMA* 2002;287:2951–2957.

Jackson JL, Kroenke K. Difficult patient encounters in the ambulatory clinic. *Arch Intern Med* 1999;159:1069–1075.

Kravitz RL, Callahan EJ, Paterniti D, et al. Prevalence and sources of patients' unmet expectations for care. *Ann Intern Med* 1996;125: 730–737.

McCue JD. The effects of stress on physicians and their medical practice. *N Engl J Med* 1982;306:458–463.

Nesheim R. Caring for patients who are not easy to like. *Postgrad Med* 1982;72:255–266.

Novack DH, Suchman AL, Clark W, et al. Calibrating the physician: personal awareness and effective patient care. *JAMA* 1997;278: 502–509.

Platt FW. Acknowledgment. In: *Conversation repair: case studies in doctor–patient communication.* Boston: Little, Brown, 1995;3: 59–100.

Quill TE. Recognizing and adjusting to barriers in doctor–patient communication. *Ann Intern Med* 1989;111:51–57.

Quill TE. Partnerships in patient care: a contractual approach. *Ann Intern Med* 1983;98:228–234.

White MK, Keller VF. Difficult clinician-patient relationships. *J Clin Outcomes Manag* 1998;5:32–36.

Zinn WM. Doctors have feelings too. *JAMA* 1988;259:3296–3298.

22장 질병의 의미 이해하기

문제의 요지

임상의학에서는 특히 환자에게 질병이 어떻게 보이는지에 관해 알아야 할 것이 항상 많다. 의사는 환자의 증상 목록을 작성하고 특징을 찾아 최종 진단을 내리는 데는 익숙하다. 그러나 질병의 의미 때문에 환자가 어떤 행동을 하게 될지라도 의사는 환자가 생각하는 질병의 의미를 이끌어내고 이해하는 데는 미숙하다.

의사: 입원해서 부기를 빼기 위한 투약이 필요하겠어요. 환자분은 부기 때문에 질식할 위험성이 있습니다. 하루 이틀 정도 입원하셔야 되겠습니다.

환자: 절대로 싫습니다.

의사: 뭐라고요?

환자: 저는 입원하지 않을 겁니다, 절대로! 죽을 거라면 집에서 죽지 병원에서 죽기 싫습니다.

의사: 누가 환자분께 돌아가실 거라고 말씀드렸나요?

환자: 상관없습니다. 입원하지 않겠습니다.

여기서 우리가 예상하지 못했던 일로 빗나갔다. 우리는 좀더 알아보아야 한다.

면담의 중요 원칙

1. 환자가 자신의 질병을 어떻게 생각하는지 알 때까지는 면담이 끝난 것이 아니다. 의사는 환자의 자가진단뿐 아니라 원인과 치료에 대한 환자의 사견을 물어보아야 하며, 마지막으로 의사는 이 질병이 환자에게 무엇을 의미하는지 알아야 한다.

2. 의사는 질병의 상징적 의미, 기능적 의미, 연관된 의미를 찾아야 한다.

3. 좀더 확실하게 이해하는 방법은 환자의 질병과 치료가 환자에게 무엇을 의미하는지 설명해보라고 요청하는 것이다.

면담 과정

1. 환자마다 자신의 질병에 대해 나름의 독특한 느낌이 있다고 추정하라. 병의 원인, 병이 환자의 삶에 미치는 충격, 환자가 호전되기 위해 필요한 것 등.

2. 환자와 의사가 이미 정보를 교환했는데 환자가 의사를 어리둥절하게 하거나 이해할 수 없는 반응을 보인다면, 의사는 환자가 생각하는 질병의 의미를 간파하지 못한 것이다. 환자가 자기 파멸의 길로 들어간다거나 부정하거나 반항한다고 비난하기보다는 의사가 탐구해야 할 것이 더 많다는 사실을 받아들여야 한다. 의사는 환자에 대한 반응을 다음처럼 기술할 수 있다.

의사: 저는 아직도 환자분께서 상황을 어떻게 보는지 이해하지 못했습니다.

환자: 선생님께서 무엇을 이해하든지 저는 입원하지 않겠습니다.

의사: 좋아요. 환자분께서 입원하지 않겠다고 하는데 그 부분은 제가 이해합니다. 제가 어떻게 생각하더라도 환자분께서는 하지 않으시겠죠. 맞습니까?

환자: 맞아요!

의사: 좋아요. 그러나 제가 더 잘 이해했으면 하는 것은 이 질병과 이 병원의 업무를 환자분께서 어떻게 보느냐 하는 것입니다. 그것을 좀더 말씀해주세요.

환자: 무엇을 알고 싶으신가요?

3. 의사가 알고 싶은 것은 다음과 같다.

a. 환자의 생각 가운데 무엇이 잘못되었나, 환자가 무엇이 원인이라고 생각하는가, 의사가 그것에 대해 무엇을 할 수 있다고 환자는 생각하는가.

b. 환자의 질병과 의사가 추천하는 치료가 고용인, 배우자, 간병인, 부모로서 환자의 역할에 어떻게 영향을 미치는가.

c. 환자의 질병과 의사가 추천하는 치료가 환자의 가족, 친구, 직장 동료 등과의 관계에 어떻게 영향을 미치는가.

d. 환자가 질병이나 치료에 가장 관심 있는 것은 무엇인가, 환자가 다른 소식통—친구, 친척, 인터넷, 과거 경험—에서 이미 배웠거나 들은 것은 무엇이며, 어떻게 그것이 환자의 현재 상황과 연관되는가.

e. 질병이나 치료가 환자에게 무엇으로 상징되는가, 자신의 인생에서 질병이 의미하는 바를 환자는 어떻게 생각하는가. 예를 들면 "외투를 입었어야 했어요." "교회에 좀더 자주 갔어야 했어요." "나는 저 소설을 지금은 절대로 쓰지 않을 거예요." 등이다. 의사는 환자에게 "이 질병 때문에 스스로를 어떻게 다르게 느끼십니까?" 하고 물어볼 수 있다.

f. 질병의 고통에 바로 도움을 줄 수 있는 자원이 환자에게 있는가.

4. 의사의 무지가 드러나는 것을 두려워 마라. "저는 아직도 이해할 수 없네요. 좀더 잘 이해하게 도와주실 수 있을까요?" "이러한 것이 환자분께 어떻게 보일지 알고 싶네요. 제게 좀더 말씀해주시겠습니까?" 등은 환자를 이해하려는 것뿐만 아니라 관심을 보여주는 질문이다.

의사: 입원하지 않겠다는 이유를 아직도 이해할 수 없네요. 무엇 때문인지 제게 말씀해주실 수 있을까요?

환자: 입원할 수 없어요. 아내가 집에 홀로 있게 될 거예요. 도와줄 사람도 없고, 아내는 우울증이 있습니다. 자살할 수도 있어요. 저는 아내를 집에 홀로 남겨둘 수 없습니다.

이를 알게 됨으로써, 의사는 환자의 풀리지 않는 문제를 어떻게 해결할 수 있을지 심사숙고하기 시작할 수 있다.

자주하는 실수

1. 어떤 일이 의사가 선택한 방향으로 진행되지 않는 것은 환자가 저항하고, 완고하며, 질병의 가혹함을 부정하기 때문이라고 가정하는 것.
2. 질병에 대한 누구의 감정이 가장 중요한지 환자와 논쟁하는 것. 의사의 역할이 환자를 이해하기보다는 설득하고, 부추기고, 확신시키는 것이라고 믿는 것.

의사: 이것 보세요. 다른 방법이 없어요. 입원해야 합니다.

환자: 그래요?

3. 의사의 방법만이 가장 확실한 방법이라고 믿고 다른 가능한 치료 방법을 고려하지 않는 것.

핵심 요점

질병이 환자에게 의미하는 바를 최소한 세 가지 발견하라.

SELECTED READINGS

Barsky III AJ. Hidden reasons some patients visit doctors. *Ann Intern Med* 1981;94:492–498.

Brown B. Somatic metaphor: a clinical phenomenon pointing to a new model of disease. *Adv Mind Body Med* 2002;18:16–29.

Caress AL, Luker KA, Owena RG. A descriptive study of the meaning of illness in chronic renal disease. *J Adv Nursing* 2001;33:715–728.

Connelly JE, Campbell C. Patients who refuse treatment in medical offices. *Arch Intern Med* 1987;147:1829–1833.

Connelly JE, Mushlin AI. The reasons patients request "checkups": implication for office practice. *J Gen Intern Med* 1986;3:164–165.

Delbanco TL. Enriching the doctor–patient relationship by inviting the patient's perspective. *Ann Intern Med* 1992;116:414–418.

Fitzpatrick MA. Some reflections on meaning and identity in illness. *J Lang Soc Psychol* 2002-21:68–71.

Hilfiker D. *Healing the wounds: a physician looks at his work.* New York: Pantheon, 1985.

Kemp-White M, Keller VF. Difficult clinician-patient relationships. *J Clin Outcomes Manag* 1998;5:32–36.

Kleinman A. The cultural meanings and social uses of illness: a role for medical anthropology and clinically oriented social science in the development of primary care theory and research. *J Fam Pract* 1983;16:539–545.

Kutz I. Job and his doctors: bedside wisdom in the book of Job. *BMJ* 2000;321:1613–1615.

Martin AR. Exploring patient beliefs. Steps to enhancing patient physician interactions. *Arch Intern Med* 1983;143:1773–1775.

McKay S, Bonner F. Evaluating illness in women's magazines. *J Lang Soc Psychol* 2002;21:53–67.

Maerman DE, Jonas WB. Deconstructing the placebo effect and finding the meaning response. *Ann Intern Med* 2002;136:471–476.

Platt FW. Discovering meaning. In: *Conversation repair: case studies in doctor–patient communication.* Boston: Little, Brown, 1995:1–22.

문제의 요지

환자의 질병을 진단하거나 올바른 치료 경과에 대해 환자와 합의점을 찾지 못하는 경우가 의사들의 예상보다 훨씬 많다. 합의점을 찾지 못하면 환자는 당연히 의사의 지시를 따르지 않을 것이다. 따라서 좀더 유능한 의사가 되려면 환자와의 합의점을 찾는 기법을 터득해야 한다.

대부분의 환자는 증상의 원인과 심각성에 대한 생각과 의사를 만나기 전에 무엇을 할 수 있고 해야만 하는지 이미 예상하고 있다. 의사는 환자의 생각에 동의할 수도 하지 않을 수도 있다. 의사의 치료 계획에서 환자의 의견을 도출하거나 다루지 않으면 환자들은 비협조, 논쟁, 설득을 통해 의사의 충고를 회피하거나 저항할 것이다. 환자는 예전의 의사, 잡지, 웹사이트, 의료 지침, 지역사회와 문화적 전통에서 나온 의견으로 논쟁을 뒷받침할 것이다. 환자가 의사의 전문 지식과 판단에 의문을 갖거나, 의사의 충고를 거부한다고 의사는 생각할 수 있다.

의사가 환자의 진료를 계속하려면 환자와의 불일치를 협상하는 방법이 필요하다.

환자: 안녕하세요, 선생님. 얘기를 시작하기 전에 제가 유럽에서 집으로 오는 비행기에서 가져온 잡지 기사를 보여드려야겠어요. 저 같은 관절염에 새로운 치료법이 있어요. 킬레이션 치료법이라고 하네요. 대부분의 의사들이 이해하지 못하지만 신기한 효과가 있다고 해요.

의사: 어, 환자분께서 그 치료법에 대해 아는 것을 말씀해보세요.

환자: 바로 저 같은 관절염에 효과가 있다고 했어요. 보세요, 여기 치료 전후의 엑스레이 사진이 있어요. 좋아 보이지 않아요?

이럴 때 의사는 몇 가지 반응을 보일 수 있다. 의사가 그것을 읽었을 때 환자의 반응은 어떨지 생각해보라.

1. “그건 모두 쓰레기예요. 킬레이션은 누구도 돕지 못하고, 명백한 엉터리예요.”

2. “물론이죠. 어디에 있는 누가 이러한 치료를 하는지 알아보고 그분에게 소개해드릴게요.”

3. “그것을 하기보다 차라리 SynVisc를 주사해보고 글루코사민을 투여하고 항염증 치료제 시도를 해야 한다고 생각해요.”

4. “제가 이 기사를 보관해도 될까요?” 환자분께서 조사해주셔서 기쁘네요. 그러나 킬레이션 치료에 관해 나쁜 소식이 있어요. 제 생각에 이것은 환자분께서 듣고 싶었던 것은 분명히 아닐 거예요. 오랫동안 잘 알려져 잘 연구된 치료법이에요. 이미 행해진 모든 연구의 결론은 실제로 효과가 없다는 것입니다.

면담의 중요 원칙

1. 의사로서 모든 의료 정보에 대한 자세는 호기심으로 시작해야 한다. 많은 환자들은 모든 종류의 건강 정보에 능숙하게 접근하며 무차별적으로 믿는다. 환자가 건강 정보를 가져올 때 의사가 명백하게 무시해서는 안 된다. 유효한 의학 정보는 의사의 사무실에 의학 논문이 도착하기 전에 전문지가 아닌 일반 소식지에 먼저 소개되기도 한다. 많은 보조치료와 대체치료는 과학적 연구나 재검토가 이루어졌다. 뛰어난 의료 전문가는 흔한 의학적 문제점 접근에 공공연히 반대하기도 한다.

2. 의사는 도전을 받는다. 의사와 환자가 서로 이해하고 동의하는 조심스런 시도에도 불구하고 남아 있는 의견 불일치를 어떻게 다룰까. 환자는 자율적으

로 스스로 결정할 윤리적 권리가 있다. 의사는 전문적 판단과 개인 윤리를 기본으로 하는 치료를 제공하거나 거부할 권리가 있다. 궁극적으로 의사와 환자는 '의견의 불일치에 동의'할 수 있으나, 의사와 환자는 우선 공통점을 찾기 위해 노력해야 한다고 의사는 생각한다.

3. 이런 불일치에는 딜레마가 따른다. 의사는 환자와 융통성 있고 회의와 멍청함에 빠지지 않는 관계를 유지하기를 원한다. 반면, 의사는 자신의 지적·윤리적인 본래의 모습을 유지하기를 원한다. 의사는 환자의 욕망, 전문가와 기관 단체의 권고, 그리고 무엇이 최선인지에 대한 자기의 생각에 사로잡힌 자신을 발견한다.

4. 궁극적으로, 의사와 환자는 윤리, 지식, 기술적 전문성의 차이 때문에 동의에 도달하지 못할 수 있다.

면담 과정

1. 대부분의 의사는 환자가 문제점을 알고 있는지, 무엇이 가장 걱정스러운지, 어떤 치료를 기대하는지 물어보지 않는다. 대신 의사는 진단의 형식으로 설명하며 치료를 제안한다. 그 전에 환자의 생각이 잘못되었는지 물어보라. 이는 몇 단계 조처를 취할 수 있다.

의사: 환자분 생각과 다른가요?

환자: 모르겠어요. 당신은 의사잖아요.

의사: 알아요. 그러나 환자분께서 이에 관해 아는 것, 이미 시도해본 것, 가장 걱정하는 것을 제가 아는 데 도움이 되죠.

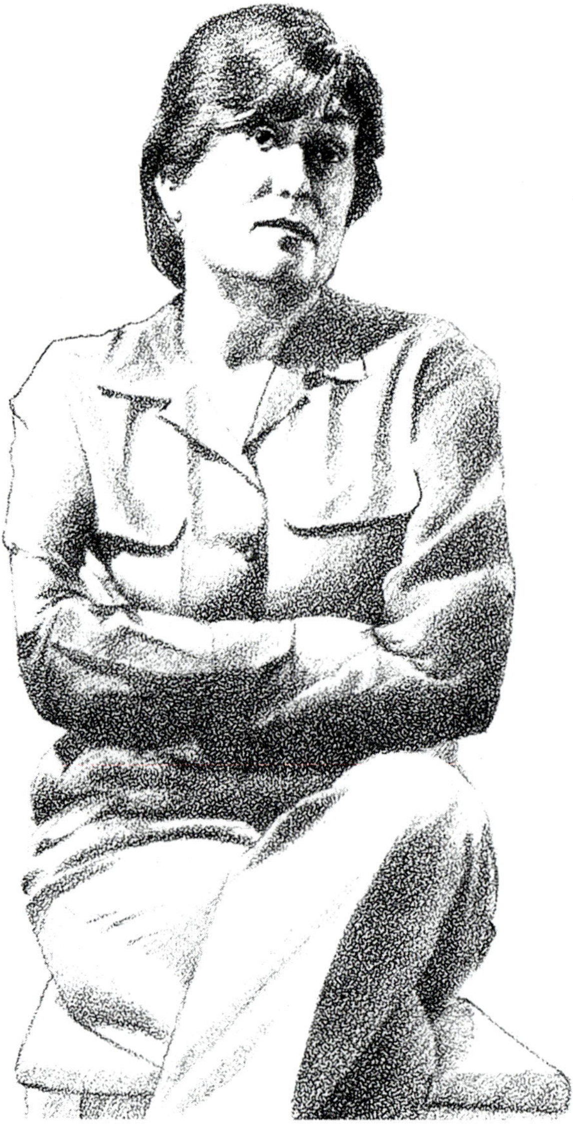

"듣고 있지 않아요."

2. 질병의 원인, 진단, 예후에 대한 환자의 믿음과 이론을 알아내고, 이름 붙이고, 의논하는 것이 중요하다. 그것은 의사의 도움을 수락하고 의사의 처방에 협조하도록 영향을 미친다. 환자의 이론으로 진료하는 것은 환자 존중이 필요하다. 그것은 의사의 것과 근본적으로 다를 수 있다. 가설을 시험하는 경험적 연구를 통해 세상을 이해하는 과학적 모델은, 다른 것과 비교해서 더 쉽게 이해되는 새로운 모델이다. 의사는 기도의 은혜, 차크라chakra 균형, 질병을 치료하는 약초에 동의하지 않을 수 있지만, 의사의 일을 이해하고 도움을 청하는 환자의 노력을 존중해야 한다. 의사의 약과 치료는 환자가 시도하려는 치료 가운데 단지 하나일 수 있다. 환자가 어떻게 그런 의견을 갖게 되었는지, 동기가 무엇인지 알아보라.

의사: 자, 환자분. 환자분께서 머리 전산화단층촬영CT 검사를 원하신다는 말씀을 들었습니다. 저는 어떻게 그런 결정을 내리게 되셨는지 정확히 이해할 수 없습니다. 좀더 말씀해주시겠습니까?

환자: 저는 단지 머리 CT 검사만 필요합니다, 선생님. 저는 그것을 논의하고 싶지 않습니다.

의사: 알겠습니다. 그런데 CT 검사가 필요하다고 믿으시지만, 저는 그렇게 생각하지 않습니다. 저는 환자분이 왜 그렇게 생각하는지 알 수 없습니다. 다른 타당한 이유를 알아내려고 해도 쉬운 일이 아닙니다. 좀더 확실한 힌트를 주실 수 없나요?

환자: 아, 알겠어요. 아내가 뭐라도 한 가지 검사하고 오라고 했기 때문이죠. 그녀는 두통 호소를 그만두든지 CT 검사를 받든지 둘 중 하나를 하라고 합니다.

의사: 아! 사실이라면 곤란하겠군요. 환자분은 CT 검사를 받든지 집에서 잔소리를 듣겠군요.

환자: 그게 답입니다.

의사: 좋습니다. 세 번째 방법을 제안합니다. 약을 일주일이나 열흘치 처방해드리겠습니다. 부인께는 모든 책임이 제게 있다고 미루셔도 좋습니다. 저는 뇌 검사가 정상일 거라고 확신하지만, 두통이 낫지 않으면 치료 방향이 정해지지 않아도

머리 CT 검사를 해볼 수 있을 겁니다. 사실 부비동 감염은 전혀 없고, 그보다는 일종의 편두통이라고 생각합니다. 제 계획을 어떻게 생각하세요?

환자: 그렇게 하지요, 선생님.

3. 환자의 확고한 견해 속에 의사의 치료 계획을 확실하게 설명하라.

환자: 그것이 제가 먹고 싶어하는 설탕과 과식을 걱정하는 이유입니다. 저는 당뇨병이 있다고 생각해요.

의사: 그래서 환자분은 과식, 살찌는 것을 걱정하고, 당뇨병이 있을 수 있다고 걱정하시는군요. 이해됩니다만, 오늘 검사 결과를 포함해서 정상 혈당입니다. 따라서 당뇨병이 아님을 확신할 수 있어요. 저는 환자분이 무엇을 먹고 얼마나 운동하는지 계속 추적해야 한다고 생각해요. 그러면 이 모든 것을 잘 이해할 수 있을 거예요.

4. 의사의 진단과 치료를 여전히 의심스러워하는 환자의 생각을 이해한 후에는 방어적이 되지 말고 호기심을 가져라. 환자가 왜 그런 방법을 쓰려고 했을까?

5. 의견 차이를 보일 때 의사와 환자는 '우리의 방법' '환자의 방법' '의사의 방법' '방법 없음'의 네 개로 나뉜 원의 어디에 있는지 숙고하라. 의사 스스로 환자를 확신시키거나, 설득하거나, 요청하거나, 강요함을 발견하면 '의사의 방법' 사분면이다. 더 나은 판단을 포기하거나 불리한 판결을 내리면 '환자의 방법' 사분면이다. 서로 완강하거나 서로에게 점차 화를 내면 '방법 없음' 사분면이다. 목표는 의사와 환자가 힘을 합쳐 계획을 세우려고 함께 일하는 '우리의 방법' 사분면에 도달하는 것이다. 그러나 최고 의사일지라도 합의된 치료 계획을 세울 수 없는 환자가 있다.

6. 전문가들은 '우리의 방법' 사분면에 도달하는 필수 조건을 제시한다. 퀼Quill은 임상의사와 환자는 (a) 의학 용어의 정의와 의미에 동의하고, (b) 환자의 진심과 믿음을 숨김없이 말하며, (c) '문제'가 해결됨에 따라 '위치'를 재정립하고, (d) 모든 가능한 해결책에 중지를 모으고, (e) 서로 양보해야 함을 이해한 상태에서 최선책을 선택하며, (f) 궁극적으로, 환자의 결정은 환자에게 속하며, 의사의 결정은 의사에게 속함을 인식해야 한다고 한다. 라자르Lazare는 대부분의 불일치는 문제의 성질(예, '라임병' 대 '우울') 또는 치료 방법(예, '마약중독과 장애' 대 '운동과 직업적 재활') 주변에서 발생한다고 한다. 치료 목적 불일치('고통 없게 해주세요.' 대 '고통에도 불구하고 기능하는 것'), 치료 위치 불일치('입원할 필요가 있어요.' 대 '신경외과로 의뢰하기'), 비용 지불 불일치('이것이 부상과 관계되면 보험에서 지불할 거야.'라고 말하기)는 덜 자주 일어난다.

7. 임상의사들이 흔히 사용하는 협상 기술에는 일반적으로 (a) 양보, (b) 시험적 치료 시도, (c) 다른 사람 의견 구하기, (d) 더 많은 자료 모으기, (e) 기다리면서 관찰하기 등이 포함된다. 하버드 협상안The Harvard Negotiation Project은 (a) 양쪽의 위치를 분명히 하고, (b) 모든 사실을 알게 하며, (c) 매우 기본이 될 동의의 범위를 확인하고, (d) 모든 가능한 옵션을 확인하며, (e) 비록 차선이라도 양쪽 모두 받아들일 수 있는 해결책을 확인하고, (f) 결정을 내릴 시간 계획을 분명히 하는 여섯 단계를 제안한다.

8. 환자가 법률적인 결정이 아닌 임상적으로 판단하여 결정할 능력이 있는지 확인하라. 결정 능력이 있는 환자는 무엇이 잘못이고 환자와 의사의 관점에서 필요한 치료가 무엇인지 기술할 수 있어야 하며, 각자의 접근법에 찬반을 기술하고 신중하게 결정하며 어느 것을 더 선호하는지 표현할 수 있어야 한다.

9. 특히, 분명하게 도움이 되는 치료를 거부하는 심각한 진행성 질병 환자의 경우에는 논의한 것을 문서 기록으로 남겨라. 생명을 위협하는 질병을 가진 환자가 완치 가능성 있는 치료를 거부할 때(예를 들어 현재는 완치 가능성 있는 초기 단계의 젊은 유방암 환자가 기다리면서 침술 치료를 받기를 원하는 경우), 건강과 안전을 어설픈 의료적 판단으로 위태롭게 할 때(예를 들어 노인이 자주 넘어지는데도 집에 혼자 있겠다고 고집 피우는 경우)는 문서 기록으로 남기는 것이 중요하다.

자주하는 실수

1. 환자의 요청을 깊이 생각하지 않고 거부하는 것.
2. 상황에 따른 환자의 이해와 선택의 이유를 알아차리지 못하는 것.
3. 의사의 선택을 의사 자신과 환자가 명쾌하게 이해하지 못하는 것.
4. 공감하는 객관성에서 지나친 회의나 멍청함으로 빠지는 것.

핵심 요점

불일치는 상호 이해를 통해 가장 잘 극복할 수 있다.

SELECTED READINGS

Bazerman MH, Curban JR, Moore DA, et al. Negotiation. *Ann Rev Psychol* 2000;51:279–314.
Brody DS. The patient's role in clinical decision-making. *Ann Intern Med* 1980;93:718–722.
Duncan BL. Stepping off the throne. *Networker* 1997;July:23–33.
Eggly S, Tzelepis A. Relational control in difficult physician–patient encounters: negotiating treatment for pain. *J Health Commun* 2001;6:323–333.
Ende J, Kazis L, Ash A, et al. Measuring patients' desire for autonomy: decision making and information-seeking preferences among medical patients. *J Gen Intern Med* 1989;4:23–30.

Fisher R, Ury W. *Getting to yes: negotiating agreement without giving*, 2nd ed. New York: Penguin Books, 1991.

Gross R, Birk PS, D'Lugoff BC. The influence of patient–practitioner agreement on the outcome of care. *Am J Public Health* 1981;71: 127–132.

Keller VF, White MK. Choices and changes: a new model for influencing patient health behavior. *J Clin Outcomes Manag* 1997;4: 33–36.

Lazare A. The interview as a clinical negotiation. In: Lipkin M, Putnam SM, Lazare A, eds. *The medical interview: clinical care, education and research*. New York: Springer-Verlag, 1995:50–64.

Lazare A, Eisenthal S, Wasserman L. The customer approach to patienthood. *Arch Gen Psychiatry* 1975;32:553–558.

Quill TE. Partnerships in patient care: a contractual approach. *Ann Intern Med* 1983:98:228–234.

Quill TE, Brody H. Physician recommendations and patient autonomy: finding a balance between physician power and patient choice. *Ann Intern Med* 1996;125:763–769.

Shendell-Falik N. The art of negotiation. *Nursing Case Manag* 2002; 2:107–108.

Tuckett D, Boulton M, Olson C, et al. *Meetings between experts: an approach to sharing ideas in medical consultations*. London: Tavistock, 1985.

24장 신뢰와 불신

문제의 요지

의료에 종사하는 의사는 매일 기적을 목격한다. 의사 앞에 나타난 낯선 사람들이 그들의 생명을 의사의 손에 맡긴다. 일부 환자는 친구의 추천이나 동료 의사가 의뢰하지만, 많은 사람은 우리가 의사로서 훈련받았다는 것만 알 뿐이다. 환자는 의사의 훈련 때문에 능력과 높은 윤리를 지닌 의사를 신뢰한다. 대부분의 환자는 의사를 신뢰하는 경향이 있다. 심지어 일부 환자는 그들의 신뢰가 의학적 치료를 받기 위해 오는 환자에게 요구되는 행동이라고 말한다. 그러나 모두 그런 것은 아니며 항상 그런 것도 아니다.

의사는 사람들에게 진실을 말한다는 것을 믿어주기를 기대한다. 그러나 의사는 환자에게 정직한 것이 의사를 신뢰하기에 충분할 것이라고 추측할 수 없다. 신뢰를 강화하려는 의사의 행동에는 환자를 신뢰하고 환자의 옹호자로서 봉사하는 것이 포함된다. 의사에 대한 환자의 신뢰 또는 불신은 이전의 의료 경험과 인생 경험에 따라 정해질 것이다. 문화적 또는 인종적 경험에 따른 환자들의 오래된 믿음이 의사를 신뢰하기 어렵게 할 수 있다. 어떤 환자나 그 가족은 누군가를 신뢰하는 것을 전혀 배우지 못했기 때문에 의사를 불신하고, 어떤 이는 의사가 제공하는 상황과 의사가 제공할 수 있는 상황이 현저히 다르기 때문에 의사를 불신하며, 어떤 사람은 모든 의사에게 불신의 방어벽을 치고 접근한다.

많은 수련의들이 실력을 믿지 못하거나 '수련의사의 실습용이 되는 것'을 원치 않는 환자를 경험하며, 젊은 여자 의사는 젊다는 것과 여자라는 편견 때문에 처음부터 환자의 불신을 경험할 수 있다.

환자: 선생이 주치의라고 말했소? 선생은 너무 어려 보이는데. 이전에 심장 질환 환자를 많이 치료해보았소?

의사가 도전할 것은 환자들이 위험을 무릅쓰고 내맡기는 신뢰를 유지하거나 쌓도록 하는 것이다.

면담의 중요 원칙

1. **신뢰와 비난은 나란히 간다.** 자신의 건강과 안전을 다른 사람에게 의지할 때 우리는 그 사람을 더욱 신뢰해야 한다.

2. **신뢰는 주로 효과적인 의사소통의 결과로 얻을 수 있다.** 환자를 연구-탐구하는 그룹에 따르면 신뢰는 의사-환자 사이에 이루어지는 대화의 질과 밀접하게 연관되어 있다고 한다. 의료 과실 소송을 보면 대화에 문제가 생기면 환자들이 치료를 받지 못하거나 소송을 제기한다. 대부분의 연구에 따르면 신뢰 구축의 중요한 요소는 뛰어난 의학적 기술보다는 의사소통과 인간관계의 노련한 기술이다.

3. **무엇보다도 환자는 자신을 존중하고, 얘기를 잘 들어주며, 이해해준다고 느끼면 자연스럽게 의사를 신뢰한다.**

4. 환자가 의사를 믿어야 하듯이 의사도 환자를 믿어야 한다. 신뢰를 잃은 경우 — 예를 들어 환자가 고의로 중요한 자료를 숨기거나 왜곡했음을 알게 될 때 — 서로 관계가 계속되어야 한다면 신뢰가 깨진 것을 논의해야 하며 향후 관계의 한계를 확인해야 한다.

5. 역설적으로 보일지 모르나 의학적 치료의 불확실성과 불완전성을 환자들이 이해할수록 환자는 의사를 더욱더 신뢰한다.

6. 환자의 의혹과 공포를 논의하는 것은 환자가 의사의 판단과 치료를 신뢰하는 정도를 알아보는 한 방법이다. 불신은 환자의 자위적 본능으로 작용하여 결과적으로 환자에게 도움이 되는 정보를 거부하게 된다.

면담 과정

1. **환자나 가족의 불신에 대해 기꺼이 토론하라.** 불신으로 고통받는 사람에게 연민의 감정을 가질 수 있는 기회를 찾아라.

의사: 따님께서는 어머니의 건강을 걱정하시는데, 어머니의 치료를 맡은 바로 그 사람을 신뢰할 수 없다는 것처럼 들리네요. 그것이 당신을 힘들게 하는군요.

딸: 저는 어머니가 최상의 치료를 받기를 바랄 뿐이에요. 지난번에 입원하셨을 때는 더 많은 전문가를 불렀어야 했다고 생각합니다.

의사: 알겠습니다. 우리가 전문가를 충분히 포함시키지 않았다고 걱정하시는군요. 그 밖에 다른 것은 없나요? 걱정하시는 그 밖에 다른 것은요?

2. 불신을 받는 것에 분노하거나 고통스러운 감정을 억눌러라. 받아 마땅한 신뢰를 얻지 못한다고 생각할 때 의사는 방어적이 된다. 의사는 그들이 행했던 모든 선행을 설명한다. 심지어 희생자처럼 느낄 수 있다. **환자나 신뢰할 수 없는 사람에게 초점을 맞추고 환자를 더 많이 알도록 하라.** 이는 더 많은 것을 이해할 수 있는 기회다.

의사: 우리는 언제나 당신의 어머님과 그분의 의학적 문제점에 대해 이야기했습니다. 어머님의 병이 당신에게 어떤 영향을 미치는지 말씀해주실 수 있을까요? 연로하고 병약하신 어머니를 돌보는 일이 어떠세요?

딸: 쉽지 않군요. 모든 사람이 제게 의지하는 것 같아요. 제 식당에서도 마찬가지예요. 모든 것이 제게 달렸고, 저는 더 이상 모든 것을 다할 수는 없어요.

의사: 몰랐습니다. 그것에 대해 좀더 말씀해주세요.

이 사람은 현실적으로 힘든 생활을 영위하는 사람으로, 그러한 문제는 그녀의 어머니를 돌보는 의사와의 관계를 포함한 다양한 인간관계에 연관된다.

3. 의사를 좀더 신뢰하는 데 무엇이 도움이 될 수 있는지 직접 물어보라.

의사: 어머님의 병에 대해, 그리고 그것이 당신에게 미치는 영향에 대해 말씀하신 것을 보면, 저나 다른 의사를 신뢰하는 것이 당신에게 얼마나 어려운지 이해할 수 있어요. 제가 어떻게 하면 저를 좀더 신뢰하시는 데 도움이 될까요?

4. 학생 또는 전공의 증후군은 이해로 접근하는 것이 가장 좋을 수 있다.

의사: 젊은 여의사가 환자분을 치료하는 팀원이라는 점이 탐탁지 않으신 것 압니다. 저는 지시를 내리고 기록하는 의사입니다만, 우리 모두는 함께 의논합니다. 저의 목표는 환자분이 우리 팀으로부터 최상의 의학적 치료를 받음을 확인하는 것입니다. 이 사실이 환자분에게 도움이 될까요?

자주하는 실수

1. 환자가 의사를 믿지 못하는 것이 정말로 자신 때문이라고 생각하고 방어적이 되는 것.
2. 토론에 너무 친밀하거나 당황하는 모습을 보여 믿음이라는 주제를 토론하지 못하는 것.
3. 믿음이 가지 않는다는 이유로 환자의 인생과 관심, 가치관과 사고를 더 많이 알지 못하는 것.

핵심 요점

환자가 의사와 그 의사의 치료를 어느 정도 신뢰하는지 확인하라.

SELECTED READINGS

Beckman HB, Markakis KM, Suchman AL, et al. The doctor–patient relationship and malpractice: lessons from plaintiff depositions. *Arch Intern Med* 1994;154:1365–1370.

Berger JT. Culture and ethnicity in clinical care. *Arch Intern Med* 1998;158:2085–2089.

Clark CC. Trust in medicine. *J Med Philos* 2002;27:11–29.

Corbie-Smith G, Thomas SB, St George DM. Distrust, race and research. *Arch Intern Med* 2002;162:2458–2463.

Dibben MR, Morris SE, Lean ME. Situational trust and co-operative partnerships between physicians and their patients: a theoretical explanation transferable from business practice. *Q J Med* 2000;93:55–61.

Fallowfield LJ, Jenkins VA, Beveridge HA. Truth may hurt but deceit hurts more: communication in palliative care. *Palliat Med* 2002;16: 297–303.

Goold SD, Klipp G. Managed care members talk about trust. *Soc Sci Med* 2002;54:879–888.

Gray BH. Trust and trustworthy care in the managed care era. *Health Aff* 1997;16:31–49.

Hall MA, Dugan E, Balkrishnan R, et al. How disclosing HMO physician incentives affects trust. *Health Aff* 2002;21:197–206.

Hall MA, Dugan E, Zheng B, et al. Trust in physicians and medical institutions: what is it, can it be measured, and does it matter? *Milbank Q* 2001;79:613–639.

Illingworth P. Trust: the scarcest of medical resources. *J Med Philos* 2002;27:31–46.

Johnson GT. Restoring trust between patient and doctor. *N Engl J Med* 1990;322:195–197.

Kao AC, Green DC, Davis NA, et al. Patients' trust in their physicians: effects of choice, continuity, and payment method. *J Gen Intern Med* 1998;13:681–686.

Kass NE, Sugarman J, Faden R, et al. Trust: the fragile foundation of contemporary biomedical research. *Hastings Cent Rep* 1996;26:25–29.

Mechanic D. Changing medical organization and the erosion of trust. *Milbank Q* 1996;74:171–189.

Mechanic D, Schlesinger M. The impact of managed care on patients' trust in medical care and in their physicians. *JAMA* 1996;275: 1693–1697.

Miyaji, NT. The power of compassion: truth-telling among American doctors in the care of dying patients. *Soc Sci Med* 1993;36:249–264.
Newcomer LN. Measures of trust in health care. *Health Aff* 1997;16: 50–51.
Safran DG, Taira DA, Rogers WH, et al. Linking primary care performance to outcomes of care. *J Fam Practice* 1998;47:213–220.
Thom DH, Campbell B. Patient–physician trust: an exploratory study. *J Fam Pract* 1997;44:169–176.
Thom DH, Kravitz RL, Bell RA, et al. Patient trust in the physician: relationship to patient requests. *Fam Pract* 2002;19:476–483.
Tschannen-Moran M, Goy WK. A multidisciplinary analysis of the nature, meaning, and measurement of trust. *Rev Educ Res* 2000;70: 547–593.

25장 한계 정하기

문제의 요지

언급되지는 않더라도, 의사와 환자 사이에는 역할(누가 무엇을 할지), 면담의 방법과 규칙(어떻게 함께 이야기할지—서로에게 소리를 칠지, 방해를 할지, 독백을 교환할지), 의제(면담 동안 어떤 문제에 역점을 두어 다룰지)에 관해 암묵적으로 동의한 약정이 있다. 의사와 환자 사이에 의사의 역할, 면담의 방법과 규칙, 의제에 대해 의견 일치를 보지 못하거나 이들이 명확하지 않으면 의사와 환자의 상호관계는 불가능하다.

환자: 제가 바라는 것은 이 신체장애 서류에 서명을 해주시고, 제가 여길 나가는 겁니다.

의사: 신체장애 서류요? 왜 그게 필요한가요? 누가 장애자인데요?

환자: 저요, 아시다시피 제 허리요. 저는 더 이상 일할 수 없어요.

의사: 저는 환자분의 허리를 진찰한 적이 없는데요. 환자분의 회사가 허리 전문가에게 협진을 의뢰한다고 하셨잖아요.

환자: 네, 그랬죠. 그러나 그건 끝났어요. 그는 다했죠. 이제 선생님이 이 서류를 작성해주셨으면 해요.

1차 임상의로서 자신의 역할이 환자를 검사하고 다른 의사가 검사했던 정보를 얻었을 때만 장애에 대한 요구를 받을 수 있다고 생각했기 때문에 이러한 요청을 받은 의사는 괴롭다. 의사와 환자는 의사의 역할을 서로 다르게 생각한 것이다.

의사들과 했던 의사소통 연수강좌에서는 의사의 역할, 면담의 방법과 규칙, 의제에 대한 불일치에서 오는 의사-환자 사이의 갈등에 대한 많은 사례가 제시된다.

역할에 대한 불일치

1. 환자는 의료보험기관 결정에 의사가 책임이 있다고 생각한다.
2. 환자가 극복할 수 있게 도울 수 있다고 의사가 생각하는 문제를 환자는 의사가 보험 보상을 받게 도와줄 것으로 생각한다.
3. 의사는 만성 통증의 또 다른 치료법을 찾으려는 반면, 환자는 끊임없이 마약성 진통제 처방을 원한다.
4. 환자는 의사가 장애를 완치시키기를 기대하지만, 의사는 환자가 그와 함께 사는 방법을 찾도록 도와야 한다고 생각한다.

면담의 방법과 규칙에 대한 불일치

1. 환자가 자신의 이야기를 하려는데 의사가 너무 빨리 너무 자주 끼어들어 환자가 단답식으로 대답하기 시작한다. (의사와의 대화에서 환자의 기대는 자신의 이야기를 하도록 허용받는 것인 반면, 의사의 생각은 의문에 대한 해답을 얻는 것이다.)
2. 환자가 질문은 하지만 대답을 귀담아듣지 않는다.
3. 새로 온 환자가 첫 방문부터 의사의 이름을 부르며, 이야기 도중 손을 뻗어 의사와 접촉하는 등 의사를 불편하게 만든다.
4. 환자가, 의사의 생각에는 급하지 않으며 진료 시간에 다루었어야 할 문제를 가지고 저녁에 의사의 집으로 전화한다.

의제에 대한 불일치

1. 환자가 예정된 15분 면담에 감당하기 어려운 많은 상담 목록을 가져온다.
2. 환자가 한 아이의 진료를 예약하고 네 명을 데려와서, 한 명을 위한 시간에 네 명 모두 진찰해달라고 요청한다.

3. 환자가, 의사의 생각에는 자신의 분야 밖의 주제인 부부 불화를 상담하고 싶어한다.

면담의 중요 원칙

1. 한계 정하기는 의사-환자 관계를 확립하고 발전시키는 과정의 일부다. 의사의 역할, 면담의 방법과 규칙, 의제 설정에 대한 불명확성은 예상 가능한 일이며, 대부분의 환자들은 의사의 분명하고 친절한 인도에 감사할 것이다.

2. 환자와의 면담이 효과적이려면, 의사는 갈등의 한계를 알고 환자와 협상해야 한다.

면담 과정

1. 의사가 환자와의 상호관계에서 불편함을 느끼면 중단하고 생각하라. 환자가 의사가 설정한 한계를 위협하거나 넘으려 하는가? 문제가 누가 무엇을 할 것인지(역할), 무엇을 어떻게 얘기할 것인지(면담의 방법과 규칙), 무엇에 합의하고 무엇을 위해 함께 일을 할 것인지(의제)에 관한 것인가?

2. 만약 그렇다면 문제점을 의논하기 시작하라.

의사: 지금 어려움이 약간 있는데, 이에 대해 환자분과 의논했으면 합니다.

환자: 네? 무슨 말씀이신가요, 선생님?

의사: 제가 환자분께 해드릴 수 있는 것에 대한, 저와 환자분의 생각이 조금 다르군요. 환자분은 제가 진찰을 하지 않고도 이 장애 서류를 써줄 수 있다고 생각하시죠.

환자: 네.

의사: 반면에 저는 환자분을 진찰하고, 엑스레이를 보고, 검사하고, 경우에 따라서는 다른 자문의사와 협의한 뒤에만 장애 결론을 내릴 수 있다고 생각합니다. 지금

상황에서 장애 결론을 내리기 위해서는 신경외과 의사나 정형외과 의사의 의견이 필요합니다.

환자: 그래서 서류에 서명하지 않겠다는 겁니까?

의사: 네, 환자분을 진찰하지 않고서는 하지 않을 것입니다. 그런데 어려운 점은 제가 무엇을 해야 하는지, 실제로 무엇을 할 수 있는지에 대해 우리가 서로 다른 생각을 하고 있다는 것입니다. 어떻게 생각하세요?

환자: 네, 그런 것 같군요. 저도 선생님이 서명하지 않을 거란 생각을 했습니다.

의사: 그러면 제가 환자분을 위해 무엇을 할 수 있는지 얘기해보죠. 좋습니까?

3. 어떤 관계에서도 약간의 갈등은 피할 수 없다. 이는 단순히 **두 성인의 견해가 서로 다르기 때문에 일어난다.** 비난과 흥분은 효과를 보지 못한다.

의사: 좋습니다, 이제 알겠습니다.

환자: 뭘 알아요, 선생님?

의사: 교묘하군요. 환자분은 저를 감쪽같이 속여 이 장애 서류를 슬그머니 처리하려 하는군요.

환자: 뭐라고요? 왜 그렇게 생각하시죠? 저는 진료비를 냈고, 선생님은 제 문제를 처리해주셔야 한다고 생각합니다. 그것이 제가 보험료를 내는 이유입니다. 의사들은 모두 똑같아요. 귀찮은 일은 절대 안 하고, 당신들이 하고 싶어하는 것은 청구서를 보내고 유럽으로 여행가는 것뿐이죠.

의사: 네?

역할, 대화, 의제에 관한 효과적인 의사소통의 비결은 환자와 의사 사이에 차이가 어디에 있는지 분명히 하고 그것을 함께 의논하는 것이다.

4. 자신을 갈등이 있었던 환자의 희생자로 생각하지 마라.

의사 X: 환자들은 늘 열두 가지 문제 목록을 가져와서는 10분 안에 그 모든 문제들에 대한 답을 듣고 싶어하지. 대체 언제쯤 그런 요구를 하지 않는 환자가 나타날까?

의사 Y: 대체 언제쯤 무용담 대신 간단한 질문에 간단한 대답을 하는 환자가 나타날까?

의사 X와 Y는 지극히 평범한 의사들로, 모든 임상의들이 일상적으로 경험하는 문제들에 맞서고 있다. 진료시간이 얼마나 되는지, 의사가 환자의 모든 문제를 다루려면 얼마나 많은 시간이 필요한지 이해하는 환자는 거의 없다. 모든 환자들에게는 그들의 이야기가 있고, 의사는 그 이야기를 들어주어야 한다.

5. 환자의 악담, 요구, 위협, 성적 관계 암시 같은 혼란스런 행동 때문에 면담의 방법과 규칙이 중단되면, **면담의 한계를 명확히 밝히는 것으로 대응하라.**

환자: (큰 목소리로) 당신 같은 빌어먹을 의사들은 환자가 어떻게 되든 아무 관심이 없지.

의사: 그렇게 말씀하시면 저도 불쾌합니다. 이 상태에서는 의사로서 제 일을 하는 것이 어렵겠군요. 화가 좀 누그러지실 때까지 잠시 나가주시겠어요?

이 의사는 환자와 같은 방식으로 대응하지 않았다. 다만 환자의 혼란스러운 행동에 단호히 대처하고 진정할 시간을 주었으며 환자에게 선택의 여지를 남겨두었다.

자주하는 실수

1. 역할·면담의 방법과 규칙·의제에 대한 의사와 환자의 생각을 명확히 하고 견해차를 조정하기 위해 협상하기보다 함께 화를 내고 흥분하는 것. 의사 자신을 참여자가 아닌 희생자로 보는 것.

2. 갈등을 해결하는 데 환자를 포함시키지 않는 것.

3. 이러한 어려움을 의사의 업무 영역을 넘어서는 것으로 보는 것.

핵심 요점

역할, 면담의 방법과 규칙, 의제에 대한 의사와 환자의 생각을 명확히 하라.

SELECTED READINGS

Candib LM. What doctors tell about themselves to patients: implications for intimacy and reciprocity in the relationship. *Fam Med* 1987;19:23–30.

Drummond DJ, Sparr LF, Gordon GH. Hospital violence reduction among high-risk patients. *JAMA* 1989;261;2531–2534.

Duckworth KS, Kahn MW, Gutheil TG. Roles, quandaries, and remedies: teaching professional boundaries to medical students. *Harv Rev Psychiatry* 1994;1:266–270.

Gabbard GO, Nadelson C. Professional boundaries in the physician-patient relationship. *JAMA* 1995;273:1445–1449.

Gutheil T, Gabbard GO. The concept of boundaries in clinical practice: theoretical and risk management dimensions. *Am J Psychiatry* 1993;150:188–196.

Gorawara-Bhat R, Gallagher TH, Levinson W. Patient-provider discussions about conflicts of interest in managed care: physicians' perceptions. *Am J Managed Care* 2003;9:564–571.

Lyckholm LJ. Should physicians accept gifts from patients? *JAMA* 1998;280:1944–1947.

McCue JD. The effects of stress on physicians and their medical practice. *N Engl J Med* 1982;306:458–463.

Nadelson C, Notman MT. Boundaries in the doctor-patient relationship. *Theor Med Bioeth* 2002;23:191–201.

Quill TE. Partnerships in patient care: a contractual approach. *Ann Intern Med* 1983;98:228–234.

Quill TE, Brody H. Physician recommendations and patient autonomy: finding a balance between physician power and patient choice. *Ann Intern Med* 1996;125:763–769.

Quill TE, Suchman AL. Uncertainty and control: learning to live with medicine's limitations. *Humane Med* 1993;9:109–120.

Sparr LF, Rogers JL, Beahrs JO, et al. Disruptive medical patients: forensically informed decision making. *West J Med* 1992;156: 501–506.

Stoudemire A, Thompson TL. The borderline personality in the medical setting. *Ann Intern Med* 1982;96:76–79.

White MK, Keller VF. The difficult clinician–patient relationship. *J Clin Outcome Manag* 1998;5:32–36.

유혹 피하기 26장

문제의 요지

관심의 초점이 환자와 환자의 건강에서 의사와 환자가 같이 즐기는 다른 활동으로 옮겨질 때 의사와 환자는 곤경에 처한다. 이 다른 활동은 '유혹'에서 가장 흔한 성적인 것일 수 있지만 대부분은 취미, 스포츠, 심지어는 의사의 가족 같은 환자와 의사가 공유하는 관심사에 초점을 맞추게 된다. 문제는 유혹하는 환자에게도 있지만 유혹에 빠지기 쉬운 의사에게도 있다.

의사: 어떻게 지내셨어요?

환자: 늘 그렇죠, 뭐. 선생님은요?

의사: 좋아요, 이번 주에는 일이 그렇게 많지 않았어요.

환자: 글 쓰고 계시나요? 새로운 시라도?

의사: 뭐 별로요. 하지만 지난주에는 괜찮은 것을 하나 썼어요.

환자: 오! 보고 싶어요.

어떻게 생각하는가? 유혹하는 환자인가? 유혹에 빠지기 쉬운 의사인가? 이 의사와 나이가 지긋한 환자는 시를 쓰는 사람들로, 정기적으로 시를 주고받았다. 플라토닉한 관계이지만 의학적인 관계에서는 아니다. 아니 의학적 관계인가?

의사: 이제 진료도 좀 해야 할 것 같은데요. 환자분의 건강 문제에서 벗어나 대부분의 시간을 문학을 얘기하는 데 보내고 있어요.

환자: 저는 그렇게 생각하지 않는데요. 선생님은 환자의 건강은 신체적인 것만큼이나 정신적인 것도 중요하다고 얘기했잖아요. 우리가 문학을 이야기하는 것이 저한테는 일종의 치료예요.

여기에 딜레마가 있다. 성적인 경계를 넘어선 의사는 "이것은 환자를 위해서 좋습니다."라고 자신의 행동을 같은 방식으로 변명하려 한다. 이것은 사실이 아니지만, 사실이더라도 의술은 아니다. 더 문제가 되는 것은 흔한 경험이나 흥밋거리를 서로 나누는 치료의 특성에 관한 것이다. 유혹이라고 정의하는 탈선적인 배려는 찬사받고, 사랑받고, 존경받고, 복종받고, 교육받는 의사의 인간적인 필요에서 생기는 것이다. 의사-환자 관계는 매우 강력하기 때문에, 환자나 의사는 치료의 경계를 넘어 깊고 강렬해지기를 원할 수 있다.

경험에 비추어보면, 공유하는 관심이 환자의 치료적 초점에서 의사로 옮겨질 때 의사는 유혹을 받는다.

면담의 중요 원칙

1. 의사와 환자 관계의 경계가 어디까지인지 잘 알지 못하면 경계를 넘어섰는지 여부에 대한 판단이 매우 어렵다. **진료할 때 의사로서의 한계가 어디까지인지 정의해보는 것도 도움이 된다.** 덕워스Duckworth와 동료들은 네 가지 질문을 할 것을 제안한다.

- **a.** 지금 내가 하고 있는 이것이 의사가 해야 하는 일인가?
- **b.** 환자가 이것을 어떤 경험으로 받아들일지 내가 깨닫고 있는가?
- **c.** 환자를 위해 하고 있는가? 나를 위해 하고 있는가?
- **d.** 이러한 행동이 환자의 건강에 도움이 되는가?

위의 질문 중 하나라도 '아니요'라고 답해야 한다면 환자와 의사의 관계가 직업적인 범주를 벗어난 것이 될 가능성이 있다.

2. 의사의 관심 초점은 환자다. 의사는 환자의 참여 속에서 제 기능을 다할 수 있다. 공통의 관심사를 찾아낼수록 환자를 좋아하게 되고 관심사를 이야기하

는 데 시간을 보내게 된다. **환자 이야기에서 자신들의 이야기로 화제가 옮겨질 때 의사는 문제에 빠지게 된다.**

3. **의사는 환자에게 딜레마를 설명할 수 있다.** 환자가 의사와의 관계에 좀더 많은 것을 바라는 경우 의사의 이러한 설명은 상황을 정리하고 체면을 지켜준다.

4. **의사도 환자에게 강하게 끌릴 수 있다.** 의술은 사랑에 가까운 행위다. 환자를 보살피는 것, 인격체인 환자를 보살피는 것은 커다란 애정일 수 있다. 그러나 이것이 의사의 파멸을 부를 수도 있음을 명심해야 한다.

5. **선물과 초대의 의미에 정신 바짝 차려야 한다.** 이들은 단순히 치료에 대한 감사의 표현일 수 있다. 그러나 특별한 호의(치료, 상담, 투약)를 기대하는 것 같은 부수 조건이 있을 수 있다.

   선물을 받고 환자에게 특별하게 관심을 보이는 것이 부담스러울 때가 의사와 환자의 관계를 점검하고 환자와 이 문제를 논의할 때다. 적어도, 선물에 관계없이 우수한 치료를 받을 수 있음을 환자에게 인식시켜야 한다. 그 다음에 무엇이 양질의 의료인지 계속 밝혀라.

의사: 가져오신 과자 잘 먹었습니다. 아시겠지만 환자께서 그러지 않으셔도 저는 계속 똑같이 진료를 잘 해드릴 겁니다.

환자: 잘 알아요, 선생님. 여러분 모두 저에게 친절하게 해주세요.

(불행히, 그 뒤로 환자는 과자를 가져오지 않았고, 이 의사의 사무실 직원은 과자를 몹시 그리워하고 의사에게 불평했다.)

6. 의사는 강박적으로 일을 하면서도, 항상 부족감을 느끼며 만족하지 못하는 데 전문가다. 또한 의사의 일은 환자에게 육체적·감정적인 친밀감을 준다. 이러한 환경이 몇몇 의사가 환자와 지나치게 개인적인 관계를 맺게 만든다.

면담 과정

1. 환자와 면담할 때 건강에 관한 주제에서 벗어날 수 있지만 **반드시 건강 주제로 되돌아와야 한다.** 시작이 어떻든 간에 건강 문제로 돌아오게 해야 한다. "돌아가서 건강상태를 점검하겠습니다."

2. **항상 환자의 문제에 정신을 바짝 차려야 한다.** 이 책의 많은 부분에서 환자를 생물학적 개체로만 보지 말고, 하나의 인격체로서 정신사회적 측면과 생물학적 측면에 모두 초점을 맞춰야 한다고 권한다. 친구도, 동업자도, 연인도 아닌 의사로서의 역할은 반드시 유지해야 한다. 이런 딜레마를 알고 있으면 그러한 문제에 덜 빠진다.

3. **관심의 초점은 항상 환자에게 두어라.** 환자와의 대화에서 의사가 대화의 초점이 되는지 살펴라. 이것이 의사가 유혹당하고 있다는 단서다.

4. **절대로 성관계를 갖지 마라.** 의사와 환자가 연인 관계가 되면, 환자는 좋은 의사를 잃고 평범한 연인을 얻는 것이다. 이러한 역할 변화는 불법적이고, 비도덕적이며, 바보 같은 짓이다. 그러지 마라.

자주하는 실수

1. 사교 같은 약한 유혹이 환자와 에로틱한 사랑을 하는 것보다 실제로는 더 큰 유혹임을 잊는 것.
2. 의사가 진료를 잘할수록(예를 들어 의사가 환자의 전인적인 것에 관심을 가지면), 역설적으로 의학적인 주제에서 벗어나기 쉬움을 깨닫지 못하는 것.
3. 선물, 가족의 결합, 사교, 사업활동 같은 유혹이 의사와 환자의 관계를 깨뜨릴 수 있음을 간과하는 것.

핵심 요점

의사의 행동이 환자를 위한 것인지 의사 자신을 위한 것인지 항상 반문하라.

SELECTED READINGS

Coen SJ. Barriers to love between patient and analyst. *JAPA* 1994; 4234:1107–1134.

Council on Ethical and Judicial Affairs, American Medical Association. Sexual misconduct in the practice of medicine. *JAMA* 1991; 266:2741.

Dehlendorf CE, Wolfe SM. Physicians disciplined for sex-related offenses. *JAMA* 1998;279:1883–1888.

Duckworth KS, Kahn MW, Gutheil TG. Roles, quandaries, and remedies: teaching professional boundaries to medical students. *Harv Rev Psychiatry* 1994;1:266–270.

Farber NJ, Novack DH, O'Brien MK. Love, boundaries and the patient–physician relationship. *Arch Intern Med* 1997;157: 2291–2294.

Frankel RM, Williams S, Edwardsen EA. Sexual issues and professional development. In: Feldman MD, Christensen JF, eds. *Behavioral medicine in primary care: a practical guide,* 2nd ed. New York: Lange Medical Books, 2003.

Luber MP. The management of troubling feelings toward patients. *Arch Fam Med* 1999;8:272–273.

Neher JO. Time and tide. *Arch Fam Med* 1999;8:270–271.

Sloane JA. Offenses and defenses against patients: a psychoanalyst's view of the borderline between empathic failure and malpractice. *Canad J Psychiatry* 1993;28:265–273.

27장 도움 청하기

문제의 요지

의사는 의사-환자 양자 관계에서 벗어나 다른 사람에게 도움을 요청할 필요가 있다. 환자를 치료함에 의사는 기술적인 지식이나 시술에 대하여 도움을 요청하는 데 익숙하다. 때때로 환자에게 감화를 주거나, 도움을 주고, 환자를 옹호하기 위해 다른 사람의 도움이 필요하다.

면담의 중요 원칙

1. 도움은 가족, 친구, 동료, 다른 의료인, 사회사업전문가, 후원단체, 종교인 등 다양한 사람에게 얻을 수 있다. 환자는 의사가 모르는 많은 후원자가 있을 수 있다.

2. 후원자는 의사-환자 관계속에 들어와서 끊임없이 환자에게 관심을 가지며 치료를 계속하는 것에 확신을 주어야 한다. 의사의 동료 같은 전문적 상담자는 의사와 환자 사이에 관계있으며, 그 관계는 중요하고 치료적이고, 그들이 관계를 감소시키는 게 아니라 관계에 기여해야 함을 상기시킬 필요가 있다.

3. 환자는 의사와 자신의 관계에 다른 사람을 후원자로 포함시킬지 결정하는 데 참여해야 하며, 비밀보장의 문제를 어떻게 다룰지를 포함하여 다른 사람과 함께 일할 때의 옵션과 결과에 관한 정보가 환자에게 제공되어야 한다.

4. 도움 요청은 조심스럽게 계획을 세워야 하며, 환자가 참여한다면 의사는 환자와 책임을 분담하여야 한다. 환자가 무엇을 할지? 의사는 무엇을 할지? 누가 중요한 결정을 내릴지? 상담자나 의뢰인을 이용할 때 그들은 의사가 필요한 것이 무엇이고 의사소통이 어떻게 이루어질지 이해해야 한다.

5. **의사는 법적 보고체계, 정책, 시스템 규칙을 준수하는 결정을 내리는 데 도움이 되는 조언자를 두는 것이 유용하다.** 의사도 도움이 필요하다는 것을 명심하라.

면담 과정

1. **어떤 도움이 필요하고 어디서 도움을 구할지 신중하게 생각하라.** 가족이 도움을 줄 수 있는지? 사회단체가 해줄 수 있는지? 이웃이 해줄 수 있는지? 교회 공동체가 해줄 수 있는지?

2. **외부 도움을 요청할지 결정할 때는 결정 과정에 환자를 참여시켜라.** 환자가 이용하길 원하고, 가능한 자원이 무엇인지 환자에게 물어보라. 어려운 상황에서 환자가 누구에게 의존하는지 물어보라. 그는 가용한지? 가족이 참여할 예정인지? 환자가 계획에 동의하는지? 환자가 함께 할 수 있는 계획인지?

의사: 검사한 결과 저는 환자분이 옳다고 생각합니다. 음부 헤르페스 같아요. 오늘 치료를 시작할 수 있으며, 이 상황을 더 말씀드리겠습니다. 우선 환자께서 이에 관해 아는 게 무엇이고 가장 걱정하는 게 무엇인지 궁금하네요.

환자: 엄마요. 저를 죽이려 들 거예요.

의사: 알겠어요. 환자분은 비밀을 보장받을 권리가 있고 헤르페스는 신고해야 하는 질병이 아니에요. 어머니를 저도 아는데 처음에는 화를 내실 테지만, 뭐가 잘못인지 알더라도 어머니도 도울 수 없었을 거라고 생각해요. (잠깐 멈춤) 이번처럼 괴로울 때 찾아갈 수 있는 사람이 있나요?

환자: 네. 그린 부인이요. 가장 친한 친구 어머니시고 그녀에게는 뭐든지 상의할 수 있어요.

의사: 그럼, 그린 부인이 무엇을 생각하는지 물어보면 어때요? 환자분이 전화를 걸 수도 있고 제가 할 수도 있어요. 그녀는 어머니께 어떻게 말하면 좋을지도 알 수 있을 거예요.

환자: 좋아요. 그린 부인이 질문할 경우를 대비해서 선생님께서 여기 계실 수 있으세요?

의사: 물론이죠.

3. **환자를 보내기보다는 새로운 후원자를 참여시키는 것을 상의**하고, 의사가 후원자에게 연락하여 환자와의 관계에 필요한 만큼 오랫동안 참여하도록 초대하라.

4. **환자를 돕는 후원자들이 누가 무엇을 할지, 언제 끝낼지, 앞으로 의사소통을 어떻게 진행할지를 알고 있는지 확인하라.** 후원자들 사이에 환자를 내버려두지 않게 주의하라.

자주하는 실수

1. 평소 누구에게 도움을 청하는지 환자에게 물어보지 않는 것.
2. 모든 것을 혼자 해결하려는 것.
3. 다양한 전문가와 전문의 사이에서 환자를 소홀히 하는 것.
4. 도움을 청한 사람에게 의사가 무엇을 원하고 언제까지 도움이 필요한지 알리는 것을 잊는 것.

핵심 요점

환자를 통상 도와주는 사람이 의사의 가장 좋은 후원자다.

SELECTED READINGS

Botelho RJ, Lue BH, Fiscella K. Family involvement in routine health care: a survey of patients' behaviors and preferences. *J Fam Pract* 1996;42:572–576.

Bursztajn H, Barsky AJ. Facilitating patient acceptance of a psychiatric referral. *Arch Intern Med* 1985;145:73–75.

Finger AL. Enlisting a patient's adult children as allies. *Med Econ* 1997;74:173–189.

White MK, Kellar VF. Difficult clinician–patient relationships. *J Clin Outcomes Manag* 1998;5:32–36.

28장 의사 대 의사의 의사소통: 동료에게 말하기

문제의 요지

미국의 의료 체계는 자신의 영역을 지키고 강화하려고 싸우는 보험업자, 일반의사, 전문의사, 간호사, 병원과 주정부 싸움의 집합체다. 의료체계는 팀워크에 기초를 두지만, 의학의 사회적·경제적 변화는 낡은 체제를 붕괴시켰다. 전문가 사이의 의사소통은 점증하는 빈번한 문제다. 환자와의 상호작용 좌절을 기술하라는 요청에 임상의-환자 의사소통 연수강좌 참가자들은 다른 임상의와 의료진의 상호작용 방해 사례를 하나하나 열거하는 것에 점차 흥미를 느낀다. 그들이 기술한 상호작용은 '팀워크'의 어떤 정의와도 맞아떨어지지 않는다. 그들은 다음과 같은 어려움을 기술한다.

- 많은 사람이 관련되나 아무도 책임지지 않는다.
- 역할이 잘못 규정되었다.
- 전문의와 일차 진료의 사이의 의사소통 실패 때문에 전문의가 진료 의뢰 이유나 무엇이 필요한지 모른다. 일차 진료의는 전문의에게 정보를 거의 얻지 못하고 보고서는 너무 늦게 도착하여 도움이 되지 못한다.
- 병원 체계는 모든 것이 잘 돌아간다고 추측하지만, 실제로는 많은 손실과 실수가 있고 망설임 때문에 악화된다.
- 차트는 기록하는 사람 사이의 대화라기보다 불명료한 일련의 독백이다.

불충분한 의사소통은 계속적인 치료를 방해하고, 진단을 지연시키며, 불필요한 검사와 의인성 합병증을 일으킨다. 예를 들어 동료 의사의 부인이 졸도로 입원했을 때 처음에는 우울증으로 잘못 진단되었던 경험을 얘기했다. 그는 부인을 데리고 병원에 가서 입원 내내 곁에 있었다. 그는 그녀를 방문한 모든 임상의는 예의 바르고 친절했다고 기록하였다. 심지어 그들은 공감을 했다. 그러나 의사나 의료진 누구도 서로 이야기하는 것을 전혀 보지 못했다. 의사의 지시는 기꺼이, 이전의 지시와 서로 상반되거나 맞지 않는 것까지도 차트에만 기록되었다. 차트의 기록은 일련의 독백인 것 같았다. 누구라도 좋은데, 누가 책임자인지 알 수 없었다.

면담의 중요 원칙

1. **환자들은 '의료팀'에게 치료받을 것이라고 믿는다.** 그러나 그런 팀은 찾기 어렵다. 특히 큰 교육병원에서, 대부분의 입원 환자 치료는 팀보다는 순번이나 교대에 따른 직원이 행한다. 개개인은 독립적으로 행동하는 것으로 보이며, 서로 다른 사람 사이의 의사소통에 실패하고, 환자를 어리둥절하고 두렵게 한다. 팀워크는 서로 함께 사건을 조정하는 지도자와 함께 일하는 실제적인 노력이 있어야 한다. 팀워크는 자동적으로 이루어지지 않는다.

2. **얼굴을 맞대고 하는 대화보다 좋은 것은 없다. 전화 통화가 그 다음으로 좋다.** 2주 안에 도착한다는 결과 보고 편지는 치료를 조정하는 책임이 있는 의사에게 많은 도움이 되지 못한다.

3. **팀 구성원은 목표와 일의 구분에 동의해야 한다.** 환자의 치료에 참여하는 사람이 많을수록 의사소통이 더욱 중요해진다. 누가 무엇을 할지? 일이 언제 끝났는지 의사는 어떻게 알 것인지? 함께해 나갈 때 의사는 어떻게 의사소통을 할지?

4. 협동은 자발성과 청취 능력으로 시작한다. 의사소통의 어려움은 시간 부족, 의뢰 이유의 명확성 부족, 환자의 의뢰, 경과관찰 계획의 불확실 때문에 발생한다. 일차 진료의와 상담자는 또한 불확실성의 포용, 검사에 대한 편견, 결정

에서 환자의 선호도와 진심이 결합하는 것 등을 포함하는 다른 핵심적인 가치를 가지고 있을 수 있다.

5. **환자는 정보를 가져오는 것을 도울 수 있으며 의사는 환자에게 도움을 요청할 수 있으나, 의사는 환자가 의료 체계의 모든 결함을 메울 수 있을 것으로 기대할 수는 없다.** 비록 소량의 정보가 환자를 통해 새어 나올 것이지만, **의사는 스스로 만들어낼 수 없었던 환자를 진료한 의사들 사이의 연결을 환자에게 기대할 수 없다.**

면담 과정

1. **환자 치료에 누구를 포함시킬지와 그의 역할을 결정하라.**

2. **각자가 다른 사람에게 무엇을 원하는지 이해하라.** 이에는 대화가 필요하다.

의사 P: 안녕하세요, 제가 좋아하는 환자를 보냅니다. 환자는 호흡곤란이 점점 심해지고 엑스레이에는 미만성 침윤 소견이 보입니다.

의사 S: 그러세요. 제가 선생님과 환자분께 무엇을 해드리기를 바라세요?

의사 P: 제가 생각하는 진단은 일종의 폐 섬유화증이었는데, 반복성 흡인이나 유육종증이 아닌가 의심되기 시작했어요. 그래서 선생님께서 더 나은 진단을 해서 환자를 돕기 위해 우리가 무엇을 해야 하는지 알려주셨으면 해요. 저는 환자에게 기관지내시경 검사를 해야 하지 않을까 생각하고, 심지어 스테로이드 치료가 필요할 것으로 생각해요. 환자를 보시고 나서 제게 전화해주셔요. 환자를 정밀 검사하실 때 저도 참여하게 해주시면 감사하겠습니다.

의사 S: 그럴게요. 직접 연락할 방법이 뭐죠? 호출기나 휴대전화 있으세요?

3. **교육병원에서 가장 흔한 방법인 전화를 하거나 직접 접촉하라.** 그러나 직접 접촉은 팀원들이 지리적으로 퍼져 있을 때는 어려울 수 있다. 의사가 이메일을

사용하면, 메시지를 받았는지 어떻게 확인할 것인지와 의사소통은 HIPAA Health Insurance Portability and Accountability Act로 함을 잘 알고 있는지 확인하라. 메시지를 확인했을 때 알려주는 체계가 있어야 한다. 의사의 메모는 팩스로 보내고, 연락하려는 사람에게 메시지가 도착했는지 그리고 의료 체계가 연방 지침을 만족시키는지 확인하는 방법을 포함하여 다시 한 번 확인하라. 구술을 받아쓰는 체계라면 도착하는 데 10일 넘게 걸리는 편지에 의존하지 마라. 걸려오는 모든 전화로부터 보호받는 상황에서 일을 하고, 진료 시간 뒤에 의사에게 답신 전화하려면 필요한 사람에게 휴대전화 번호를 알려준다.

4. 의사소통하기를 바라는 자료를 고려하라. 의뢰 편지에 환자의 본심과 선호를 구체적으로 기록하고, 의뢰하는 의사의 질문과 관심에 대답하는 쪽으로 상담자의 편지의 논조를 바꾸고, 불확실성 논의를 구체화하라.

5. **의사의 호출기 번호, 휴대전화 번호, 통화가능 시간 등 더 많은 연락 정보를 주어라.** 배터리가 충분한지, 전원을 켰는지 확인하라. 시간에 관해 명확히 생각하라. (주의: 위의 의사 S는 의사 P에게 더 잘 연락하려고 이들 항목을 질문하였다.)

6. **의료 체계의 문제점을 다루어라.** 기술적인 문제가 의사소통을 방해할 때는 문제점을 해결해야 한다. 일을 바로잡는 데 핵심적인 인물은 누구인지? 일이 돌아가게 만드는 것은 무엇인지? 기관 또는 단체가 무엇을 할 수 있는지?

7. 동료에게 화났다면 전화하기 전에 감정을 정리하기 위해 잠깐 멈추어라. 화난 상태에서 전화 대화를 시작하면 사태를 악화시킨다. 다른 사람의 긍정적인 의도를 추정하고 동기를 너무 거리낌 없이 남의 탓으로 돌리는 것을 피하는 데 도움이 된다. 배고픔, 괴로움, 늦음, 피곤함처럼 기분이 나쁠 때는 우호적인 의사소통도 주제넘게 느껴질 수 있다.

자주하는 실수

1. 책임과 의무를 증가시키기 때문에 실제적인 협력을 피하는 것.
2. 동료가 지적이지 못하고 매우 불건전한 사람이라고 추측하는 것.
3. 답신 전화를 너무 많이 요청하여 가까이하기 어렵게 만드는 것.
4. 전문가만 알 수 있는 약자를 포함하여 차트 기록의 복사본이 의뢰하는 의사에게 충분하고 적합한 정보를 줄 것이라고 여기는 것.
5. 환자를 의뢰하는 상담자가 당신으로부터 아무런 정보 없이, 당신이 환자에게 무엇을 원하는지 알지도 못하고, 병력·검사 항목·검사 결과·엑스레이 같은 과거 자료가 없어도 처리할 수 있다고 여기는 것.
6. 구술을 받아쓴 기록이 동료에게 즉시 전달될 것이라 추측하는 것.

핵심 요점

얼굴을 맞댄 대화보다 좋은 것은 없지만, 전화는 좋은 차선책이다.

SELECTED READINGS

Anthony D. Changing the nature of physician referral relationships in the US: the impact of managed care. *Soc Sci Med* 2003;56: 2033–2044.

Bergus GR, Randall CS, Sinift SD, et al. Does the structure of clinical questions affect the outcome of curbside consultations with specialty consultants? *Arch Fam Med* 2000;9:541–547.

Chaitin E, Ssteller R, Jacobs S, et al. Physician-patient relationship in the intensive care unit; erosion of the sacred trust? *Crit Care Med* 2003;31:S367–S372.

Epstein RM. Communication between primary care physicians and consultants. *Arch Fam Med* 1995;4:403–409.

Goldman L, Lee T, Rudd P. Ten commandments for effective consultations. *Arch Intern Med* 1983;132:1753–1755.

Lee T, Pappius EM, Goldman L. Impact of inter-physician communication on the effectiveness of medical consultations, *Am J Med* 1983;74:106–112.

Levi BH. Ethical conflicts between residents and attending physicians. *Clin Pediatr* 2002;41:659–667.

Manias E, Street A. Nurse–doctor interactions during critical ward rounds. *J Clin Nursing* 2001;10:442–450.

Merli GJ, Weitz HH. Approaching the surgical patient. Role of the medical consultant. *Clin Chest Med* 1993;14;205–210.

Reichman S. The generalist's patient and the subspecialist. *Am J Manag Care* 2002;8:79–82.

Rose I. Fellowshipmanship. A concise manual on how to be a specialist without studying. *Can Med Assn J* 1962;87:1232–1235. and Counterfellowshipmanship. *Can Med Assoc J* 1964;90:1410–1413.

Skjorshammer M. Cooperation and conflict in a hospital: interprofessional differences in perception and management of conflicts. *J Interprof Care* 2001;15:7–18.

Stoeckle JD, Ronan LJ, Emanuel L, et al. *Doctoring together: a physician's guide to manners, duties and communication in the shared care of patients.* 2002; Stoeckle Center for Primary Care, Massachusetts General Hospital, Boston, MA.

Suchman AL, Botelho RJ, Hinton-Walker P, eds. *Partnerships in healthcare: transforming relational process.* Rochester, NY: University of Rochester Press, 1998 .

Tattersall MHN, Butow PN, Clayton JM. Insights from cancer patient communication research. *Hematol Oncol Clin North Am* 2002; 16:1–11.

29장 환자를 열받게 하는 의사-의사를 열받게 하는 환자

문제의 요지

의사: 이런 식으로 행동하면 환자분과 함께 계속할 수 없습니다. 환자분은 여기서 명백하게 불행하니까 다른 의사를 찾는 것이 좋겠어요. 환자분의 의학적 치료를 위해 더는 여기에 오지 마세요.

환자: 저, 여기 의료진이 환자를 좀더 존중하면 이럴 필요는 없는데요. 의료진에게 약간의 감독이 필요하지만 그들은 그러지 않아요.

의사: 그럴 수 있겠지만 다른 의사를 찾으세요. 그게 우리를 위한 거예요.

환자를 쫓아낸 적이 있는가? 많은 의사들은 1~2년마다 이런 일이 있다고 말한다. 골치 아픈 환자를 경험한 어려웠던 경우를 설명해달라는 요청에 의사들은 항상 "그런 대화는 해본 적 없다."고 한다. 비슷하게, 환자들도 '의사소통의 어려움'을 주장하면서 의사를 바꾸지만, 환자들은 떠나기 전까지 의사에게 고통을 좀처럼 표현하지 않았다. 더 나은 의사소통을 하려고 의사에게 오는 환자와는 이런 대화를 했다.

의사: 저, 오늘 어떻게 오셨어요?

환자: 다른 의사를 찾아갔었지만 의사소통을 할 수 없어서, 새 의사가 필요해요.

의사: 알겠어요. 의사소통에 어떤 어려움이 있었나요?

환자: 모르겠어요. 서로 알아들을 수 없는 것 같았어요.

의사: 어, 그 의사에게 이런 어려움 때문에 떠난다고 말했을 때 어떻게 됐나요?

환자: 전혀 말하지 않았어요.

바로 그거다. **의사도 환자도 헤어질 순간이 오기 전에 어려운 상호작용을 의논하지 않는 것 같다.** "여기까지 왔네요." "여기를 나가고 싶어요!"라는 지점까지 왔고, 관계는 끝났다. 매우 바람직하지 않다! 어려움에 대한 약간의 대화가 도움이 되었을 것이다.

면담의 중요 원칙

1. **환자와 의논하는 모든 일은 상호작용, 관계, 어떻게 의사소통을 하는지 등을 포함해야 한다.**

2. 의사와 환자는 서로의 관계에 대해 아주 초기에 논의를 시작할 수 있다.

의사: 알겠습니다. 의사소통이 안 되어 저번 의사를 떠났다고 하셨죠. 제가 어떻게 다르기를 바라는지 말씀해주시겠어요? 무엇이 일어나길 바라세요? 또 일어나지 않기를 바라는 것은 무엇입니까?

후에, 의사와 환자는 협정을 맺을 수 있었다.

의사: 저, 환자분이 찾는 의사가 되겠습니다. 그리고 환자분의 생각과 관심사를 더 잘 경청하겠습니다. 그러나 약속할 것이 있어요.

환자: 무엇인가요, 선생님.

의사: 앞으로 의사소통이 잘 안 되면, 다른 의사를 찾기 전에 저와 의논해주시겠습니까? 그렇게 하실 수 있겠어요?

환자: 선생님은 저번 의사보다 훨씬 좋으셔서 그럴 필요 없다고 확신해요.

의사: 지금은 그렇게 생각하지만 어려움이 생길 거예요. 그러면 저에게 말씀해주시겠어요?

환자: 네, 그럴게요.

3. 의사는 상호작용의 문제를 인식하고 명백하게 알기 위해서 스스로를 감시해야 한다. 환자와의 상호작용에 대한 생각과 감정을 숙고할 시간을 챙겨야 한다.

면담 과정

1. 환자와의 관계에서 발생하는 상호작용의 어려움을 확인하고 인정하라. 그러한 문제점을 다루기는 하되 비난하거나 욕하지 마라. 30년 동안 진료한 K의사는 가장 싫어하는 것이 환자가 약속에 늦게 올 때였다고 시인했다. 그러나 환자를 비난하거나 욕하는 것은 K의사에게 도움이 되지 않았다.

의사: 환자분은 무례해서 제가 환자분을 치료하기 불가능합니다.

어려움을 인정하고 환자에게 도움을 요청하는 것이 훨씬 낫다.

의사: 환자분, 제가 지금 어려움이 조금 있어서 환자분에게 도움을 요청하고 싶은데요.

환자: 물론이죠, 선생님. 무엇인가요?

의사: 저, 환자분은 오늘 약속 시간에 늦게 오셨고 지난달에도 늦은 걸로 아는데요. 그러면 저희가 다른 환자의 스케줄을 지키기 어려워져요. 앞으로 약속 시간을 잡는 데 도움이 될만한 것이 있을 것 같은데요.

환자: 물론이죠. 약속시간을 맞추도록 더욱 주의할게요.

의사: 감사합니다.

환자: 좋아요. 그럴게요. 선생님.

2. 서로 어떻게 이야기하는지, 서로에게 무엇이 필요한지에 대한 논의는 시간이 지나면서 발전할 수 있다. 그러나 이러한 논의에서 의사는 자신의 한계와 영역을 설명할 수 있다.

의사: 환자분은 최근 몇 달 동안 약속을 세 번이나 잊고 그때 일주일 동안 있었던 문제를 금요일 오후 5시에 제게 전화하신 걸로 아는데요.

환자: 네, 그건 제가 점점 나빠져서 아팠기 때문입니다, 선생님. 아팠다고요!

의사: 이해할 수 있어요. 나빠져서 그땐 정말 기분이 안 좋았겠네요.

환자: 네!

의사: 그래서 저는 어떻게 하면 우리가 가장 잘할 수 있는지 설명하고, 앞으로 어떻게 하면 합의할 수 있는지 알았으면 좋겠네요. 좋습니까?

환자: 좋습니다.

의사: 우리가 주로 하는 것은 환자들이 전화했을 때 가능한 시간을 찾아 스케줄을 잡아드리는 겁니다. 저희는 평일에 9시부터 4시까지 진료해요. 그 후 의료진은 퇴근하거나 필요하면 병원에서 응급 환자에 대비해야 해요. 그렇게 하면 환자에게는 훨씬 더 비싸죠. 그래서 환자분이 전화로 예약하면 환자분을 위해 시간을 비워두는데, 만약 오지 않으시면 본인뿐 아니라 다른 환자까지도 피해를 보게 됩니다. 다른 말로 하면 의사는 정말로 약속을 지키는 사람을 신뢰합니다.

환자: 그래서 선생님은 제가 약속을 몇 번 빼먹어서 화가 났군요.

의사: 그런 느낌을 받기 시작한 것을 알았고, 환자분과 이야기하는 것이 좋겠다고 생각했어요.

환자: 약속을 지키도록 노력할 게요.

의사: 고맙습니다. 정말 감사합니다.

3. 앞으로 그런 환자와 더 이상 일할 수 없다고 생각할 때, 의사는 환자에게 문제를 설명해야 하며, 의사의 결정을 확인하는 편지를 보내고, 앞으로 다른 곳에서 진료받도록 준비하는, 일반적으로 2~4주 정도의 짧은 기간 동안 필요하다면 응급 치료를 받도록 해야만 한다. 그렇지 않으면 의사는 진료를 포기한 죄를 범하는 것이다.

자주하는 실수

1. 의사가 한계에 도달해서 환자에게서 손을 뗄 때까지 긴장 상태 또는 의견 불일치를 명백히 알지 못하는 것.
2. 정말로 욕하거나 비난하는 상황을 논의하고 있다고 생각하는 것.
3. 그런 논의는 한 번이면 충분하다고 생각하여, 의사가 정기적으로 논의를 반복해야 함을 깨닫지 못하는 것.
4. 아프고, 의사보다 더 딱한 사람은 환자이기 때문에 의사가 필요한 것은 없거나 의논할 가치가 없다고 생각하는 것.

핵심 요점

의사소통이나 관계의 어려움을 환자와 얘기하지 않고서는 치료적 관계를 끝내지 마라.

SELECTED READINGS

Crane M. How to cut loose from a troublesome patient. *Med Econ* 2000;77:54,59,63–66.

Cummings R, Young S. Patient removals. Sitting pretty. *Health Service J* 2000;110:26–27.

Hall JA, Horgan TG, Stein TS, et al. Liking in the physician-patient relationship. *Patient Educ Couns* 2002;48:69–77.

Keating NL, Green DC, Kao AC, et al. How are patients' specific ambulatory care experiences related to trust, satisfaction and considering changing physicians? *J Gen Intern Med* 2002;17:29–39.

Press I. *Patient satisfaction: defining, measuring, and improving the experience of care.* Chicago: Health Administration Press, 2002.

Quill TE. Partnerships in patient care: a contractual approach. *Ann Intern Med* 1983;98:228-34.

Quill TE, Cassel CK. Nonabandonment: a central obligation for physicians. *Ann Intern Med* 1995;122:368–374.

Safran DG, Montgomary JE, Chang H, et al. Switching doctors: predictors of voluntary disenrollment from a primary physician's practice. *Fam Pract* 2001;50:130–136.

Schneider B. Understanding customer delight and outrage. *Sloan Management Review,* Fall 1999. From Clemmer EC, Schneider B. Fair service. In: *Advances in services marketing and management,* vol 5. Greenwich, CT: JAI Press, 1996:109–126.

Stokes T, Dixon-Woods M, Windridge KC, et al. Patients' accounts of being removed from their general practitioner's list; qualitative study. *BMJ* 2003;326:1316.

Thieman S. Avoiding the claim of patient abandonment. *Missouri Med* 1996;93:634–635.

6부

질병과 상실

문제의 요지

통증, 피로감, 권태감 등의 만성 증상이 있는 환자는 두 가지 범주로 구분된다. 골관절염 같은 원인을 알 수 있는 기질적 질병과 관련된 증상이 있는 환자, 증상은 비슷하나 잘 알 수 없는 기질적 원인이 있는 환자. 후자에 속하면 섬유 근육통이나 지속적 피로 같은 문제가 있는 환자다. 이러한 환자 가운데 일부는 신체화 somatization의 변형으로 설명되며, 일부는 몇 년 동안 피로나 통증이 지속되고 난 다음에 우울증 같은 이차적인 정신적 증상이 있기도 하다.

장기적인 증상이 있는 복잡한 환자 그룹을 구분하는 또 다른 길은 증상 때문에 아프고 불구가 되는 병적 행동을 하는 사람과, 증상에는 시달리나 기능은 괜찮아서 의학적 치료를 하지 않고 자신을 아프다고 보지 않는 사람으로 구분하는 것이다.

면담의 중요 원칙

1. **만성 통증은 임상에서 흔한 문제다.** 만성 통증 때문에 만성적으로 아픈 환자가 될 수도 되지 않을 수도 있다.

2. **원인에 관계없이 6개월 넘게 지속되는 증상의 경우, 환자의 기능은 생물학적 변수보다 정신사회적 변수에 의해 더욱 예측 가능하다.**

3. 통증과 피로는 육체적·정신적·감정적·사회적 기능을 방해한다.

4. **만성적 상태의 치료는 급성 상태의 치료와 다른 전략이 필요하다. 급성 질병은 치료 가능할 수 있다.** 만성 질병은 치료 가능하지 않을 수 있으므로, 의사와

환자는 그들의 기대에 맞춰서 조정해야 한다. 만성 통증을 치료할 때, 의사는 지속되는 증상에도 불구하고 환자가 기능을 유지하거나 증진시키는 데 초점을 맞추도록 도와야 한다.

5. 급성 통증의 육체적 징후는 맥박과 혈압이 상승하고, 동공이 팽창하고, 근육이 긴장하고, 과호흡하는 등 불안증과 비슷하다. 만성 통증의 징후는 정신운동 지체와 둔감한 정서 등 우울증과 비슷해서 평가하기 더욱 어렵다. 만성 통증 환자는 정말로 아프고 통증이 심함을 보여주기 위하여 자신의 증상을 과장하여 꾸밀 수 있다.

6. 만성 통증 치료에는 다양한 생물학적 방법이 있다. 그러나 병적 행동은 주로 가족, 친구, 의사의 반응 같은 환경적인 후원에 따라 결정된다. 만성적으로 아픈 환자를 가장 잘 돕기 위해서 의사는 **증상과 기능장애를 떠나 기능을 향상시키는 쪽으로 초점을 맞춰야 한다.** 의료팀의 지도를 받는, 특정 목표를 향해 환자가 자기관리를 하는 것이 만성 질병 치료의 핵심 요소다.

면담 과정

1. **의사와 환자는 환자의 진단이 만성 질병임에 동의함을 확실히 하라.** 목표가 완치가 아니라 억제하는 것이며, 검사나 치료가 더 필요 없음을 받아들이는 게 환자는 내키지 않을 수 있다. 환자들은 완치를 위해 더 많은 검사를 주장하거나 심지어 다른 의사를 찾는다.

2. 의사와 환자 사이에 이해와 진단에 차이가 있음을 인정하고 **공통된 입장을 찾아라.** "제가 당신을 이해한다는 것을 확인합시다…" "이것이 제 시각인데요…" "환자분은 제가 무엇을 놓치고 있지는 않은지 또는 제가 도울 수 있을지 의심할 수 있어요…" 같은 문구를 사용하라.

3. **환자에게서 기능적, 상징적, 병력적인 통증 또는 피로의 의미를 찾아라.** 이 증상 때문에 환자가 할 수 없는 것이 무엇인지? 그것이 한 인간으로서 환자 자신에 대해 무엇을 알려주는지? 환자는 이 같은 증상이 있는 다른 사람을 아는지? 그에게 무슨 일이 일어났는지? 결국 사람은 개인적 특질에 대한 우려 때문에 고통받으며, 환자 개인이 자신의 질병을 어떻게 보는지 이해할 때 의사는 겨우 그런 우려를 이해할 수 있다.

4. **환자에게 적합한 의사의 분명한 한계를 정하라.** 의사가 무엇을 할 수 있는지, 무엇을 할 수 없는지 알려주어라. 예를 들어 의사는 증상을 없앨 수는 없지만, 통증의 원인인 진단과 공동 병적co-morbid 상태를 놓치지 않도록 부단히 경계할 수 있으며, 의사는 그러한 문제점들이 생기면 해결할 수 있다.

환자: 저는 단지 통증이 없어지기만 바래요.

의사: 제가 통증을 없애드리지 못하면 매우 실망하겠군요. 저는 환자분의 삶에 통증이 주는 충격을 줄여드리는 쪽으로 돕고 싶은데요.

5. **마약류와 다른 종류의 증상 치료 약제의 치료 목표는 만성적인 증상에도 불구하고 기능을 개선시키는 것이어야 한다.** 이 목표를 달성하지 못한다면 치료는 효과가 없다.

의사: 통증이 덜하면 무엇을 하면 좋겠어요?

환자: 글쎄요, 잘 모르겠어요. 정원 손질을 할 것 같네요. 남편과 저는 저녁 식사 후에 매일 밤 산책을 했어요.

의사: 환자분께서 그런 것을 마지막으로 한 게 언제인가요?

환자: 몇 달 되었죠. 지금은 너무 아파 할만한 것이 못 되요.

의사: 그렇지만 그런 것을 하는 것이 환자분에게는 중요하다고 들리는데요. 정원 손질과 산책을 하는 데 도움이 되는 진통제를 처방할 게요. 일 제곱 야드의 정원

손질과 매일 저녁 15분 산책할 정도로 조금씩 시작하세요. 환자분께서 그런 일을 하게 되면 저희는 약효가 있는 줄 알 거예요.

6. 만성 증상이 있는 환자는 정말로 고통받고, 의사가 그것을 이해한다는 것을 환자에게 알려주어야 함을 기억하라. 고통받는 것을 인정해야 환자의 상태를 확인하고 치료 방법을 찾을 수 있다. 의사가 통증을 경감시키지 못할지라도 환자가 반응하게 도울 수 있다.

의사: 앓고 계신 병은 환자분을 정말로 힘들게 했을 거예요. 그것 때문에 고통 많이 받으셨죠. 통증 때문에 하고 싶은 것을 하지 못해 생활이 정말 엉망이 되었죠.

환자: 장난이 아니에요, 선생님. 얼마나 그런지 이해 못하실 걸요.

의사: 못하죠, 저는 이렇게 만성적으로 고통받는 것이 얼마나 힘들지 상상할 뿐이죠. 환자분이 자신을 돌보고 쇼핑하는 등 역할을 다할 수 있다는 데 감동받았어요.

7. 증상보다 오히려 긍정적인 행동을 선별적으로 강화하라.

환자: 선생님, 저는 너무 아파 제 차 후드만 닦아도 들어가서 누워야 해요.

의사: 네, 힘들겠군요. 그런 일을 하셨다는 것이 정말 대단해요! 환자분 정도의 통증에 그만한 일을 할 수 있는 분을 저는 별로 보지 못했어요. 전처럼 할 수 없다고 너무 실망하지 마세요. 환자분께서는 근육을 오랫동안 사용하지 못하셨잖아요. 다음에는 더 많이 할 수 있을 거예요.

8. 크리스텐슨Christensen은 만성 통증에 대해 사무실에서 간단히 사용할 수 있는 심리 치료적 접근 방법을 SPEAK로 기술하였다. 매우 간단하고 지킬 수 있는 매일 매일의 **계획**Schedule을 세우라. 규칙적으로 **즐거운**Pleasurable 일을 계획하라. 규칙적으로 **운동**Exercise하라. 의사의 필요에 응하도록 단호

하게 **주장**Assertive하라. 걱정하고 자책하는 대신 자신을 **격려하는**Kind 생각을 하라.

9. 환자가 장애 확인을 요청하면 의사의 역할을 분명히 하라. 소견을 적어주는 것인가, 임상 치료를 하는 것인가, 논쟁을 판결하는 것인가, 장애를 증명하는 것인가? 이들 역할 가운데 어떤 것은 상반될 수 있다.

10. 환자의 자기관리와 전문분야 사이의 상호 접근을 강조하는 만성 통증 관리 프로그램으로 환자를 조기에 의뢰하라.

자주하는 실수

1. 환자의 고통을 인정하지 않고 무시하는 것.
2. 환자의 만성 통증이나 지속적인 피로를 완치시킬 수 있다고 약속하는 것.
3. 의사가 철저히 검사했는데도 병의 원인을 계속 찾아야 한다고 생각하는 환자의 생각이 잘못되었음을 깨닫게 하지 못하는 것.
4. 마약성 진통제로 통증을 약하게 또는 과도하게 치료하는 것.

핵심 요점

의사가 만성 통증 환자와 어떻게 서로 영향을 주느냐가 치료의 중요한 부분이다.

SELECTED READINGS

Blackwell B, Gutmann M. The management of chronic illness behavior. In: McHugh S, Ballis M, eds. *Illness behaviors.* New York: Plenum, 1987.

Bodenheimer T, Wagner EH, Grumbach K. Improving primary care for patients with chronic illness: the chronic care model, part 2. *JAMA* 2002;288:1909–1914.

Carey TS, Hadler NM. The role of the primary physician in disability determination for social security insurance and worker's compensation. *Ann Intern Med* 1986;104:706–710.

Cassell EJ. The nature of suffering and the goals of medicine. *N Engl J Med* 1982;306:639–645.

Cassell EJ. *The nature of suffering and the goals of medicine.* New York: Oxford University Press, 1991.

Cassell EJ. Diagnosing suffering: a perspective. *Ann Intern Med* 1999; 131:531–534.

Dworkin SF. Illness behavior and dysfunction: review of concepts and applications to chronic pain. *Can J Physiol Pharmacol* 1991;69: 662–671.

Fordyce W. Pain and suffering—a reappraisal. *Am Psychol* 1988;43: 276–283.

Gureje O, Von Korff M, Simon GE, et al. Persistent pain and well-being. *JAMA* 1998;280:147–151.

Iazonni LI. What should I say? Communication around disability. *Ann Intern Med* 1998;129:661–665.

Sullivan MD, Turner JA, Romano J. Chronic pain in primary care: identification and management of psychosocial factors. *J Fam Pract* 1991;32:193–199.

Vandereycken W, Meermann R. Chronic illness behavior and non-compliance with treatment: pathways to an interactional approach. *Psychother Psychosom* 1988;50:182–191.

Wooley SSC, Blackwell B, Winget C. A learning theory model of chronic illness behavior: theory, treatment, and research. *Psychosom Med* 1978;40:379–401.

문제의 요지

신체검사나 실험실 검사를 통해서 거의 규명되지 않는 증상, 없어지지 않고 극히 개인적이면서 색다른 증상처럼 진단을 알아낼 수 없는 증상을 보이는 환자는 특히 골치 아프다.

크뢴케Kroenke에 따르면 일차 진료에서 가장 흔한 증상 10개가 있는 환자의 약 30퍼센트 정도는 진단을 찾아낼 수 없다고 한다. 진단할 수 없는 증상이 있는 대부분의 환자는 심각한 이상이 발견되지 않음에 위안을 받지만, 일부 환자는 여전히 괴로움에 시달린다. **신체화**somatization **환자는 (a) 진단이 불가능한 신체적 증상, (b) 환자가 의식하지 못하는 정신사회적 긴장이나 정신과적 혼란, (c) 잦은 의료 서비스 이용 등 세 가지 징후를 보인다.** 환자는 신체적으로 무엇인가 잘못되었다고 믿고 계속 의사에게 되돌아온다. 반면 의사는 아무것도 잘못된 것을 찾을 수 없어 "환자분에게 잘못된 것은 전혀 없습니다."라고 하면서 환자와의 관계에 매우 큰 좌절을 느낀다. 신체화의 개념과 이와 연관된 신체형 장애somatoform disorders 진단 그룹은 예전에는 많은 환자가 건강염려과다증, 전환장애conversion disorder, 만성 통증, 히스테리 등으로 고통받는 것으로 분류되었다.

환자는 정신사회적 고통을 경험하고 그 고통을 다양한 기전을 통해 신체적 증상으로 표현할 수 있다. 또한 신체적 증상이 동일한 다른 환자들보다 정신사회적 고통 때문에 더욱 의학적 치료를 받으려 할 수 있다.

환자와 의사 모두에게 신체화의 주된 문제점은 불확실하다는 것이다. 의사와 환자 모두 질병에 이름을 붙이고 치료법을 찾고 싶어한다. 환자는 여러 의사를 찾아다니며 많은 진단을 받았겠지만 아무런 치료법을 찾지 못 했을 것이다. 의사만의 관찰과 검사 방법에만 매달려서는 이러한 증상에 아무런 결론도 이끌어낼 수 없다. 그래서 환자와 의사 모두에게 불편한 입장인 불확실한 상태로 남게 된다. 신체형 장애 환자는 의사에게 어려운 의문 몇 가지를 불러일으킨다.

- **환자는 과연 의사가 진단하기 어려운 질병을 앓고 있는가?** 얼마나 많은 검사, 얼마나 많은 치료와 얼마나 많은 협진 의뢰를 해야 의사들이 무엇인가를 놓치고 있지 않다는 것을 확신할 수 있는가?
- **증상은 질병의 증거와 전혀 균형이 잡히지 않는가?** (대부분의 질병은 증상과 객관적인 소견 사이에 상호 관련이 부족하여 이러한 구분은 거의 도움이 되지 못한다.)
- **이러한 질병 가운데 하나는 의사가 진단하기도 전에 안도의 한숨을 내 쉴 수 있도록 없어질지, 아니면 진행되는 어떤 질병의 초기 징후라서 나중에는 그 질병이 정말로 나타날지?**
- **이는 생의학적 또는 정신사회적으로 결코 분명하게 진단되지는 않지만, 환자를 일생 동안 괴롭히고 의사를 난처하게 하는 질병으로 남는 것은 아닐까?**
- 의사가 이런 증상의 심리적인 요소를 이해한 것을 어떻게 환자가 의미있게 받아들이게 만들 수 있는가?

면담의 중요 원칙

1. 어떤 소견보다 과도하게 호소하는 증상, 분명하지 않은 진단, 환자들이 축소하려는 공동 병적co-morbid 정신사회적 고통이나 이상 등을 가진, 그리고 의료 서비스 이용 빈도가 높은 환자는 진료 환자들의 **10퍼센트에 불과하지만 의사는 시간의 50퍼센트를 써야 한다.** 이러한 환자는 의사의 열의를 끝까지 시험한다.

2. 의사는 죄의식과 좌절 감정을 의식하지 못하면 신체형 환자를 잘 다룰 수 없다. 그러나 **이러한 감정이 노출되면 의사는 상황을 악화시킬 수 있다.**

3. 만성적 또는 재발되는 신체화는 의사가 생각하는 급성 질병 모델과 잘 맞지 않는다. **그것은 만성적 장애로 보는 것이 더 낫다.** 이러한 환자는 신체화양 somatized form 정신과적인 문제를 보일 수 있지만, 근원적인 감정 문제 또는 이상을 환자는 분명히 알지 못할 수도 있다. 반면 환자의 증상을 환자의 감정 문제로 돌리는 것은 옳지 않다. **환자가 의사를 자주 방문하는 것을 감정적 고통으로 돌리려는 경향이 더욱 있을 수 있다.** 어느 쪽이든 환자의 정신사회적 문제에 관심을 기울이는 것이 의사의 의무다.

4. **신체화 치료에서 환자의 문제를 심신이 연관된 수수께끼로 생각하는 것이 도움이 된다.** 신체적, 정신과적 증상은 다른 정보와 함께 환자 질병의 명확한 상황 파악을 위해 제공되는 수수께끼의 조각이다. 신체화가 있는 환자는 신체적 질병이 있는지를 검사해보아야 하지만, 환자는 점차 많아지는 검사 때문에 시달리거나 의인성 질병이 생길 위험성이 높아진다.

5. 신체화 환자를 치료하는 핵심 목표는 환자의 고통에 관심을 기울이고 고통을 경감시키는 것이다. 환자의 고통은 환자의 개인적 특질과 연관되며, 고통에 대한 개념을 이해하면 환자를 이해하고 치료하는 추가적인 방법을 찾을 수 있다. 의사는 환자의 생각, 느낌, 진심, 삶의 핵심적인 특징처럼 한 사람으로서의 인간을 알아야만 한다.

면담 과정

1. 고통은 환자라는 한 사람으로서의 인간에게 나타나는 작용이기 때문에, **의사는 환자를 더욱더 알아야 한다.** 의사는 환자에게 자신에 관한 이야기를 더 많이 해달라고 요청할 수 있다. 아마도 발판이 되는 자료 수집 기술을 사용하여, 의사는 환자에게 그의 일생에서 가장 중요한 열 가지 요점을 얘기해달라고 요청할 수 있다. 또는 의사는 "자신에 관해 제게 말씀해주세요."라고 했

을 때 얻는 간단한 대답을 환자에게 상세히 고쳐달라고 요청한다.

그 다음 기능에 초점을 맞춰라. "이런 일련의 증세가 환자의 나머지 삶에 어떤 영향을 미칠까요?"라고 묻고, 환자의 대답에 내포된 문제점에 역점을 두어 다루라. BATHE라는 연상방법은 **배경**Background ("당신 인생에는 무슨 일이 일어나고 있나요?"), **영향**Affect ("당신은 그것을 어떻게 느끼세요?"), **문제점**Trouble ("이 상황에서 당신에게 가장 문제되는 것이 무엇인가요?"), **통제**Handle ("당신이 그것을 다루는 데 무엇이 도움이 되나요?")에 관한 질문을 하고, 이들 모두에 **공감**Empathy 한다는 반응을 의사가 보이는 것을 가리킨다.

반대로 의사는 증상이 환자의 여생에 어떻게 영향을 주는지, 환자의 여생에서 증상이 어떻게 생기는지, 증상에 대한 의학적 치료를 환자가 어떻게 찾는지를 이해하려고 애써야만 한다.

2. 원인에 대한 환자의 생각과 향후 검사와 치료에 대한 기대를 이끌어내도록 노력하라.

의사: 환자분에게 한동안 이 문제가 있었고, 기록을 보니 다른 의사와 상담하셨군요. 무슨 일이 일어나고 있다고 생각하세요?

환자: 모르겠어요. 그것이 제가 선생님께 온 이유에요.

의사: 네. 저는 우선 환자분에게 듣고 싶군요. 이 증상에 대해 이미 알고 계신 것이 무엇인가요?

나중에, 의사는 환자가 비슷한 질병이 있는 사람을 알고 있는지, 의사에 대한 환자의 희망이나 기대가 무엇인지를 물어볼 수 있다.

불확실성은 의학에서 피할 수 없다. 의사는 환자가 가져오는 많은 문제를 진단할 수 없을 것이며, 모든 것을 알았다고 생각했던 곳에 많은 문제점이 있음에 놀란다. 의사가 그것을 자기 직분의 실패로 해석하면 불확실성을 매우 어렵게 깨닫는 것이지만, 불확실성은 의사들이 부정적인 결과뿐 아니라 예상치 못한 긍정적인 결과에 대한 희망을 인정하거나 갖는 것보다 훨씬 더 흔하다.

3. 환자의 경험을 정당한 것으로 인정하고 공감하라.

의사: 우리는 환자분 통증의 특정 원인을 찾지 못했지만, 환자분에게는 매우 중요한 문제임을 압니다. 저는 환자분의 고통이 심했다고 믿어요. 환자분께서 나쁘게 느끼는 만큼 아직까지 통증을 위해 무엇을 해야 할지 모른다는 것이 정말로 실망스러울 거예요. 얼마나 힘들지 이해할 수 있어요.

4. 천천히 하라. 환자가 불안해 한다고 나중에 부적절하다고 판단할 검사 또는 처치를 하지 말라. 치료 목표를 다시 세우고, 정기적인 진료를 계획하고, 환자가 증상이 많아지는 것이 기분과 어떻게 관련되는지 의사와 함께 관찰하게 하라. 신체화 환자 치료의 진행 속도와 박자는 다른 조건을 가진 환자에게 하는 것보다 느리며, 여러 해에 걸쳐 지속적인 관계가 필요하다. 그래서 신체화 치료는 전공의 수련 과정에서 경험하기 어렵다. 설명할 수 없는 신체적 증상을 많이 경험한 정신과 의사가 거의 없으므로, 의사는 통상적인 자문 의사에게 도움을 많이 얻지 못한다.

5. 증상을 설명하기 위해 질병의 객관적인 증거를 주의 깊게 살피는 동안 치료의 목표를 **환자의 재활, 기능의 유지나 회복으로 바꾸도록 노력하라.**

의사: 환자의 증상에 특이 치료법을 찾을 수 있을 때까지, 우리는 환자분을 도울 거예요(일을 계속하고, 학교를 다니고, 집에서 스스로를 돌보고…).

이 사람이 밤이나 주말에 긴급 진료가 필요했던 경험이 있던 환자라면 의사는 응급 전화를 자제시키면서 재활 계획의 일부로써 정기적인 진료에 협조하게 할 수 있다.

또한 의사는 알코올과 마약 사용, 우울증, 불안증, 신체적 또는 성적인 학대의 병력처럼 신체화와 연관된 정신과적 증후군을 찾아보아야 한다.

6. 환자에게 우울증 또는 불안증에 대한 생물학적 치료를 받도록 준비시키기 위해 설명할 수 없는 증상에 대한 신경생물학적 설명을 고려하라.

의사: 사람은 신체 화학 작용이 변하면 오랫동안 느낌이 나쁠 수 있어요. 그러면 잠도 잘 자지 못하고, 항상 피로를 느끼고, 잘 잊어버리고, 심지어는 뭐든지 더 이상 즐길 수 없어요. 저는 그런 상황이 환자분께 생긴 것이 아닌가 의심되네요.

동시에, 의사는 **증상의 내력과 결과를 조사하기 위해 환자와 함께 노력한다.** 하나의 사례에 초점을 맞추고 주의 깊게 분석하라. 환자에게 최근 언제 증상이 나빠졌는지 질문하여 그 사례의 자세한 내용을 파악하라. 증상뿐만 아니라 환자가 무엇을 하고 있었는지, 그 밖에 누가 있었는지, 연관된 환자의 생각이나 느낌을 찾아내라. 환자의 활동, 음식, 생각, 느낌 등에 대한 메모와 스트레스의 측정과 함께 환자에게 증상의 심한 정도를 1부터 10까지의 등급으로 하루에 몇 번씩 일기를 쓰게 한다. 스트레스에 대한 신체적 반응은 몇 시간 또는 며칠 뒤에 나타날 수 있음에 주의하라. 의사는 환자에게 일기를 보고받을 때, "일기를 쓰면서 무엇을 알아냈나요?" 그리고 "특별히 말하고 싶은 부분이 있나요?"라고 질문하라. 목표는 환자가 자신의 증상 내력(생각, 느낌, 상호작용, 환경)과 환자 자신의 행동, 생각, 느낌, 그리고 증상의 결과로 나타나는 상호작용을 스스로 빈틈없이 관찰하게 만드는 것이다.

7. 어려운 상호작용의 유형을 잘 다루어라. 가장 문제되는 유형은 고통, 적개심과 의존 심리다. 고통받고 있다고 불평하는 환자에게 공감한다는 반응을 보이기 전에, 의사는 그 고통이 일부 환자에서 사랑과 치료를 받을 가치가 있으

며 과거의 잘못에 대해 죄책감을 덜 느끼게 해주는 방법임을 이해해야 한다. 환자는 고통을 줄이려는 노력에 저항하거나 방해할 수 있으며, 고통받는 일부 환자는 아무것도 할 것이 없음을 들을 때 실제로 만족해하는 것 같다. 그럴 때 의사의 임무는 환자의 걱정을 헤아리는 데 있다.

의사: 이런 증상에도 불구하고 어떻게 계속 지낼 수 있었는지 도무지 알 수 없네요. 환자분처럼 참을성 있는 사람도 그리 많지는 않을 거예요.

증상에 수반되는 수치심과 자제력 상실감은 사람을 화나게 만든다. 역설적으로 그러한 분노는 도우려는 바로 그 사람에게 향할 수 있다. 의사는 분노가 질병의 정상적인 부분이지만 치료에 방해될 수 있음을 인정해야 한다.

의사: 저는 환자분이 이 문제에 정말 화가 많이 났음을 알 수 있어요. 많은 사람들도 그럴 거예요. 저는 돕고 싶지만 우리는 함께 노력해야 해요. 환자분이 제게 계속 화난 상태로 있다면, 제가 환자분을 돕기 더 어려워질 거예요. 이해하시겠어요?

환자: 네, 제 인생이 왜 이렇게 엉망이 됐는지를 생각하면, 그리고 제가 얼마나 고통받는지 믿지 않는 다른 의사들과 있었던 모든 사건을 생각하면 정말 화가 나요. 하지만 선생님은 괜찮아요, 그러니 제가 화를 내서는 안 되죠.

의사: 감사합니다. 환자분께서 지금 가장 안 좋은 부분을 말씀해주시면 어떨까요?

의존심은 대부분의 질병에서 생겨난다. 결국 질병은 환자가 정상적으로 하던 일을 다른 누군가가 하도록 만들며, 의존심 때문에 더 좌절한다. 환자는 임상의사의 역할보다 더 많은 것을 원하므로, 의사가 도움을 받을 수 있는 다른 곳으로 의뢰를 제의할 때는 환자에게 설명해야 한다.

의사: 환자분이 내장에 대해 더 의논하려고 하는 것은 압니다만 한밤중에 할 얘기는 아닌 것 같네요. 내일 아침 8~9시 사이에 제가 전화 할게요.

8. 환자의 문제를 명명할 때 주의하라. '바이러스 증후군' '사소한 관절염'처럼 일부 휴지통 같은 진단은 쓸데없는 걱정과 오해를 불러일으킬 수 있다. 의사는 '만성피로 증후군'이라고 하지 말고 오래 지속되는 피로라고 하면 된다. 의사는 감정적인 문제가 특히 피로, 전신적으로 쑤시는 증상과 통증, 권태감 같은 신체적 증상을 증폭시킨다는 것을 환자가 이해하게 해야 한다. 환자가 이해할 수 있는 또 다른 유용한 용어는 '고도의 신체적 자각'인데, 이는 약제에 대한 반응인 뇌의 화학 작용이 변화할 때(예를 들면 우울증이나 불안감) 일어나는 상태를 말한다.

9. 검사, 의뢰, 투약을 신중하게 하라. 증상에 대한 보상으로 투약하는 것을 피하기 위해 증상 치료를 위한 약제 투여는 환자의 필요시보다는 계획적인 원칙에 따라 하라. 약물 투여가 환자의 증상을 없애거나 완화시키는 것보다 환자의 기능(출근이나 등교, 외출, 요리나 청소…)을 얼마나 잘 개선시키는지 판단하기 위해 약물은 지정된 기간 동안 투여하라. 약물 투여가 환자의 기능을 개선시키지 못하면 중단하라. **환자의 노력을 지지하고 칭찬하라.**

의사: 이 모든 것이 얼마나 힘든지 알기 때문에 환자분이 하려는 모든 것에 감동했습니다. 아침에 일어나서 옷을 입는 것이 환자분이 겨우 할 수 있는 일이지만, 아직도 그런 일을 하고 한나절 근무를 계속하시잖아요. 대단한 용기가 필요하기 때문에 저는 그것에 감탄하는 거예요.

10. 환자가 다른 각도에서 자신의 상황을 생각하게 도와라. 더 이상의 정밀 검사가 도움이 되지 않는다고 확신하면, 환자의 증상 병력을 반복해서 묻지 말고, 환자에게 무엇을 할 수 있었는지 물어보라. 활동적인 상태를 유지하고 더 나은 느낌을 갖도록 하기 위해 무엇을 더 할 수 있는지 환자와 함께 찾아라. **증상에 관해 얘기하는 부정적인 일**(예: "저는 다시는 그 일을 못 할 것 같아요.")을 **환자가 점차 인식하게 하고 새로운 일**(예: "천천히 한다면 제가 그것을 할

수 있다는 걸 알아요.")**로 대체하게 환자를 도와라.** 그들의 증상에도 불구하고 즐거운 행사를 계획하고 활동적이며 다른 사람과 상호작용을 유지하도록 환자를 격려하라.

11. 가족을 만나라. 그들의 의견을 들어라. 환자의 가족과 사회 체계가 증상을 악화시킬 수 있음을 확인하라. 정신적 이상이 있는 것이 불확실하거나 환자가 의사의 희망대로 좋아지는 것 같지 않으면 정신 건강 전문의에게 의뢰하거나 물리 치료, 직업 재활 치료를 이용하라. 어려운 증상을 잘 극복하기 위해 추가적인 방법을 찾도록 의사와 환자 모두에게 도움을 줄 상담자를 데려오고 싶다고 환자에게 말하라. 당신이 앞으로 계속 주치의를 맡겠지만 의사도 다른 의사의 상담 도움이 필요함을 환자에게 이해시켜라. 그 다음 당신이 긴밀히 협의할 수 있는 상담가를 선택하라. 당신이 잘 알지 못하는 정신 건강 진료팀과 함께 일을 하게 되면 환자에게 상담자의 연락 정보와 얘기를 해도 좋다는 서면 동의서를 달라고 하라.

12. 의사나 환자가 선택할 수 있는 것보다 더욱 자주 **규칙적인 방문을 계획하라.** 방문 시간이 길 필요는 없지만 최소한 외래 진료실 방문이나 응급실 방문만큼은 자주 해야 한다. 의사는 환자가 충격적인 전화를 하는 것을 줄이기 위해 환자에게 매주 계획적으로 전화를 걸 수 있다. 환자에게 새로운 문제가 없더라도 의사를 만나러 다시 오지 않아도 된다고 하지 마라. 새로운 문제는 피할 수 없다. 규칙적인 방문 계획은 증상이 심해져서 여러 의사를 찾아다니는 것을 감소시킨다. 규칙적으로 방문하면 증상이 있어도 의사를 찾지 않을 수 있게 한다.

자주하는 실수

1. 환자가 더 이상 오지 않을 때까지 검사하고 의뢰하는 것, 또는 환자에게 나쁜 곳이 없으니 다시 올 필요가 없다고 하는 것.

2. 인내심을 잃는 것. 오래되고 복잡한 문제가 있는 환자에게 진단의 불확실성을 헤쳐 나가고 문제를 단번에 해결할 계획으로 접근하는 것.
3. 증상을 완화시키거나 설명하는 것으로 진료의 성공을 평가하는 것.
4. 환자에게 분노, 좌절, 절망을 느끼는 것과 의사를 그런 식으로 느끼게 만든 환자를 벌주는 것.
5. 의사가 기질적인 원인을 발견하지 못하더라도 환자가 고통을 받는 정도를 인정하고 존중하지 못하는 것.
6. 환자 개인을 배제하고 증상과 생의학적 진단에 초점을 맞추는 것.

핵심 요점

고통은 환자의 장기가 작용해서가 아니라 환자라는 한 사람으로서의 인간에게 나타나는 작용이다.

SELECTED READINGS

Barsky AJ. A 37-year-old man with multiple somatic complaints. *JAMA* 1997;278:673–679.

Barsky AJ. Patients who amplify bodily sensations. *Ann Intern Med* 1979;91:63–70.

Biderman A, Yeheskel A, Herman J. Somatic fixation: the harm of healing. *Soc Sci Med* 2003;56:1135–1138.

Blackwell B. Sick role susceptibility. *Psychother Psychosom* 1992;58:79–90.

Cantor C. *Phantom illness.* Boston: Houghton Mifflin, 1996.

Cassell EJ. *The nature of suffering and the goals of medicine.* New York: Oxford University Press, 1991.

Epstein RM, Quill TE, McWhinney IR. Somatization reconsidered: incorporating the patient's experience of illness. *Arch Intern Med* 1999;159:215–222.

Goldberg DP, Bridges K. Somatic presentations of psychiatric illness in primary care setting. *J Psychosom Res* 1988;32:137–144.

Gordon GH. Treating somatizing patients. *West J Med* 1987;147:88–91.

Kaplan C, Lipkin M, Gordon GH. Somatization in primary care: patients with unexplained and vexing medical complaints. *J Gen Intern Med* 1988;3:178–190.

Kroenke K, Mangelsdorff AD. Common symptoms in ambulatory care: incidence, evaluation, therapy and outcome. *Am J Med* 1969; 86:262–266.

Peabody FW. The care of the patient. *JAMA* 1927;88:877; reprinted in *Conn Med* 1976;40:545–552.

Quill TE, Suchman AL. Uncertainty and control: learning to live with medicine's limitations. *Humane Med* 1993;9:109–120.

Servan-Schreiber D. Coping effectively with patients who somatize. *Woman's Health Primary Care* 1998;1:435–447.

Smith RC. Somatization disorder: defining its role in clinical medicine. *J Gen Intern Med* 1991;6:168–175

Stuart S, Noyes R Jr. Attachment and interpersonal communication in somatization. *Psychosomatics* 1999;40:334–343.

Taylor GJ, Bagby RM, Parker JDA. The alexithymia construct. *Psychosomatics* 1991;32:153–164.

32장 질병-근거 치료에서 완화요법으로의 전환

문제의 요지

가능하고 적절한 치료를 모두 했는데도 완치되지 않거나 심각한 진행성 질병을 억제하지 못했을 때, 치료 목표는 질병 억제에서 적극적으로 증상을 억제하는 것으로 전환되어야 한다. 전환은 질병의 진행 과정과 환자의 희망에 따라 빠르거나 천천히 일어날 수 있으며, 전혀 일어나지 않을 수도 있다. 질병이 빠르게 진행되지 않으면 전환은 환자, 가족과 의사의 다각적인 대화 중에 천천히 일어난다. 환자와 가족에게 전환은 포기하거나 희망을 잃는 것으로 느껴질 수 있고, 다루기 힘든 통증, 메슥거림, 호흡곤란과 죽음에 굴복한다는 공포심에 기름을 붓는 꼴이 될 수 있다. 종종 환자, 의사, 가족은 치료했는데도 완치되지 않거나 심각한 질병의 진행을 늦추지 못할 때 치료에 대해 얘기하는 것을 회피한다. 의사는 상황의 진실을 피하기 위해 환자의 치료를 호스피스로 전환하면서도 환자에게는 장밋빛 예후를 얘기해준다. 의사는 이런 어려운 때를 전환시킬 방법을 찾아야 한다.

의사에게 전환은 역할, 관계, 작용과 도움의 수단이 변하는 것을 의미한다. 의사보다는 환자가 목표를 정하고 의료 팀과 함께 협력 치료의 방법을 선택하게 한다. 의사는 환자의 예후에 대해 불확실성을 경험할 것이고 환자의 목표를 성취하기 위해 동료 의사와 더욱 밀접하게 일을 할 필요가 있다. 이러한 전환은 환자에게 연결된 의사의 감정에 도전이 되는 것 같다.

환자와 의사 모두에게 치료의 실패는 질병, 고통, 의료의 의미에 의문을 불러일으킨다. 의사는 사람을 잃음에 슬퍼하고 이전에 잃은 환자를 회상하지만 그들의 슬픔을 표현할 방법이 부족하다.

면담의 중요 원칙

1. 완화요법은 '치료하지 않는 것'이 아니다. 완화요법은 오히려 적극적이고 집중적인 방법으로 완화를 목표로 한 간결한 질병-근거 치료를 포함한다. **대부분의 치료는 완화를 위한 것이며 질병에 대한 치료와 동시에 한다. 완화요법은 모든 것이 실패할 때만 시작하는 것이 아니다.** 의사 혼자서 완화요법 치료를 조정할 수 없다면 다른 의료 팀 구성원에게 양도해야 한다.

2. 의사는 환자에게 끝까지 포기하지 않는다는 확신을 주어야 한다. 의사는 생명이 얼마 남지 않은 아픈 환자를 위해 협력해야 하며, 환자의 가족회의에 참석하고 환자에게 신체적, 심리적으로 필요한 정보를 줄 계획을 세워야 한다. 이는 의사와 환자 가족 모두에게 감동적 만남이 될 수 있다.

3. 임종을 앞둔 환자를 돕는 방법은 통증과 증상 조절, 가족 상담, 지원 그룹, 호스피스 활용 등 많이 있다. 이런 정보를 숙지하여 임종을 앞둔 환자를 도울 사람과 환자 가족을 아는 것도 의사가 할 일이다. 도와줄 사람을 알거나 연결해줄 기관이나 공동체를 알아두는 것이 첫 번째 단계다.

면담 과정

1. **치료 실패에 대한 논의는 나쁜 소식을 다시 전하는 것으로, 더 나쁠 수 있다. 의사의 기본적 도구로서 연민의 감정을 활용하라.** 가족의 것과 함께 환자의 생각과 감정, 관심이 무엇인지 주의 깊게 경청하라. 환자가 거쳐야 할 과정을 예측하게 하라.

의사: 환자분께서 받아들이기 어려운 이야기인데요. 검사 결과 심지어 실험적인 치료까지 했는데도 암이 커지고 있네요. 이제는 특별히 암 치료를 위해 쓸 수 있는 다른 방법이 없군요.

(잠깐 멈춤)

환자: (웃으며) 네, 그래요 선생님. 전에 말씀하시던 거네요, 그래서 저에게 다른 치료를 하는군요. 이제는 뭐죠? 골수이식이요? 대기실에 있던 여자분이 했던 것이지요. 저는 무엇이든지 할 거예요.

의사: 저는 환자분이 할 것임을 알고 있어요. 환자분의 활기와 열정에 감사드립니다. 그래서 환자분과 이야기하기 두 배로 힘든 이유죠. 지금 제 얘기는 듣기 힘드실 거예요. 저도 말하기 힘들어요.

환자: 모르겠네요, 선생님. 뭐라고 말씀하시는 거예요?

의사: 제 말씀은 모든 전문가와 의논한 결과 암의 진행을 느리게 하거나 멈출 수 있는 방법을 더 이상 찾지 못했다는 겁니다. 그렇지만 환자분의 삶에 영향을 미치는 것을 도울 수 있는 많은 것이 있어요.

환자: (놀라며) 세상에. 진심은 아니겠죠. 농담이죠, 선생님. 저에게는 학교 다니는 아이들이 있는데 어떻게 돌봐야 하는지 아무도 몰라요.

의사: 네, 자녀가 환자분에게 매우 중요하죠. 그들이 환자분 인생에서 가장 중요함을 압니다. 이것은 예상한 바가 아닙니다. 암에 더 좋은 치료법이 있기를 바랍니다.

환자: (울면서) 이것은 공정하지 못해요. 다른 치료법은 없나요?

의사: 맞아요. 공정하지 못하죠. 완치가 어렵더라도 환자분에게 중요한 다른 일을 할 수 있도록 해드릴 수 있어요.

환자: 세상에! 이제 전 무엇을 할 수 있나요?

의사: 다음 단계는 무엇이라고 생각하세요?

환자: 남편이나 아이들에게 어떻게 얘기해야 할까요?

의사: 할 수 있다면 제가 돕고 싶군요. 내일 가족이 오면 함께 얘기하죠. 암 환자들을 위해 일하는 사회사업가가 있어요.

환자의 암에 더 이상의 치료 방법이 없다는 소식은 환자가 목표를 억지로 수정하게 만들며, 가족, 친구와 환자의 삶과 헤어지는 긴 과정에 빠뜨릴 수 있다. 환자는 외로움과 공포를 경험할 것이며, 그 느낌을 얘기할 사람이 필요할 것이다. 의사의 임무는 이제 환자가 어려운 과정을 헤쳐 나가도록 돕는 것이다.

2. **서둘지 마라. 단지 그 자리에 있어라.** 분노, 후회, 슬픔 같은 환자의 감정에서 멀리 벗어나려고 하지 마라. 환자의 희망, 욕망, 목표 등을 논의하는 것을 피하지 마라. 환자의 공포와 걱정을 물어보고 기꺼이 역점을 두어 다루어라.

3. **의사는 슬픔에 젖은 자신을 추스르기 위해 시간적인 여유를 가져라.** 친구나 중요한 다른 사람과 상실감에 대해 이야기하는 것이 도움이 된다. 의사는 의료에 대해 배운 것과 환자를 치료하면서 스스로에 관해 배운 것을 반영하고 그 특권에 대해 무언의 감사 표시를 할 기회를 가질 수 있다. 의사는 환자에게 그를 알고 치료하는 기회를 얻은 것에 얼마나 감사한지 말할 수 있다.

4. **의사 자신이 완화요법으로의 전환을 인식하고 조정할 수 있음을 확인하라.** 인생의 마지막 시기에 의사는 환자의 희망을 빼앗는 것이 두렵기 때문에, 환자는 도움이 되지 않으면 의사가 치료해주지 않을 것으로 생각하기 때문에 이득은 거의 없으면서 부담만 큰 원하지 않는 치료가 계속될 수 있다. 완화요법과 증상 조절의 기본 원칙을 배우고, 환자를 호스피스와 편안한 치료 서비스로 의뢰하는 것은 환자에게 긍정적인 미래를 보여주고 예상하기 쉽게 해준다.

5. **미리 계획하라.** 환자가 유서를 미리 작성하여 완성하게 하고 생명 유지 치료에 대한 견해를 이해하는 법정 건강 대리인을 지정하도록 확인하라. 유용한 서비스와 도움을 제공할 수 있는 재택 또는 시설에서 서비스받는 호스피스에 대해 설명해줘라.

6. **임종이 가까운 환자의 말기 치료에 환자의 진심이 존중되고 있다는 것을 확인하고 점검하라.** 환자가 활동적인 대가족의 일원이라면, 가족 면회에 편의를

제공하고 지명된 가족 정보를 잘 숙지하라. 환자가 정신적 지지자를 만날 수 있고 변호인을 둘 수도 있게 하라.

자주하는 실수

1. 치료 실패를 인정하지 않고 환자와 의논하지 않는 것. 완치요법의 효과가 끝난 뒤에도 완치요법을 포기하지 않는 것.
2. 완치요법이 한계에 도달했을 때 환자를 포기하는 것.
3. 환자의 죽음에 대한 의사의 슬픔과 비탄을 인식하고 존중하지 않는 것. 의사 또는 의사의 전문 의식이 환자를 잃었다는 죄의식을 느끼는 것. 환자의 죽음에 불안과 개인적으로 책임감을 느끼는 것. 고통, 죽음과 상실에 대한 의사의 감정이 의사를 압도하는 것.
4. 환자의 큰 상실감 또는 슬픔에 잠긴 가족에게 연민의 감정을 갖지 못하는 것.
5. 통증을 잘 참던 환자가 점차 의존적이 될 때 의사가 화를 내는 것.

핵심 요점

의사가 치료 내내 환자와 함께할 것임을 환자에게 확신시켜라.

SELECTED READINGS

Baile WF, Glober GA, Lenzi R, et al. Discussing disease progression and end-of-life decisions. *Oncology* 1999;13:1021–1036.

Balaban RB. A physician's guide to talking about end-of-life care. *J Gen Intern Med* 2000;15:195–200.

Back AL, Arnold RM, Quill TE. Hope for the best, and prepare for the worst. *Ann Intern Med* 2003;138:439–443.

Back AL, Curtis JR. When does primary care turn into palliative care? *W J Med* 2001;175:150–151.

Buckman R. Communication skills in palliative care—a practical guide. *Neurol Clins* 2001;19:989–1004.

Degenholtz HB, Thomas SB, Miller MJ. Race and the intensive care unit: disparities and preferences for end-of-life care. *Crit Care Med* 2003;31:S373–S378.

Doyle D, Hanks GWC, MacDonald N, eds. *Oxford textbook of palliative medicine,* 2nd ed. Oxford: Oxford University Press, 1998.

Gordon GH. Care not cure: dialogues at the transition. *J Clin Outcome Manag* 2002;9:677–681.

Lo B, Quill T, Tulsky J. Discussing palliative care with patients. *Ann Intern Med* 1999;130:744–749.

Lo B, Ruston D, Kates LW, et al. Working group on religious and spiritual issues at the end of life. Discussing religious and spiritual issues at the end of life: a practical guide for physicians. *JAMA* 2002;287:749–754.

Luce JM, Luce JA. Management of dyspnea in patients with far-advanced lung disease. *JAMA* 2001;285:1331–1337.

Meier DE, Back AL, Morrison RS. The inner life of physicians and the care of the seriously ill. *JAMA* 2001;286:3007–3014.

O'Boyle CA, Waldron D. Quality of life issues in palliative medicine. *J Neurol* 1997;244(Suppl 4):S18–S25.

Quill TE, Arnold RM, Platt FW. I wish things were different: expressing wishes in response to loss, futility and unrealistic hopes. *Ann Intern Med* 2001;135:551–555.

Quill TE, Cassel CK. Nonabandonment: a central obligation for physicians. *Ann Intern Med* 1995;122:368–374.

Rocker GM, Curtis JR. Caring for the dying in the intensive care unit: in search of clarity. *JAMA* 2003;290:820–822.

Seely JF, Scott JF, Mount BM. The need for specialized training programs in palliative medicine. *Can Med Assoc J* 1997;157:1395–1397.

Stiefel F, Guex P. Palliative and supportive care: at the frontier of medical omnipotence. *Ann Oncol* 1997;7:135–138.

Weissman DE. Consultation in palliative medicine. *Arch Intern Med* 1997;157:733–737.

Wenrich MD, Curtis JR, Shannon SE, et al. Communicating with dying patients within the spectrum of medical care from terminal diagnosis to death. *Arch Intern Med* 2001;161:868–874.

33장 임종 논의: 향후 치료 계획과 DNR 지시

문제의 요지

많은 사람들은 앞으로의 치료 계획은 승인하지만, 유서를 써놓는 경우는 20퍼센트 미만이다. 대부분의 의사는 결정 능력을 상실한 환자를 치료한다. 의사는 환자가 어떤 치료를 원하는지 알기를 원한다. 이상적으로는, 모든 환자들의 정기석 방문 동안에 그러한 주제를 꺼내놓아야 한다. 그렇지 못하면 그 다음 해에 사망할 위험이 있다고 생각되는 환자들과는 향후 계획을 논의해야 한다.

미리 작성하는 유서는 환자가 스스로 결정하고 말할 수 없을 때 건강관리 결정을 어떻게 할지 길잡이 역할을 한다. 미리 작성하는 유서는 환자들이 특정 상황에서 특정 치료를 요청하고, 보류하고, 중단하게 하는 데 길잡이가 된다. 그런 치료에는 투석 같은 고도 기술 치료와, 수분 공급 같은 덜 복잡한 것이 있다. 환자는 자신이 건강관리 결정을 할 수 없을 때 대신 결정해주는 법적 대리인인 건강치료 대리인을 지정할 수 있으며 지정해야 한다. 미리 작성하는 유서는 언제라도 환자가 고칠 수 있지만 그렇지 않다면 효력이 없어지지 않는다. 유서는 변호사가 필요하지 않으며 사무 용품 가게에서 파는 문서 형식이면 가능하다.

연방 기금을 받는 건강관리 기관은 입원할 때 환자에게 미리 유서 작성을 요구한다. 환자는 유서를 미리 작성하는 것을 심폐소생술CPR을 받지 못하는 것으로 잘못 알고 있다. CPR 거부는 의사가 병원 차트에 소생술을 하지 않는다DNR: Do Not Resuscitate는 지시를 기록하는 것이 요구된다. DNR 지시는 환자와 논의해야 하며, 환자와의 협약에 책임자가 누구인지 결정되어야 한다.

환자가 결정 능력이나 의사소통 능력을 잃으면, 의사는 미리 작성한 유서를 살펴보고 환자의 건강관리 대리인과 환자 상태를 의논해야 한다. 환자의 이전 진술이나 현재 상태에 근거하여 의사는 DNR 지시를 내릴 수 있다.

면담의 중요 원칙

1. **임종 논의는 오랜 기간 치료받는 모든 환자에게 필요하며 오래 지속되거나 새로운 의사-환자 관계 모두에서 논의되어야 한다.** 의사는 환자의 선호를 알아야 하며, 의사에게 가능하게 보이면서 환자에게도 옳다고 느껴지는 계획을 세워야 한다. 환자가 건강하다고 느끼고, 자신의 선택을 생각할 수 있고 가족과 얘기할 수 있는 기회에 의사는 임종 논의를 시작할 수 있다. 적어도 의사는 이러한 논의를 그 다음 해에 사망이 예상되는 환자와 해야만 한다.

2. **의사는 임종 주제를 다른 건강 주제처럼 솔직하고 명백하게 얘기해야 한다.** 의사는 이러한 논의가 통상적으로 예방적인 병력의 한 부분이고, 이에 관해서 모든 환자와 얘기하며, 환자 건강에 나쁜 소식을 갖고 있음을 의미하지는 않는다고 환자에게 설명할 수 있다.

3. **의사의 감정이 환자의 죽음에 대해 말하기 어렵게 만들 수 있다.** 환자를 치료하고 희망을 주려는 의사의 바람과 반대되거나 환자를 당황하게 만드는 것을 두려워한다면 의사는 임종과 죽음에 대한 논의를 피할지도 모른다. 오랫동안 치료하던 환자라면 그의 죽음에 대해 죄책감이나 슬픔, 두려움을 느낄 수 있으며, 그 환자가 신환이라면 환자의 일차 진료 의사가 그런 의논을 하지 않았음에 괴로울 수 있다. 의사를 거의 모르는 환자와 죽음이나 소생술 계획 같은 고통스러운 주제를 끄집어내는 것은 너무 무뚝뚝하고 냉혹하게 보일까 봐 두려울 수 있다. 그러나 논의가 당황스러울 때도, 대부분의 환자는 나중에 임종 시 원하는 것을 생각할 기회를 준 것에 고마워하며, 그런 논의를 의사 임무의 한 부분으로 간주한다.

4. 환자가 미리 작성하는 유서는 종교, 진심, 경험이 길잡이 역할을 한다. 환자를 대변할 수는 없지만 그런 치료를 받아본 사람을 알고 있는지 질문하여 논의를 시작하라. 환자 삶의 어떤 면을 가장 중요하게 지켜야 하는지 그리고 환자가

없이는 살고 싶지 않은 게 무엇인지를 물어보라. 일부 문화 또는 종교 단체는 이런 대화가 해를 부르므로 피해야 한다고 믿으므로 주의하라.

5. 미리 준비하는 지시에는 두 종류가 있다. 하나는 극단적 상황에서 선택할 수 있는 **사망 선택 유언**living wills이고, 다른 하나는 더 유용한 방법으로 **건강관리 결정을 위한 법적 대리인 지정**이다. 둘 다 환자가 결정 능력을 잃었을 때만 유효하며, 어느 것도 실행하는 데 변호사가 필요하지 않다.

면담 과정

1. 환자의 임종 논의 순서는

- **a.** 주제를 제시하고 더 논의함에 허락을 구하라.
- **b.** 유서를 작성하는 환자가 가족, 친구, 대중 매체에서 어떤 정보와 경험을 얻었는지 물어보라.
- **c.** 환자와 의사소통이 가능하지 않을 때 누가 환자를 대변할 수 있는지 물어보라.
- **d.** 환자가 자신을 대변할 수 없으면 법적 건강관리 대리인을 지정한 문서를 완전하게 갖추도록 환자에게 요청하라.
- **e.** 환자가 지명한 사람의 의견을 들어보고, 이 역할에 대한 승낙 문서를 작성하도록 환자에게 요청하라.
- **f.** 건강관리 대리인의 연락 정보와 함께 대리인이 서명한 문서의 복사본을 가져오도록 환자에게 요청하라.
- **g.** 환자가 희망하면 논의에 다른 사람을 포함시켜 모든 주제를 다시 논의하라.

2. 환자의 희망을 논의하는 출발점으로 병원이나 요양 시설의 정책을 사용하라. 환자에게 중요한 것이 무엇이며, 환자가 존중하는 것을 이해할 필요가 있다. 그 다음 의사는 현실적으로 가능한 것이 무엇인지 설명해야 한다.

의사: 환자분?

환자: 네?

의사: 우리 병원에서 환자분의 치료 계획을 논의하고 있습니다만, 때때로 예상치 못한 일이 일어납니다. 우리가 항상 질문하고 저도 좋은 생각이라고 생각하는 분야가 바로 이것입니다. 환자분께 무슨 일이 일어나서 저와 함께 치료 계획을 세울 수 없게 된다면 환자분께 무엇을 어떻게 해주길 원하십니까? 어떤 종류의 의학적 치료를 원하는지 또는 받지 않기를 원하는지 등의 어떤 조건이 있습니까?

환자: 예를 들면요, 선생님?

의사: 최악의 경우를 생각해봅시다. 환자분의 심장이나 호흡이 멈추었고 즉시 도와줄 사람이 아무도 없다고 합시다. 그런 일이 발생했고, CPR심폐소생술에도 불구하고 의사가 지금의 상태로 되돌릴 수 없을 거예요.

환자: 의사가 가슴에 펌프질하는 것이요? 텔레비전에서 본 적 있어요.

의사: 바로 그거예요. 그러나 텔레비전에서는 실제보다 더 많이 성공한 것처럼 보여요. 그리고 많은 부작용이 있어요.

환자: 그러면 도움이 안 되나요?

의사: 환자분 같은 의학적 문제가 있는 사람에게는 그럴 거예요. 환자분이 현재 상황에서 집으로 돌아갈 수 있는 확률은 매우 작을 거예요. 그리고 다른 사람과 의사소통하는 환자분의 뇌는 심장과 폐가 멈출 때 가장 쉽게 손상됩니다. 오늘날 일부 사람은 어떤 희생을 치르더라도 생명을 존중하죠. 예를 들면 숨을 쉬기는 하지만 다른 사람과 의사소통할 수 없이 인공호흡기가 필요한 상황에 영구적으로 있는 것을 원치 않아요.

환자: 저, 저도 그건 원하지 않아요. 그런 일이 일어나고 좋아질 수 없다면 치료를 중단하고 떠나보내 주세요.

의사: 좋아요, 이해해요. 저는 환자분의 희망을 정말 존중해요. 물론 그것이 의사가 환자를 살아 있게 유지하기 어렵고 그때까지 기능하도록 노력하지 않음을 의미하지는 않아요. 단지 이득이 없는 것을 알게 될 때만 치료를 멈추거나 보류할 거예요.

환자: 저는 어떤 기계에도 억매이고 싶지는 않아요. 선생님께서 할 수 있는 것은 다 하지만, 도움이 되지 않으면 중단해주시기를 바래요.

의사: 그러죠. 타당하게 들리는군요. 아다시피, 이 논의는 환자분이 우리와 의사소통을 할 수 없을 때만 적용됩니다. 환자분이 원하는 것을 말씀할 수 있는 한 단지 그대로 하려고 할 거예요.

환자: 네 알겠습니다. 좋습니다, 선생님. 고통받고 싶지는 않고, 치료를 다른 사람들에게 의존하고 싶지는 않아요. 저는 의존적이 되는 것을 주로 걱정해요.

의사: 알겠어요. 그것은 흔한 관심사에요. 환자분에게 의존적이란 무엇을 의미하나요?

의사는 환자를 더 많이 알기 위해 노력하고, 임종 결정을 명확하게 하게 한다.

이런 대화는 문서화해야 하고, 공식적인 건강관리 대리인 선임과 함께 문서는 안전한 곳에 잘 보관되어야 한다. 그러나 환자의 의사와 주요 친척, 대리인에게 복사본을 제공하는 것은 중요하다.

3. 논의를 시작하기 전에 환자가 의식적·감정적으로 이런 결정을 할 수 있는지, 무엇이 잘못인지 또는 잘못될 수 있는지 환자가 설명할 수 있고, 제안한 치료의 본질과 결과를 이해하며, 다른 옵션의 가치를 비교할 수 있고, 선호하는 것을 환자가 지적할 수 있는지 확인하라.

4. 모든 입원 환자에게 심폐소생술을 원하는지 물어보라. 환자의 차트에 이러한 모든 논의를 기록하라. 환자에게 물어본 것과, 대답을 정확히 적어라.

5. 환자가 자신을 대변할 수 없을 때 누가 환자를 대리할지 환자에게 물어보라. 서류로 지정된 사람에게 환자가 임무를 부여했는지? 아니라면 누가 가장 정확하게 환자를 대변할 것인지?

의사: 또 다른 중요한 질문입니다. 환자분이 저와 의사소통할 수 없으면—환자분이 의식이 없거나 뇌졸중이 있거나, 환자분이 하고 싶었던 것을 의논하지 못하는

다른 문제가 있으면—누가 환자분을 가장 잘 대변할까요?

환자: 오, 저는 딸이 맡기를 원해요. 제 딸은 항상 우리의 처지가 되어 무엇을 해야 하는지, 어떻게 할지를 말하죠.

의사: 저, 제가 질문하는 것은 누가 환자분을 위해 결정하기를 원하는지가 아니라, 누가 환자분의 마음을 가장 잘 아느냐, 즉 환자분이 이미 결정한 것을 누가 가장 잘 아느냐입니다.

환자: 오, 거기에는 의문의 여지가 없어요. 바로 제 오빠에요. 그는 저를 손바닥 보듯 훤히 알아요. 제가 원하는 것을 알고 있을 거예요.

의사: 그러면 환자분의 오빠가 우리가 의지해야 하는 사람 같군요. 어떠세요?

환자: 물론이죠, 선생님. 오빠가 가장 적임자라고 확신한다고 제 아이들한테 말해야겠어요.

의사: 좋습니다. 우리는 그것을 **의료 위임권 지정**이라 부르죠. 그것은 매우 중요한 역할입니다. 오빠같이 신뢰하는 분이 있다니 기쁘군요.

6. 심지어 환자가 사망하거나 자신을 대변할 수 없을 경우를 대비해 환자가 원하는 것을 서류로 작성을 했을 때에도, 의사는 환자의 임종에 관한 대화를 해야 한다.

7. **환자의 핵심 가족이 환자가 희망하는 것을 이해하는지 확인하라.** 종종 의사가 환자가 바라는 것을 언급할 때 가족들은 믿지 못해서 대화에서 제외되거나 놀라게 된다. 누가 핵심 가족인지, 그들이 환자의 희망을 아는지 물어보라. 의사는 그들에게 결정을 내리거나 의견을 달라고 요청하는 것이 아니라 환자가 선호하는 것을 그들이 알고 있는지를 물어보는 것임을 기억하라.

자주하는 실수

1. 환자나 의사가 당황할까봐 무서워서 진료 계획이나 DNR 지시 논의를 회피하는 것. 환자가 사망할 때 호출받지 않기를 바라는 것.

2. 환자와 의사가 논의한 것을 기록으로 남기지 않는 것.

3. 환자의 믿음과 진심을 이해하는 것과 또 다른 한편으로는 결정된 것과 문서를 분명하게 하는 것 사이에서 중도를 택하지 못하는 것.

4. 논의에 핵심 역할을 하는 사람을 배제하여 중대한 결정을 내려야 할 순간에 친척 사이에 심각한 충돌을 일으키는 것.

핵심 요점

미리 작성하는 유서와 DNR 지시에 관해 환자와 이야기하라.

SELECTED READINGS

Carney MT, Morrison RS. Advance directives: when, why, and how to start talking. *Geriatrics* 1997;52:65–66, 69–74.

Danis M, Southerland LI, Garrett JM, et al. A prospective study of advance directives for life-sustaining care. *N Engl J Med* 1991;324: 882–888.

Detmar SB, Muller MJ, Wever LDV, et al. Patient–physician communication during outpatient palliative treatment visits. *JAMA* 2001; 285:1351–1357.

Doukas DH, McCullough LB. The values history: the evaluation of the patient's values and advance directives. *J Fam Pract* 1991;32: 145–153.

Finger AL. Enlisting a patient's adult children as allies. *Med Econ* 1997;74:173–189.

Gordon GH, Dunn P. Advance directives and the patient self-determination act. *Hosp Pract* 1992;27:39–42.

Hofmann JC, Wenger NS, Davis RB, et al. Patient preferences for communication with physicians about end-of-life decisions. *Ann Intern Med* 1997;127:1–12.

Johnston SC, Pfeifer MP. Patient and physician roles in end-of-life decision making. *J Gen Intern Med* 1998;13:43–45.

Lo B, Ruston D, Kates LW, et al. Discussing religious and spiritual issues at the end of life: a practical guide for physicians. *JAMA* 2002;287:2504.

Lynn J, Miles SH, Olick R. Making living wills and health care proxies more useful. *Patient Care* 1998;32:181–192.

Lynn J, Nolan K, Kabcenell A, et al. Reforming care for persons near the end of life: the promise of quality improvement. *Ann Intern Med* 2002;137:117–122.

Prendergast TJ, Puntillo KA. Withdrawal of life support—intensive caring at the end of life. *JAMA* 2002;288:2732–2740.

Quill TE. Initiating end-of-life discussions with seriously ill patients. Addressing the elephant in the room. *JAMA* 2000;2502–2507.

Strutton D. Treatment preferences in recurrent ovarian cancer. *Gynecol Oncol* 2002;86:200–211.

Sulmasy DP, Terry PB, Weisman CS, et al. The accuracy of substituted judgments in patients with terminal diagnoses. *Ann Intern Med* 1998;128:621–629.

Teno JM, Stevens M, Spernak S, et al. Role of written advance directives in decision making. *J Gen Intern Med* 1998;13:439–446.

Tulsky JA, Fischer GS, Rose MR, et al. Opening the black box: how do physicians communicate about advance directives? *Ann Intern Med* 1998;129:441–449.

Uhlmann RF, Pearlman RA, Cain KC. Physicians' and spouses' predictions of elderly patients' resuscitation preferences. *J Gerontol* 1998;43:M115–M121.

34장 임종 환자와 함께하기

문제의 요지

환자가 임종에 임박하면 의사의 할 일이 끝났으며 환자를 다른 사람에게 남겨주고 떠날 수 있는 것처럼 보인다. 사망을 질병과의 전투에서 패배라고 여기면 의사는 전선에서 물러나기 바란다. 그러나 대부분의 사망은 의료기관, 즉 전문의료인의 곁에서 일어나기 때문에 의사는 아직도 해야 할 일이 있다.

〈사례 연구〉

치매로 투병중인 83세 남자 환자가 요양원에서 넘어져서 고관절 골절이 생겨 골절 부위에 핀을 넣는 수술을 받았다. 환자는 승모판 폐쇄 부전증과 심부전증 치료를 위한 일반적인 약제뿐 아니라 항응고제를 복용 중이다. 오늘 아침 환자는 구토를 몇 번 했고 흡인이 된 것 같았다. 그런 다음 빈호흡, 저산소증, 불안 증세를 보였다. 환자의 흉부 엑스선 사진상 폐렴이나 심부전으로 생각되는 미만성 침윤 소견과 심장 비대 소견을 보인다. 산소, 항생제와 이뇨제 치료에 거의 반응이 없고 점점 악화되었다. 당직 의사가 오후 11시에 환자를 보러 왔을 때 저혈압, 혼수, 발한 증세를 보였다. 의사는 환자가 임종이 임박했다고 판단해서 간호사에게 환자의 부인에게 연락하라고 지시했다. 환자의 부인은 병원으로 오는 중이다.

이제 의사는 어떤 계획을 세워야 하는가? 임종 환자에게 의사는 무엇을 해줄 수 있는가?

면담의 중요 원칙

1. **임종은 고통을 증가시키거나 포기를 의미하지 않는다.** 임종 환자를 볼 때, 의사는 환자의 안락함을 보장하기 위해 노력하여야 하며, 환자에게 그것을

어떻게 할지 물어볼 수 있다. 때때로 의사는 환자에게서 다음과 같은 놀라운 반응을 볼 것이다.

의사: (연약한 말기 환자에게 말하기 위해 병상에 기댄 채) 제가 환자분께 해드릴 수 있는 것이 뭐가 있나요?
환자: (가냘프게) 글쎄요, 저는 단지 굴 구이를 먹고 싶은데요.

의사는 도움을 요청하였다. 의사는 영양사에게 연락하여 그 지역의 해산물 식당에 전화해 특별 요리를 배달시켰다. 환자는 굴 요리를 고마워하며 먹었다. 다음날 의사는 병상에 기대어 환자에게 같은 질문을 하였다.

의사: 제가 환자분께 해드릴 수 있는 것이 뭐가 있나요?
환자: (여전히 더욱 가냘픈 목소리로) 글쎄요, 고구마 파이 한 조각을 먹고 싶어요.

2. 의사의 관심 초점은 임종 환자의 가족과 친구에게까지 확장되어야 한다. 그들에게는 안정과 지지, 사랑하는 사람이 고통받고 있지 않다는 분명한 증거가 필요하다.

면담 과정

1. **임종 치료를 조율하기 위해 사람이나 전화를 활용하라.** 의사가 임종 환자 곁에 있을 수 없으면 병원 직원이라도 곁에 있게 하라. 이 환자의 경우 의사는 환자 가족보다 먼저 도착했고 의사가 떠난 뒤에도 간호사가 임종 환자와 가족 곁에 있도록 조치했다. 의사는 환자의 병실과 침구를 단정히 하도록 했고, 환자가 편안할 수 있도록 소량의 모르핀 정맥주사를 사용했다. 그 다음 의사는 그냥 환자의 침상 곁에 앉아 있었다.

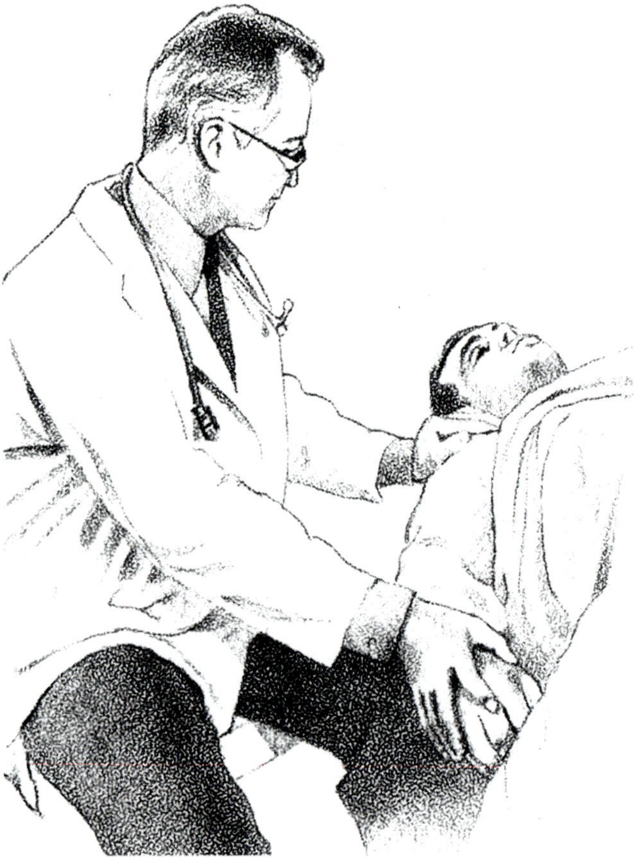

임종 환자와 함께하기

2. **그냥 임종 환자 곁에 있어라.** 많은 의사들에게 가장 힘든 일은 아무것도 하지 않고 단지 그냥 있는 것이다. 의사는 곁에 있어주는 것이 노력이 필요한 행동임을 알아야 한다. 가족들이 슬퍼하는 동안 그곳에 머물러라. 약간의 놀라움과 함께 슬픈 감정 표현과 침묵을 미리 각오하고 준비하라. 눈물을 예상했더

라도 의사는 공포, 분노, 혼란을 경험할 수 있다. 상실은 사람들에게 많은 다양한 방법으로 영향을 준다.

3. **가족 구성원 또한 환자인 것처럼 그들에게 주의를 기울여라.** 가족 구성원을 새 환자로 생각하라. 가까운 사람들—부모님, 배우자, 간병인—에게 특히 초점을 맞추라. 그들은 그 자리와 상황의 중심에 있기 때문에 일반적으로 누구인지 확인할 수 있지만, 만약 그들이 누구인지 모르겠으면 물어보라. 자신을 다시 소개하고 그들의 이름과 임종 환자와의 관계를 알아보아 확인하라.

4. **가족 구성원들이 어떻게 느끼는지 물어보고 공감하는 반응을 보여라.** 의사는 이해를 표현함으로써 그들을 지지할 수 있다.

5. **환자의 생애를 들려달라고 요청하라.** 가족에게 환자는 어떤 사람이었는지? 환자는 어떤 종류의 사람이었는지?

의사: 부인, 저는 환자분에 대해 알 수 있는 기회가 많지 않았습니다. 그가 어떤 사람이었는지 제게 말씀해주시겠어요?

다른 종류의 쓸모 있는 질문은 다음과 같다. "두 분은 어떻게 만나셨나요?" "두 분께서 함께하신 지는 얼마나 되셨나요?" 애도하는 친척들이 임종 환자에 대해 많이 이야기하면 할수록 더욱더 침착해지고 진실해질 것이다.

6. 의사가 가족과의 대화에 추가할 수 있을 만큼 충분히 환자에 대해 알았다면 의사의 견해, 특히 긍정적인 것을 추가할 수 있다.

의사: 아다시피, 환자분을 오늘 처음 만났는데, 제가 오늘 아침에 환자를 보았을 때 매우 혼란스러웠지만 전 그가 인정 있는 사람으로 느꼈어요.

부인: 정말 그래요. 그는 항상 제게 친절했어요.

7. 환자가 장기 기증 의사가 있다면, 환자가 평소에 가족에게 장기 기증 의사를 밝힌 적이 있는지 물어보라. 환자가 자신의 신체 일부로 다른 사람을 돕고 싶어했는지를 표현한 적이 있었는가? 환자는 그것을 그의 운전면허증에 표시했는지? 그렇다면 의사는 해당 의료진에게 연락하여 가족과 장기 기증 절차를 얘기하도록 할 수 있다. 누가 장례식장에 전화를 할 것인지 같은 '다음에 일어날 일'을 논의하라.

8. 의사가 환자의 임종 상황에 있었다면, 장례식에 전화, 특정 종교에 관계없는 카드, 조화 같은 것을 보내는 후속 조치를 생각하고 싶을 수 있다.

자주하는 실수

1. 가족을 위해 조치하는 것과 가족과 대화하는 일을 간호사에게 떠맡기는 것.
2. 개인적인 것들을 회피하고, 감정적인 반응에 어긋나는 생의학적·기술적인 주제를 가족과 얘기하는 것.

> **의사:** 환자분의 심근은 적절한 심박출량을 유지할 수 없는 상태입니다. 이뇨제와 심장 부담을 줄이기 위한 치료를 시도하였습니다.

3. 가족의 감정과 기억을 듣는 기회를 놓치는 것.

핵심 요점

단지 나타나기만 해도 많은 말을 하는 것보다 더 나을 수 있다.

SELECTED READINGS

Irvine P. The attending at the funeral. *N Engl J Med* 1985;312: 1704–1705.

Lynn J, Teno JM, Phillips RS, et al. Perceptions by family members of the dying experience of older and seriously ill patients. Study to understand prognoses and preferences for outcomes and risks of treatments. *Ann Intern Med* 1997;126:97–106.

Steinmetz D, Walsh M, Gabel LL, et al. Family physicians' involvement with dying patients and their families. Attitudes, difficulties, and strategies. *Arch Fam Med* 1993;2:753–760.

Tolle S, Elliot DL, Girard DE. How to manage patient death and care for the bereaved. *Postgrad Med* 1985;78:87–92.

Tolle SW, Elliot DC, Hickam DH. Physician attitudes and practices at the time of patient deaths. *Arch Intern Med* 1984;144:2389–2391.

Twaddle ML. The process of dying and managing the death event. *Primary Care* 2001;28:329–338.

35장 질병이 심각한 환자 가족과의 면담

문제의 요지

심각하거나 치명적인 질병으로 환자가 입원했을 때, 가족들은 모여서 의사의 말을 불안하게 기다린다. 병원에서 바쁘게 근무하는 의사는 환자에 대한 사전 지식 없이 환자의 가족을 빨리 편하게 해주어야 하며, 환자에게 무슨 일이 일어났는지 설명하고 질문에 대답해야 한다. 대부분의 의사가 이를 그들 역할의 일부로 간주하더라도, 때로 의사는 거의 그럴 시간이 없으며, 그렇게 하려는 훈련을 거의 하지 않는다. '가족과 면담하자'는 요청은 마음이 산란한 친척의 시각, 오래 걸리는 어려운 대화, 그리고 얼마나 많이 의학 정보를 공유할지에 대한 불확실성의 느낌을 떠오르게 한다. 그들은 의사를 방해할 수 있기 때문에 의사는 더 이상 그들을 피할 수 없을 때까지 면담을 연기한다.

면담의 중요 원칙

가족은 환자 치료에 중요한 역할을 한다. 그들을 존중할 때 환자의 병력, 선호하는 치료, 퇴원 계획에 도움을 줄 수 있다. 조금 일찍 가족과 시간을 보내는 것은 좋은 투자다. 적절한 방법으로 정보를 얻지 못한 가족은 의심하고 신뢰하지 못하여 자기에게 만족하는 예상을 하게 된다. 체계적 접근은 효율성을 촉진하고 의사의 부담감을 덜어준다.

면담 과정

1. 가능할 때, **가족과 면담하기 위해서는 우선 환자의 허락을 얻어라.** 정보를 공유하는 것이 괜찮은지, 환자가 알리고 싶지 않은 특정 정보가 있는지 물어보라. 가족이 자리에 함께 있으면 환자와 대화할 동안 가족에게 잠깐 방에서 나가달라고 할 수 있다. 또한 참석하지 못했지만 환자의 견해를 가장 잘 이해하는 중요한 가족이 있는지 환자에게 물어볼 수 있다.

2. **자신을 소개하고 역할을 설명하라.** 중환자실에는 드나드는 사람들의 지속적인 행렬이 있다. 환자나 가족은 누구이며 누가 무엇을 하는지 알고 있다고 생각하지 마라.

3. **필요한 정보를 제일 먼저 즉시 제공하라.** 그것은 "아버지는 살아 계시지만 심각한 심장마비가 있었어요. 다음 며칠이 고비가 될 거예요." 같이 단순할 수 있다.

4. **모두 앉을 수 있는 방을 찾아라.** 의료 팀을 위해 접점으로 일할 수 있는 가족 대변인이 있는지 물어보라(종종 이 사람은 의학적 배경이 약간 있는 사람이다).

5. **사람들에게 자기 소개와 환자와의 관계를 소개하라고 요청하라.** 환자의 상태 보고를 기다리는 동안 그들의 질병에 대한 고통과 불안에 대해 연민의 감정을 보여라. 그들이 환자를 돌봄을 치하하라.

6. **환자의 상태와 단기 치료 계획의 개요를 요약 정리하라.** 현재 적용되는 진단과 다음 24~48시간에 걸쳐 예상하는 것을 포함시켜라. 의학적 특수 용어와 기술적인 자세한 내용은 피하라. 다음 2~3일 동안 무슨 결정을 할지, 그런 결정을 내릴 계획이 있는지, 치료의 길잡이에 도움이 될 정보를 가족이 갖고 있는지 고려하라.

7. 가족 대변인의 도움으로, **질문을 유도하고 대답하라.**

8. 어떤 가족은 격한 감정(좌절, 죄의식, 분노, 비난) 때문에 의료 팀과 심지어는 가족끼리도 얘기를 나누는 데 문제가 있다. 그들은 치료 계획에 심각한 의견 차이를 보일 수 있다.

가족 A: 나는 아버지가 존중받으면서 평화롭게 돌아가시기를 바래.

가족 B: 그래, 그렇지만 아버지를 살릴 수 있다면 무엇이든지 해야 해.

의사: 알겠어요. 두 분 모두 굉장히 걱정하지만, 두 분의 견해가 다른 것 같네요. 아버지께서는 무엇을 원하셨을까요?

환자가 더 이상 누구와도 의사소통을 할 수는 없지만 환자의 자율성을 강조하여 의사는 삼각관계나 편견을 피하고 환자의 결정을 존중한다.

약간의 부가적인 절차가 도움이 될 수 있다.

9. **누구의 편을 드는 모습을 피하라.** 중립성을 보이기 위해 원 안에 앉거나 '중립지역'에 있어라.

10. **치료의 증거로 좌절, 분노, 비난을 재구성하라.** 왜 가족들이 모였는지, 이 상황을 어떻게 도울 수 있는지 가족이 다시금 깨닫게 하라.

11. **지금 가장 걱정하는 것이 무엇인지, 해야 할 것이 무엇인지, 최선과 최악의 결과가 무엇인지, 그런 결과가 가족에게 어떤 의미를 갖는지 참석한 개개인에게 물어보라.**

12. **가족들에게 스트레스를 주는 다른 요인이 있을 수 있기 때문에 현재 가족이 직면한 그 밖에 무엇이 있는지 찾아라.** 그들이 비슷한 위기에 직면한 적이 있는지, 그것을 극복하는 데 무엇이 도움이 되었는지 물어보라. 서로에게 이야기를 하는 데 도움이 필요한지 물어보라.

자주하는 실수

1. 가족을 일찍 접촉하지 않거나, 누군가 대신할 것으로 생각하는 것. 가족은 좌절하고 불신하게 될 것이며, '모든 가족은 어렵다'는 자기에게 만족하는 예상을 하게 된다.
2. 목표나 계획 없이 가족과 대화하려고 접근하는 것. 이러면 상호작용이 길어지면서 의사가 괴롭다고 느낀다.
3. 역기능하는 가족을 '고치려'고 하는 것. 이러한 목표는 수십 년 세월의 역기능 행동을 변화시키는 것이 아니라 그들을 난국으로 몰아간다.

핵심 요점

가족은 의사의 친구이며, 환자 치료에 지원을 받을 수 있다.

SELECTED READINGS

Campbell TL, McDaniel SH. Conducting a family interview. In: Lipkin M, Putnam SM, Lazare A, eds. *The medical interview: clinical care, education and research*. New York: Springer-Verlag, 1995;15: 178–186.

Erstling SS, Devlin J. The single-session family interview. *J Fam Pract* 1989;28:556–560.

Hahn SR, Ferner JS, Bellin EH. The doctor–patient–family relationship: a compensatory alliance. *Ann Intern Med* 1988:109:884–889.

Levine C, Zuckerman C. The trouble with families; toward an ethic of accommodation. *Ann Intern Med* 1999;130:148–152.

Mulhern RK, Crisco JJ, Camitta BM. Patterns of communication among pediatric patients with leukemia, parents, and physicians: prognostic disagreements and misunderstandings. *J Pediatr* 1991; 99:480–483.

Von Gunten CF, Ferris FD, Emanuel LL. Ensuring competency in end-of-life care—communication and relational skills. *JAMA* 2000;284: 3051–3057.

7부

누가 책임자인가?
행위에 관한 건강 위험

문제의 요지

환자가 어떻게 건강을 유지하며 어떤 위험에 노출되어 있는지 정확한 데이터를 얻는 것은 필수적이다. 이들 사회적·개인적 문제를 이해하기 위하여 의사는 무엇을 어떻게 질문해야 하는지 알아야 한다.

면담의 중요 원칙

1. **순수한 사회력**(예를 들면 환자의 가족, 흥미, 사회 환경 정보)**과 행동에 관한 의학적 위험력**(흡연, 음주, 위험한 행위 같은)**을 구분하는 것이 도움이 된다.** 후자는 분명히 사회력에는 속하지 않으며, **의사들이 건강한 행위와 건강에 대한 위험이라 부르는 영역인 면담의 다른 분야다.**

2. 이들 행위와 위험은 인간 삶의 가장 개인적인 면과 닿아 있다.

3. 언제나 그렇듯이, 환자의 말을 귀담아듣고 환자가 이끄는 대로 따르는 능력이야말로 환자의 상태를 알아보는 가장 좋은 점검표다. 의사는 환자에게 근심을 털어놓게 하는 "그 밖에는요?"라는 질문을 활용하여, 형식적이지 않으며 주제에서 벗어나지 않는 질문으로 최선을 다해야 한다.

4. 면담자는, 환자들이 의사가 신뢰할 수 있음을 알 때까지 솔직하게 대답하지 않음을 알아야 한다. 의사는 계속해서 질문을 반복할 필요가 있다. **위험성 논의에는 가장 점잖고, 판단할 필요 없는 기술을 사용해야 한다.** 의사는 질문

할 때 다음과 같은 설명으로 시작할 수 있다. "이 질문은 모든 환자에게 하는 질문입니다." "당신의 건강에 위험한 사항을 이해하기 위해 환자분의 일반적인 사적 문제를 몇 가지 질문해야 합니다. 저는 완벽하고 원활한 처리를 위한 정보가 필요합니다."

5. 정밀함은 이러한 분야에서 추구하기 어렵다. 환자는 의사에게 "매우 많이 운동한다."거나 담배를 "그렇게 많이 피우지 않는다."고 할 것이다. 의사는 환자가 더 정확하게 말하게 도와야 한다. 그것은 쉽지 않다.

의사: 한 갑에는 담배가 20개비 있습니다. 하루에 담배를 몇 개비나 피우시나요?
환자: 아, 어떤 날은 거의 담배를 안 피워요. 저녁때는요.
의사: 알겠습니다. 그런데 일주일에 보통 몇 갑 피세요?
환자: 일주일에요? 모르겠는데요. 아마도 10 정도요.
의사: 열이오? 열 갑인가요, 열 개비인가요?
환자: 아마 열 갑이오, 선생님.

면담 과정

1. 건강 유지 행위와 건강 위험 행위를 포함하는 의사의 데이터베이스를 구축하라. 점검표는 환자와 논의를 시작하고 환자 상태를 기록하는 좋은 방법이지만 환자와 점검표를 논의할 필요가 있고, 환자가 모든 요소의 중요성을 어떻게 보는지 알아야 한다. 도표를 만들면서 논의를 시작하라. "저는 환자분의 건강에 도움이 되는 일과 환자분의 건강에 위협이 될 일을 얘기해보고 싶군요."

2. 처음에, 환자에게 묻고 싶은 행위를 주된 세 카테고리로 분류하라. **예방, 건강 증진, 위험 평가.** 예방에는 예방접종, 안전 조치, 안전벨트 매기, 안전한 성관계 교육 등이 있다. 건강 증진에는 식이요법, 운동, 의학적 선별 절차 등이 있다.

3. **마약에 대해 총체적으로 질문하라.** 독성 화학물질, 술, 담배, 유사 담배 제품, 마약(코카인, 헤로인 등), 전문의약품, 일반의약품, 건강보조식품 등. 환자들은 대부분 경구피임약 같은 처방약조차 실제 약품임을 이해하지 못한다. 어떤 이는 약초 치료는 '자연'적이라서 합성 화학물처럼 위험하지 않다고 할 것이다. 부작용이나 위험할 수 있는 것을 복용하거나 주사 맞거나 섭취하는지 환자에게 물어보는 것은 항상 유용하다.

4. **환자에게 위험 행위에 대해 질문하라.** 목받이나 안전벨트 없이 운전하기, 헬멧 없이 오토바이 타기, 스카이다이빙, 등산하기, 집에 총이 있는지와 총을 어떻게 보관하는지 물어보라. "위험한 운동이나 레저 활동을 하십니까?"라는 질문에 추가하여 위험한 성행위에 대해 질문하라. 파트너가 여러 명 있는지 혹은 콘돔을 착용하지 않고 성 관계를 하는지. 의사의 질문은 환자를 놀라게 할 수 있으나, 이는 정보 검색과 마찬가지로 교육을 위한 시간이다.

의사: 환자분, 휴대전화는 어떠세요? 운전하는 동안 통화하세요?

환자: 휴대전화! 와! 그것까지 묻는군요. 물론 아침에 출근할 때 전화로 많은 일을 하죠. 왜 그런 것을 물어보세요?

의사: 저, 연구를 보면 전화를 하지 않는 사람보다 휴대전화를 하는 사람의 사고가 네 배나 많다고 합니다. 사실 이어폰을 사용하느냐 귀에 전화기를 대느냐가 문제가 아닙니다. 위험은 거의 같아요.

환자: 정말이요? 네 배요! 인상적이네요. 정신을 산만하게 하는 줄은 알았지만 정확히는 몰랐어요. 그래서 안전벨트를 사용하지 않은 것과 같아요?

의사: 안전벨트는 사고를 예방하지 못하지만 심각한 부상을 막는 것은 확실해요. 그 숫자도 또한 4에요. 안전벨트를 매지 않으면 같은 정도의 사고로 입는 부상보다 네 배나 심각해요.

환자: 알겠습니다. 저는 안전벨트는 이미 사용하고 있어요. 안전벨트를 매지 않고는 차고 밖으로 차를 몰고 나오지 않아요. 휴대 전화 사용 제한을 고려해야겠어요.

질문해주셔서 정말 기뻐요. 가끔 저는 제 차에 작은아들을 태우고 운전하죠. 아이는 카 시트에 앉히지만 운전하면서 일정을 확인하느라 제 아이를 위험에 빠뜨렸다고 생각하니 싫군요.

의사: 옳습니다.

5. **집단 내 폭력이나 가정 폭력 같은 다른 위험한 상황에 대해 질문하라.** 여성의 절반은 가까운 사람에게 일종의 폭력으로 고통받는다고 조사되었다. 젊은 남자의 주된 사망 원인은 살인이다. "누군가에게 폭력의 공포를 느끼며 살고 있습니까?"라고 물어보라. 대답이 "예"라면 당신의 환자를 도와줄 수 있는 누군가에게 의뢰할 필요가 있다. 또한 상해의 증거를 보고할 의무에 관한 법을 알아야 한다.

   또한 의사는 잠정적인 폭력 가해자에게 이야기하여 폭력을 발견하고 감소시키는 역할을 해야 한다. 분노에 대해 질문하라. "분노를 어떻게 통제하십니까?" "화가 났을 때 문제가 생긴 적 있나요? 누군가를 다치게 한 적 있나요? 싸운 적 있나요? 체포된 적 있나요?" 이러한 질문을 누구라도 모든 환자에게 하라. 환자의 폭력 상해 위험을 알기 위해서 의사는 물어야 한다.

6. 의사와 환자는 환자가 변하고 싶어하는 행위를 인식했을 때, 의사는 환자를 변화 과정에 참여하게 할 수 있다. 단계를 나누는 것으로 시작하여, **의사의 행위를 환자의 현 단계에 적용하라.** (10장 참조)

자주하는 실수

1. **사회력**(환자가 누구인지, 환자의 생애가 어떠한지, 환자에게 누가 중요한 존재인지 등)**을 건강 위험 및 건강 행위와 혼동하는 것.** 의사가 건강 행위를 조사하면서 환자의 사회력을 찾아낸다고 추정하는 것이나 거꾸로 추정하는 것은 잘못이다.

2. 질문할 것이 많아서 **환자의 말을 중단시킬 필요가 있다고 생각하는 것.**

3. 환자가 지닌 문제의 양에 압도되어 **건강 행위와 건강하지 않은 행위에 대한 전체적인 논의를 회피하는 것.**

4. **환자와 무엇이 '안전'하고 '위험'한지 논쟁하는 것.**

의사: 환자분이 건강을 유지하기 위해 무엇을 하는지 말씀해보세요.

환자: 음, 저는 정기적으로 마사지를 받아요. 그리고 비타민, 미네랄, 허브집에서 구한 약초를 많이 복용해요.

의사: 그건 쓸데없는 것이에요.

환자: 뭐라고요? 누가 그래요?

의사: 제가요.

환자: 글쎄요, 〈예방 잡지〉 지난 호를 선생님이 봐야겠네요. 잡지를 보면 당신네 의사들은 영양에 대해서는 아무것도 배우지 않는다고 하더군요.

핵심 요점

환자에게 행동, 건강과 위험, 환경이 안전한지 물어보라.

SELECTED READINGS

Cohen Cole SA. Difficult interviews: life style and life circumstance problems. In: *The medical interview: the three function approach.* St. Louis: Mosby, 1991:134–145.

Fillit HM, Hill J, Picarielle G, et al. How the principles of geriatric assessment are shaping managed care. *Geriatrics* 1998;53:76–89.

Gordon GH, Hickam DH. Talking with patients about screening. *J Clin Outcomes Manag* 1998;4:50–51.

Platt FW. The database. In: *Conversation repair: case studies in doctor–patient communication.* Boston: Little, Brown, 1995:117–138.

Prothrow-Stith D. *Deadly consequences: how violence is destroying our teenage population and a plan to begin solving the problem.* New York: Harper, 1993.

Reventlow S, Hvas AC, Tulinius C. "In really great danger..." the concept of risk in general practice. *Scand J Prim Health Care* 2001;19: 71–75.

Schmidt RM, White LK. Internists and adolescent medicine. *Arch Intern Med* 2002;162:1550–1556.

Smith RC. The medical record: health issues. In: *The patient's story.* Boston: Little, Brown, 1995:182–183.

Violante JM. Cellular phones and fatal traffic collisions. *Accid Anal Prev* 1998;30:519–524.

문제의 요지

환자는 의사가 생각하는 것보다 의사의 권유를 훨씬 더 무시하는 경향이 있다. 예를 들면 의사가 와파린warfarin이나 인슐린 같은 잠재적으로 생명을 구하는 약을 처방할 때도 처방약 복용률은 평균적으로 30~70퍼센트다. 금연이나 금주 같은 행동 변화를 권유할 경우 성공 가능성은 더욱 떨어진다.

〈사례 연구〉

이 환자는 당뇨병성 케톤산혈증으로 지난 달 입원하였다. 그녀의 검사 수치는 최악(혈당 880 mg/dL, pH 7.1)이었고 혼수에 저혈압 상태였다. 중환자실에서 일주일 동안 치료받은 후, 해맑게 웃으며 모든 사람에게 감사의 말을 하고, 멕시코 음식을 한 바구니 가지고 올 것을 약속하며 걸어 나갔다. 그녀는 추후 케토산증ketoacidosis을 방지할 수 있는 방법을 잘 교육받았다.

오늘 당신은 응급실에서 그녀를 다시 만났다. 그녀는 혼수상태이며 산혈증, 고혈당에 케톤혈이다. 그녀의 자매에 따르면 환자는 식이요법을 하지 않았고 약을 제대로 먹지 않았다고 한다. 응급실의 동료 의사도 환자가 예전에 케톤산혈증으로 입원했을 때 치료가 너무 힘들었고 환자는 '비협조적'이라고 했다.

면담의 중요 원칙

1. **의사가 환자에게 바라는 것은 의사의 지시를 잘 따라주는 것이다.** 의사는 지시를 따르지 않는 환자는 무조건 '비협조적'이라고 못 박는다. 그러나 환자들이 의사의 지시에 따르는 것은 의사만의 기대일 수도 있다. 환자들은 치료에

대한 신념이나 삶의 질에 관한 자기만의 가치관을 중요하게 생각한다. 의사가 지시를 따라야 한다고 생각하는 개념은 환자들이 가치 있다고 여기고 스스로 결정을 내리려는 환자의 생각과 상충되기도 한다.

최근 미국에서는 불복종과 비협조로 말미암은 손해를 연간 1,000억 달러라고 추정한다.

2. **환자가 협조할지, 하지 않을지를 예측하는 것은 환자의 특징**(사회적, 인종적, 사회경제적, 교육적)**과는 관계없다.**

3. **현재까지 환자의 협조 정도를 예측할 수 있는 가장 확실한 지표는 환자-의사 사이의 관계의 질이다.**

4. **비협조를 유발하는 요소**로는
   - **a.** 의사가 환자에게 제대로 설명하지 못하는 경우
   - **b.** 환자가 의사의 설명을 이해하지 못한 경우
   - **c.** 환자를 헷갈리게 하거나 환자의 독해능력을 넘어선 유인물
   - **d.** 치료에 따른 시간, 돈, 안락함, 노력의 손실
   - **e.** 골치 아프거나 위험한 부작용에 대한 걱정
   - **f.** 의사의 충고가 도움이 될 것이라는 환자의 신념 부족
   - **g.** 질병과 치료에 대해 환자와 의사 사이의 의견 충돌
   - **h.** 환자의 가족 및 인생 배경과 의사의 치료 계획 사이의 갈등
   - **i.** 환자의 피로감이나 건망증

면담 과정

1. 의사는 진단과 원인, 적절한 치료에 대한 환자의 견해를 포함하여 질병에 대한 환자의 설명 모델을 이해하여야 한다. "환자분께서는 질병 원인이 무엇이라고 생각하셨습니까? 본인의 질병에 대한 진단이 뭐라고 생각하는지요?

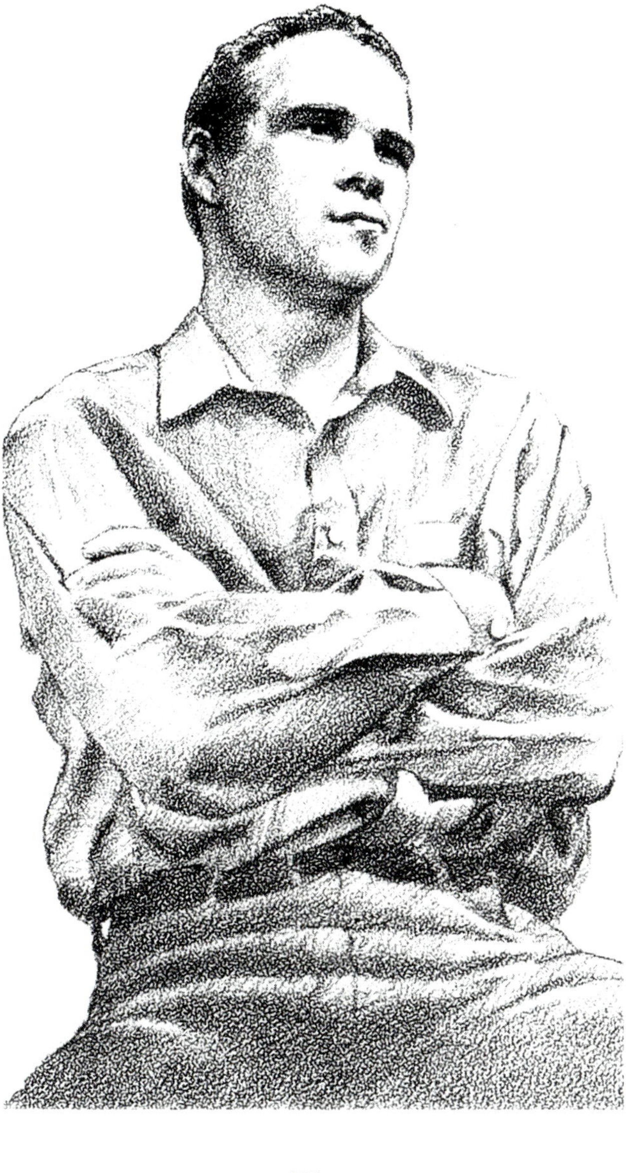

비협조

우리가 환자분을 돕기 위해 할 수 있는 것이 무엇이라고 생각하십니까?" 등을 물어보라.

의사: 더 나아가기 전에 본인의 질병이 무엇이라고 생각했는지 말씀해주실 수 있나요? 환자분께서는 본인의 질병에 대한 진단이 뭐라고 생각했는지요?

환자: 뭐라고요? 제 생각을 알고 싶다고요? 전 의사가 아니에요!

의사: 압니다, 그러나 이 병을 유발한 요인을 적어도 한두 가지 정도는 생각한 게 있을 듯싶은데요.

환자: 음, 사실은 부비동에 생긴 감염이라고 생각했어요.

의사: 알겠습니다. 일종의 부비동 감염으로 생각하셨군요. 그러면 치료를 위한 최선책이 무엇이라고 생각하셨습니까?

환자: 글쎄요. 저는 항생제로 치료되지 않을까 생각했습니다.

환자가 자신의 의견 피력에 망설일 것이다. 그때는 환자를 말로 구슬려보라.

환자: 모르겠어요, 선생님. 전혀 모르겠어요. 그러니 제가 여기 이렇게 왔지요.

의사: 네, 알겠습니다. 그래도 만약 알았다면 무엇일까요?

환자: 감염이겠죠, 뭐.

환자의 생각이 의사와 비슷하다면, 의사는 의견이 일치한다는 점을 강조해야 한다. 환자가 진단이나 치료 계획을 잘 세웠다면 칭찬하라.

의사: 부비동염 같다고요? 맞아요, 저는 환자분이 옳다고 생각합니다! 곧 개업하셔도 되겠는 걸요? 저는 환자분의 폐도 의심이 가는군요. 감염이 부비동과 호흡기계, 기관지에 있다는 생각이 드는군요. 진단으로 부비동염 이외에 기관지염을 추가하겠습니다.

환자: 아 예, 더 나쁜 거죠?

환자의 의견과 의사의 설명 모델이 일치하지 않을 때 의사는 상반되는 의견을 명백히 하여 논의해야 한다.

의사: 제가 느끼기에 당뇨에 대해서 견해가 서로 다른 듯하네요. 당뇨 치료에 대해서도 서로 생각이 다른 것 같네요.

환자: 무슨 말씀이시죠?

의사: 제가 보기에 환자분은 먹는 것을 조심하고, 의사가 윤곽을 잡아 준 식이요법을 고수하고, 인슐린 주사를 맞아야 조절할 수 있는 화학적 문제가 있어요. 제가 제대로 들었다면 환자분은 지금 느낌이 더 좋아졌다고 생각해서 평소 식습관대로 돌아갈 수 있고 병원에 올 정도로 아프지 않은 이상 인슐린 주사가 필요 없다고 생각하는 것 같네요.

환자: 선생님께서 제가 먹었으면 하는 음식을 어디서 구할 수 있는지 모르겠어요. 어머니께서도 당뇨병이었는데 인슐린을 맞지 않고도 잘 지내셨거든요.

환자와 의사의 질병에 대한 이해가 다르다는 것이 드러났을 때만 의사는 환자와 협력하여 치료 계획 수립 노력을 기대할 수 있다.

2. **의사의 계획을 환자가 어떻게 생각하는지 물어보라.** 의사의 계획을 따르는 데 방해가 되는 환자의 취향, 습관, 한계는 무엇인가? 건강에 좋은 대안을 어디서 찾을 수 있는지 환자에게 도움을 요청하여 역점을 두어 다루어라. 그런 다음 다시 방문할 때 지시한 대로 정확히 약을 복용하는 데 문제가 있다면 인정하고, 무슨 문제가 있었는지 환자에게 물어보라. 이전에 받아들인 계획을 환자의 도움으로 조정하라.

의사: 혈압 약은 잘 복용하고 계신가요?

환자: 네, 아주 좋아요. 선생님

의사: 그 누구도 의사의 처방을 완벽히 따르는 사람은 없어요. 우리 모두 어느 정도는

빼먹죠. 얼마나 자주 약을 안 드시나요?

환자: 안 먹는 적은 거의 없어요. 저녁에 먹는 약을 가끔 빼먹을 때가 있죠. 자주 잊거든요.

의사: 얼마나 자주요?

환자: 한 일주일에 한두 개 정도요.

의사: 일주일에 한두 개요?

환자: 아니에요, 선생님. 사실은 일주일에 한두 개밖에 안 먹어요. 하지만 아침 약은 거의 다 먹어요. 몇 번 안 빼먹습니다.

이 사례는 치료 계획을 다시 생각해야 한다. 혈압약을 잊지 않고 먹을 수 있는 방법이 있는지 환자에게 물어보라. 복합약제 또는 약효가 오래 지속되는 약제가 처방을 단순화시켜 환자의 순응도를 충분히 높일 수 있을 것이다.

3. **환자와 계속 연락하라.** 환자가 심각한 병에 걸렸는데, 한 달 뒤에 다시 병원을 찾아오라는 지시와 함께 집에 보내지 마라. 주기적으로 직접 전화하거나 직원이 전화하여 항시 체크하라.

4. **가장 좋은 치료 결과를 얻기 위해 의사의 개인적 관심을 표명하라.** "저는 환자분께서 회복하는 데 필요한 것을 잘 하고 계시는지 걱정입니다."

5. **환자가 의사의 계획을 이해하고 있는지 확인하라.** 환자에게 계획을 다시 한 번 설명하게 하라.

6. **한 발 빠르게 문제를 해결하라.** "이 계획대로 하는 데 무엇이 방해가 되나요?"

7. **잠재적인 부작용을 설명하라.** 이렇게 하면 환자들이 부작용을 더 자주 보고하지만, 부작용 때문에 치료를 중단하는 경우는 줄어든다.

자주하는 실수

1. 의사의 역할이 환자가 무엇을 해야 하는지 일방적으로 말해주고, 환자는 "알았어요, 의사 선생님." 하면서 의사의 말을 따라야 한다고 믿는 것.
2. 의사의 역할이 단순히 환자의 요구를 들어주고 이를 충족시키는 것이라고 믿는 것.
3. 질병의 진단, 원인과 치료에 관한 환자의 생각을 밝혀내지 못하는 것.
4. 환자가 의사에게 협조하는 데 장애가 되는 것을 물어보지 않는 것. 미리 계획하지 않는 것.
5. 경과 관찰을 하지 않고 단순히 의사가 환자에게 하라고 한 모든 것을 환자가 따른다고 생각하는 것.
6. 환자가 '비협조적'이라고 못 박으면서 환자를 비난하는 것.
7. 한꺼번에 너무 많은 문제를 해결하려 하는 것.

핵심 요점

환자가 찾아오는 것이 꼭 협조한다는 것은 아니다. 의사가 정확한 진단과 치료법을 찾는 데 들이는 노력만큼 환자 자신의 치료를 위해 환자가 참여하게 열심히 노력하라.

SELECTED READINGS

Becker MH. Patient adherence to prescribed therapies. *Med Care* 1985;23:539–555.

Berg JS, Dischler J, Wagner DJ, et al. Medication compliance: a health care problem. *Ann Pharmacother* 1993;27:S3–S22.

Buckalew LW, Salis RE. Patient compliance and medication perception. *J Clin Psychol* 1986;41:49–53.

Cegala DJ, Marinelli T, Post D. The effect of patient communication skills training on compliance. *Arch Fam Med* 2000;9:57–64.

Donovan JL, Blake DR. Patient non-compliance or reasoned decision-making? *Soc Sci Med* 1992;34:507–513.

Gordon GH, Duffy FD. Educating and enlisting patients. *JCOM* 1998; 5:45–50.

Lazare A. The interview as a clinical negotiation. In: Lipkin M, Putnam SM, Lazare A, eds. *The medical interview: clinical care, education and research.* New York: Springer-Verlag, 1995:50–64.

McDermott MM, Schmitt B, Wallner E. Impact of medication nonadherence on coronary heart disease outcomes: a critical review. *Arch Intern Med* 1997;157:1921–1929.

Meichenbaum D, Turk DC. *Facilitating treatment adherence: a practitioner's guidebook.* New York: Plenum Press, 1987.

Neal RD, Lawlor DA, Allgar V, et al. Missed appointments in general practice: retrospective data analysis from four practices. *Br J Gen Pract* 2001;51:8300–8302.

Platt FW, Tippy PK, Turk DC. Helping patients adhere to the regimen. *Patient Care* 1994;28:43–58.

Quill TE, Brody H. Physician recommendations and patient autonomy: finding a balance between physician power and patient choice. *Ann Intern Med* 1996;125:763–769.

Schafheutle EI, Hassell K, Noyce PR, et al. Access to medicines: cost as an influence on the views and behavior of patients. *Health Soc Care Commun* 2002;10:187–195.

Scofield GR. The problem of (non-) compliance: is it patients or patience? *HEC Forum.* 1995;7:150–165.

Simpson MA, Buchman R, Stewart M, et al. Doctor–patient communication: the Toronto consensus statement. *BMJ* 1991;303: 1385–1387.

Stevenson FA, Gerrett D, Rivers P, et al. General practitioners' recognition of, and response to, influences on patients' medicine taking: the implications for communication. *Fam Pract* 2000;17:119–123.

Wroe AL. Intentional and unintentional nonadherence: a study of decision making. *J Behav Med* 2002;25:355–372.

문제의 요지

사전에 예방할 수 있는 죽음이나 장애의 원인이 되는 폭력은 심각한 위험이다. 이를 가려내는 것도 중요한 의사의 업무다. 어린이와 노인 학대와 방치는 도처에서 발생한다. 폭력은 미국의 젊은 남성 사망의 주된 원인이다. 여성에게는 성희롱과 가정 폭력이 상해의 흔한 원인이다. 폭력 합병증으로는 외상 후 스트레스 장애, 만성 통증, 성기능장애 등이 있다. 의사들이 관심을 두지 않는 분야인 분노와 폭력의 위험성에 대해 환자가 어떻게 대처하는지 의사는 물어보아야 한다.

면담의 중요 원칙

1. 18~36세 사이의 남성과 여성이 폭력의 피해자가 될 확률이 가장 높다. 남성은 전혀 모르는 사람 또는 친분 관계가 있는 사람, 여성은 대부분 잘 아는 사람에게 피해를 받는다. 남성 여성 모두 언어 또는 감정적인 폭력의 피해를 받는다. 이는 건강과 자기 관리에 대한 환자의 태도에 영향을 미친다.

2. 의사는 폭력의 가해자와 자신의 분노를 조절하지 못하는 환자를 확인하고 의뢰하는 중요한 역할을 한다.

3. 환자의 위험도 평가에서 피해자가 확인되면 집단 폭력과 가정 폭력 희생자 모두에게 의사는 도움을 줄 수 있다.

면담 과정

1. "당신은 어떤 사람의 폭력 공포 속에 살고 있습니까?"라는 핵심 질문을 하라. 최근 또는 과거에 어떤 사람에게 해를 당한 적 있는지 환자에게 물어본다.

가정 폭력, 거리 또는 이웃 폭력, 집단 폭력, 심지어 난폭 운전 등도 고려하라. 골절, 찰과상, 타박상 같은 상해 증거를 볼 때 의사는 상해의 원인을 부드럽게 물어보아야 하며, 상해에 대한 환자의 설명을 차트에 기록해야 한다.

2. **알코올과 마약 사용은 폭력과 병행함을 기억하라.** 환자가 알코올이나 마약중독자임을 의사가 알면 싸움이나 말다툼에 대해 반드시 물어보라.

3. **배우자나 파트너가 있는 모든 환자에게 불화가 생기면 어떻게 하는지, 어떻게 해결하는지 물어보라.**

의사: 결혼 생활이 쉽지 않은 것을 압니다. 본인과 배우자 사이에 의견 차이가 생기면 가족에게 어떤 일이 일어납니까?

환자: 어떤 때는 상황이 열 받게 만들죠.

의사: 열 받다니요?

환자: 네, 그러니까 화나는 거죠.

의사: 그러면 어떻게 되나요?

4. **환자나 가족 가운데 누군가의 상해 때문에 의사에게 간 적 있는지 물어보라.**

5. **환자가 폭력을 행사한 적이 있는지 물어보는 것도 똑같이 중요하다.** 환자가 폭력을 사용했던 적이 있는지 물어볼 때는 성별에 대한 편견을 보이지 마라. 남녀 모두 자기주장을 하거나 상대를 처벌하기 위해 폭력을 사용하지만, 남자가 폭력을 사용하는 경우 상해의 위험이 더 크다.

의사: 환자분이 화나면 어떻게 됩니까? (침묵) 싸운 적 있나요? (침묵) 환자분이 화났을 때 누구를 다치게 한 적 있습니까? (침묵) 환자분이 화나서 했던 일로 경찰을 불렀던 적 있습니까? (침묵)

침묵에 주목하라. 민감한 주제를 다룰 때는, 환자가 대답하기 전에 생각할 시간을 주지 않고 급하게 하면 대화가 제대로 이루어지지 않는다. 침묵을 사용하면 대화에 도움이 된다.

잘 아는 사람 사이에서의 폭력에 대한 현재 이론은(예를 들면, 피해자를 조종하기 위해 사용된다) 이것이 수단이 된다는 것이다. 그런데도 환자의 인생에서 분노와 분노에 의한 결과를 환자에게 물어보는 것은 가족 내 특별한 비밀을 알아내는 좋은 방법이다.

6. 집 안에 무기나 총기가 있는지 물어보고 우연한 사용을 예방하는 장치가 있는지 물어보라.

7. 학대받은 과거력과 연관된 만성 통증 또는 우울증 같은 증후군 환자를 만나면, 의사는 "이런 증상이 있는 어떤 환자는 신체적이나 성적으로 학대받은 적이 있더군요. 환자분께 이런 일이 일어난 적이 있습니까?"라고 물어본다.

8. 의사가 피해자나 가해자 중 폭력의 과거력을 발견하면, **공감을 하되 평가하지 마라.** 이 문제에 환자가 어떤 생각을 했는지, 앞으로 어떻게 하기로 결정했는지, 무슨 도움을 줄 수 있는지 물어보라. 평가하지 말라는 것은 환자에게 관심을 보이지 말라는 의미가 아니다. 어떤 의사는 가정 폭력 피해자에게 무슨 말을 해야 할지 모르겠다고 한다. 여기 도움이 되는 말이 몇 가지 있다.

"제게 말씀하신 것은 잘 한 일입니다."
"제게 말씀해주셔서 기쁘네요."
"환자분께 이런 일이 일어나서 안타깝군요."
"환자분이 그런 대접을 받아서는 안 되죠."
"환자분의 안전이 걱정되는군요."
"지금은 안전하세요?"

"환자분의 선택은 무엇이라고 생각하십니까?"
"제가 어떻게 도와드릴까요?"
"제게 몇몇 상담자의 전화번호가 있습니다. 환자분은 그들에게 비밀로 속마음을 털어놓을 수 있습니다."

우리나라 긴급전화는 1366이다.
가정 폭력 도움을 받기 위해서는 그들에게 전화하라.

잘 아는 사람이 행사하는 폭력은 건강에 위협이 되며, 쉼터 직원, 경찰관, 적절한 치료법 등을 잘 알아두어야 한다. 미국의 어떤 주에서는 의사는 폭력에 의한 상해를 모두 신고하는 것이 법으로 되어 있다. 의사는 반드시 신고법을 알아야 하며 프로토콜을 만들어 갖고 있어라.

자주하는 실수

1. 폭력을 모른 척 하는 것, 이는 의학적인 문제가 아니라고 믿는 것.
2. 피해자는 다루면서 가해자는 무시하는 것.
3. 폭력의 피해자와 가해자에게 창피를 주고 비난하는 것.
4. 도움이 가능한 곳을 알지 못하면서 폭력의 과거력을 밝히는 것.
5. 위험한 관계를 끝내라고 주장하면서 환자와 논쟁을 벌이는 것.

핵심 요점

폭력은 의학적인 문제이며 심각한 위험이다. 폭력에 대해 잘 숙지하고 환자를 의뢰할 곳을 알아라.

SELECTED READINGS

Alpert EJ. Violence in intimate relationships and the practicing internist: new disease or new agenda? *Ann Intern Med* 1995;123: 774–778.

Anderson MA, Gillig PM, Sitaker M, et al.. Why doesn't she just leave? A descriptive study of victim reported impediments. *J Fam Violence* 2003;18:151–156.

Bell CC. Community violence: causes, prevention and intervention. *J Natl Med Assoc* 1997;89:657–662.

Bullock KA, Schornstein SL. Improving medical care for victims of domestic violence. *Hosp Physician* 1998;23:42–57.

Chang JC, Decker M, Moracco KE, et al. What happens when health care providers ask about intimate partner violence? *J Am Med Women's Assn* 2003;58:76–81.

Farr KA. Battered women who were being killed and survived it: straight talk from survivors. *Violence Vict* 2000;17:267–281.

Herman JL. *Trauma and recovery: the aftermath of violence—from domestic abuse to political terror.* New York: Basic Books, 1992.

Holt VL, Kernic MA, Lumley T, et al. Civil protection orders and risk of subsequent police-reported violence. *JAMA* 2002;288:589–594.

Hutson HR, Anglin D, Spears K. The perspectives of violent street gang injuries. *Neurosurg Clin N Am* 1995;6:621–628.

Janssen PA, Landolt MA, Granfeld AF. Assessing for domestic violence exposure in primary care settings. *J Interpersonal Violence* 2003;18:623–633.

Lindsey M, McBride R, Platt CM. *The third path: a workbook for ending violent behavior.* Denver: Galantic Publishing, 1996.

Mcnutt LA, Carlson BE, Persaud M, et al. Cumulative abuse experiences, physical health and health behaviors. *Ann Epidemiol* 2002; 12:123–130.

Prothrow-Stith D. *Deadly consequences: how violence is destroying our teenage population and a plan to begin solving the problem.* New York: Harper, 1993.

Tavris C. *Anger, the misunderstood emotion.* New York: Touchstone Books, 1989.

Ulrech YC, Carn KC, Sugg NK, et al. Medical care utilization patterns in women with diagnosed domestic violence. *Am J Prev Med* 2003; 24:9–15.

Walthen CN, Macmillan HL. Interventions for violence against women: scientific review. *JAMA* 2003;289:589–600.

Wilson-Brewer R, Spivak H. Violence prevention in schools and other community settings: the pediatrician as initiator, educator, collaborator and advocate. *Pediatrics* 1994;94:623–630.

Wright JL, Cheng TL. Successful approaches to community violence intervention and prevention. *Pediatr Clin N Am* 1998;45:459–467.

39장 음주

문제의 요지

환자들의 알코올 섭취를 어느 시점부터 알코올 남용이라고 해야 할지 결정하기란 어렵다. 알코올 남용이나 중독의 정의는 부정적인 신체적, 정신적, 사회적, 경제적 결과에도 불구하고 술을 계속 먹는 것이다. 환자의 알코올 섭취량을 정확히 알기란 쉽지 않으며, 알코올 섭취가 그에게 문제되는지 아닌지를 아는 것은 더욱 힘들다.

의사: 혹시 술 드십니까?

환자: 술이요?

의사: 네, 술이요.

환자: 아니요, 술은 거의 하지 않습니다. 단지 맥주 조금 합니다.

의사: 맥주요? 어느 정도 하시죠?

환자: 별로 많이 마시지는 않아요. 저는 알코올중독 환자는 아닙니다.

의사: 그렇다면 일주일에 몇 번 정도 드시죠?

환자: 아마 두세 번 정도겠죠.

의사: 일주일에 맥주 두세 번 정도라고요?

환자: 아니요, 하루에 두세 번이오. 퇴근하면 두 병 정도 먹고 밤늦게 두 병 정도 또는 주말에는 좀더, 특히 스포츠 중계방송을 볼 때는 더 많이 마시죠.

그렇다면 무엇이 표준일까? 이 환자는 규칙적으로 음주하는가, 문제가 있는가, 정도가 심한가, 알코올중독인가, 음주에 의존적인가? 하루에 두세 병 마시는 것을 건강한 생활이라 할 수 있을까? 환자가 문제 있다고 믿을 때까지 의사가 그를 뭐라고 부르든 상관없다. 알코올중독 환자 치료는 환자의 일상적 업무 수행 능력에 따라 외래나 입원 하에 진행된다. 최선의 치료 방법은 전문가마다 견해를 달리한다. 그러나 치료자와 환자의 의사소통 능력에 따라 치료 결과가 차이날 수 있다. 의사가 많이 권유하는 행동 변화와 관련된 이야기는 10장과 36장에서 다뤘다. 이 장에서는 환자의 진단을 주로 다룬다.

면담의 중요 원칙

1. **술과 담배는 가장 심각한 문제를 불러일으키는 합법적인 약물이다.** 이것은 불법 약물보다 더 많은 상해, 죽음, 질병의 원인이다. 술이나 담배에 관해 환자와 논의하는 좋은 방법은 헤로인, 코카인, 암페타민 같은 불법 약물 사용에 대해 얘기하는 것과 동일하게 도움이 될 수 있다.

2. **의사의 음주에 대한 의학적 충고는 서로 모순될 수 있다.** 음주를 권유하는 일부 연구가 일반 매체를 통해 알려졌지만, 이와 대조적으로 일부 권위 있는 기관은 매일 두 잔 마시는 것을 여성에게만큼은 '알코올 의존 가능성'으로 간주한다.

3. **많은 음주 관련 선별 프로토콜이나 설문지는 문제되는 술꾼을 확인하는 능력이 너무 떨어진다. 그러나 환자에게 앞으로 익숙해질 행위를 구별하므로, 환자의 음주 문제를 소개하는 데 좋은 도구로 이용할 수 있다.**

4. **환자의 알코올과 마약 사용에 대한 의사의 평가는 여러 가지 예시된 질문보다는 전반적인 대화를 통해 해야만 한다.**

5. **의사는 알코올중독 환자를 대할 때 그들이 말기 환자를 치료했던 수련 경험이나 의사의 가족 가운데 알코올중독인 친척에게 체득된 절망감의 느낌으로**

대하게 된다. 그러나 의사는 질병을 조기에 인식하고 행동 변화를 위해 노력하는 환자에게는 회복할 수 있다는 희망을 주어야 할 충분한 이유가 있다.

6. 알코올중독은 윤리적인 면에서 실패한 것으로 보인다. 의학적 모델에서 알코올중독은 치료 가능한 질병으로 보며 대부분의 환자처럼 질병에 대응하는 행동을 선택할 책임이 알코올중독 환자에게 있다고 생각한다. 그러나 많은 의사들은 알코올중독에 대한 의학적 모델에 양면성을 느껴 알코올중독은 치료 가능한 질병이며, 윤리적으로 취약한 사람이 걸린다는 두 가지 확신을 믿게 될 수 있다. 알코올중독은 모든 행동장애처럼 질병의 책임을 밝히려는 의사의 욕구를 어렵게 한다.

면담 과정

1. 의사는 음주 환자가 어떤 사회적인 상황에서 술친구와 함께 술을 마시기 때문에 환자의 알코올 섭취가 그들의 사회력임을 알게 되더라도 **건강 위험 평가에는 음주에 대해 물어보라.** 환자가 무엇을 얼마나 많이 마시는지 물어보라. 환자에게 최대한 정확하게 부드럽게 주장하라. 예를 들어 많은 환자들은 포도주나 맥주는 '음주'라고 생각하지 않으며 고급 와인과 저급 와인은 다를 거라고 생각한다. 일반적으로 환자가 음주량을 대략 떠올리는 데 걸리는 시간이 길면 길수록 술은 더 심각한 문제일 가능성이 있다.

2. CAGE (이하 참조)나 이와 비슷한 설문지를 이용하여 환자의 음주에 대해 파악하라. 표준 설문지, 연구 방법, 설문 도구는 환자의 상담을 이끌어가는 데 도움이 된다. 환자에게 CAGE 질문을 하라.

C. 당신이나 친구·친지가 당신의 음주에 관심이 있습니까? **음주량을 줄일** Cutting down **생각이 있습니까?**

A. 저나 다른 사람이 당신의 음주에 대해 물어볼 때 괴롭습니까? 음주에 대해 물어볼 때 화 Angry**가 납니까?** 음주는 어떤 종류의 문제를 일으킵니까?

G. 술을 마시는 것에 대해 죄책감 Guilty**을 느낍니까?** 술을 마실 때 나중에 기분 나쁘다고 느껴서 무언가를 해본 적 있습니까? 당신은 음주가 일으키는 또는 음주와 연관된 문제에 나쁜 감정이 있습니까? 체포? 음주 운전? 싸움? 가정 폭력? 술과 관련된 질병이 있었습니까?

E. 아침에 일어나자마자 잠에서 깨어나기 Eye-opener **위해 술을 마십니까?**

계량화하라. 언제, 무엇을, 얼마나 많이 마십니까? 절대 금주인가요? 자주 마시나요? 아니면 더 자주 마시나요?

3. **"음주량을 줄일 생각이 있습니까?"**라는 위의 질문 2C에 **긍정적 대답을 기대하라.** 그것은 행동 변화를 생각하는 단계에 있는 양면성의 표시이며, 환자가 의사에게 협조할 준비가 되었음을 가리킨다. 환자의 양면성 감정을 인정한 후, 의사는 환자에게 음주의 장단점 목록 작성을 요청한 다음 어떻게 환자가 음주의 이점을 바꾸어놓을 수 있는지 계획을 세우기 시작하라.

4. **환자를 음주 행위를 변화시킬 준비 단계로 나아가게 하라.** 양심의 가책과 확신에 대해 환자에게 물어보고 의사가 적절히 개입하라. 환자의 건강에 미치는 음주의 나쁜 영향에 대해서 뭔가를 말해주는 것이 의사에게 도움이 되는지? 확실히 그렇지만, 환자의 행동을 변화시키기 위한 방법에는 환자의 회복을 위해 스스로 협력하게 하는 것이 일방적인 지시보다 낫다.

5. **정보를 제공하라.** 음주에 의한 손상 증거 자료를 보여주는 것은, 생각은 있지만 알코올을 문제로 여기지 않는 환자에게 문제에 대해 눈을 뜨게 할 수 있다.

6. **낙관적인 자세를 가져라.** 환자가 치료에 실패하고 절망감, 분노를 느껴도 의사까지 그러지 마라. 대신 중독에 수반하는 혼란, 수치, 자기변호에 공감하도록 노력하라. 행위가 아니라 개인을 지지하라.

자주하는 실수

1. 의사의 건강 평가에서 음주에 관해 논의하지 못하는 것.
2. 환자를 보호하거나 비난하는 것.
3. 알코올중독 환자는 자신의 행동을 변화시킬 수 없다는 편견을 갖는 것.
4. 의사를 환자를 치료하는 사람이라기보다 처벌하는 대리인처럼 경찰과 공공기관의 협조자가 되는 것.
5. 환자와 함께 협력하기보다는 알코올중독자 갱생회Alcoholics Anonymous: AA로 환자를 의뢰하는 것. AA는 지속적으로 금주하게 도움을 주지만, 의사는 중독을 치료하는 역할을 한다.
6. 음주에 대한 의사 자신의 태도와 행위에 용감하게 맞서지 못하는 것. 의사도 의사가 아닌 사람처럼 알코올중독과 마약중독에 빠지기 쉽다.

핵심 요점

중독성 행위를 염두에 두고 다루기 전에 사람을 이해하는 데 초점을 맞추어라. 선별 설문지를 이용하기보다는 환자와 대화로 접근하라.

SELECTED READINGS

Becker KL, Walton-Moss B. Detecting and addressing alcohol abuse in women. *Nurse Pract* 2001;26:13–16, 19–23, 23–25.
Bradley KA. How much is too much? Advising patients about safe levels of alcohol consumption. *Arch Intern Med* 1993;153:2734–2740.
Bradley KA, Boyd-Wickizer J, Powell SH, et al. Alcohol screening questionnaires in women. *JAMA* 1998;280:166–171.

Bradley KA, Boyd-Wickizer J, Powell SH, et al. Alcohol screening questionnaires in women. *JAMA* 1998;280:166–171.

Bush K, Kirlahan DR, McDonell MB, et al. The AUDIT alcohol consumption questions. *Arch Intern Med* 1998;158:1789–795.

Conigliare J, Lofgren RP, Hanusa BH. Screening for problem drinking. Impact on physician behavior and patient drinking habits. *J Gen Intern Med* 1998;13:251–256.

Fleming MF, Barry KL, Manwell LB, et al. Brief physician advice for problem alcohol drinkers. *JAMA* 1987;277:1039–1045.

Johnson B, Clark W. Alcoholism: a challenging physician–patient encounter. *J Gen Intern Med* 1989;4:445–452.

Steinbauer JR, Cantor SB, Holzer CE, et al. Ethnic and sex bias in primary care screening tests for alcohol use disorders. *Ann Intern Med* 1998;129:353–362.

Wallace P, Cutler S, Haines A. Randomized controlled trial of general practitioner intervention in patients with excessive alcohol consumption. *BMJ* 1988;297:663–668.

Zweben JE, Clark HW. Unrecognized substance misuse: clinical hazards and legal vulnerabilities. *Int J Addict* 1990–1991;25:1431–1451.

40장 성(性, Sex)

문제의 요지

성은 인간에게 행복을 주기도 하고 고통을 안겨주기도 한다. 고통은 많은 사람들이 성적인 문제를 건강 관점에서 다루지 못하기 때문에 발생한다. 우리는 의사로서 환자의 성적인 행동에 대해 물어봐야 한다. 성적인 부분은 사생활 문제이므로 의사와 환자 모두 이에 접근하는 것을 꺼릴 수 있다.

면담의 중요 원칙

1. 성생활은 건강과 관련되어 있다. 환자는 성적인 주제에 접근하는 것을 망설이지만, 주치의사가 그렇게 하면 거의 놀라지 않는다.

2. 의사는 환자에게 성적 기능 이상 또는 위험 요인을 물어보아 환자를 도울 수 있다.

3. 성과 관련된 환자의 건강 주제는 은밀한 판단이 포함될 수 있다. 의사가 자료를 기록하지 않으면 중요한 정보를 잊어버릴 수 있다. 의사가 기록하면 다른 사람이 이 정보를 보게 된다. 의사가 관계된 양쪽 파트너를 모두 치료하는데 한 사람이 성병에 걸려 다른 사람에게 정보를 폭로하면 폭로와 관계된 윤리적·법적 문제에 직면한다.

면담 과정

1. 민감한 주제 논의는 성 행위와 관련된 건강 문제 설명으로 시작하라. "성병의 위험성 때문에 환자에게 항상 물어보는 질문입니다. 지금부터 성적인 것을 몇 가지 여쭤보겠습니다."

2. 두 가지 간단한 질문이면 의사가 필요한 정보를 얻기에 적절하다. **"성생활을 활발히 하십니까?"**와 **"현재 성적인 문제나 어려움을 겪고 계십니까?"**

3. 환자의 성적 파트너에 대해서 물어라. 이성애, 동성애, 양성애, 상대를 가리지 않는 성행위, 성 보조기구 사용을 포함하는 일반적인 가능성에 마음의 준비를 하라. 편견 없이 들어라.

4. 질병이나 상해에 대비해 환자가 어떤 보호기구를 사용하는지 물어보라. 환자가 고통을 주는 파트너와 성 경험이 있거나 성 관계를 하고 있는지, 상담 의뢰가 친숙한지를 물어보라.

5. 사무적으로 참아라. 현재의 건강 결과를 일으킬 수 있는 현재뿐 아니라 과거의 성 행위도 물어보라.

의사: (자신에게) 이것은 내가 일상적으로 질문하는 것이다. 나는 항상 이 질문을 한다.

의사: (환자에게) 건강 검진에는 성적 행동이나 위험에 관한 정보가 포함됩니다. 몇 가지 질문해도 될까요?

환자: 그러시죠.

의사: 활발한 성생활을 하십니까?

환자: 최근에는 별로요.

의사: 성생활에 만족하십니까, 아니면 문제가 있나요?

환자: 아니요, 단지 부족할 뿐이죠. (웃으며)

의사: (머리를 끄덕이고 웃으며) 알겠습니다. 단지 부족할 뿐(웃으며). 심각하게 힘든, 어떤 성 행위는 다른 행위보다 건강에 더 위험합니다. 예를 들면, 다른 사람과의 섹스, 병을 옮길 수 있는 사람과의 섹스, 콘돔을 사용하지 않는 성 관계 등입니다. 그래서 예를 든 어떤 것을 과거에 해본 적 있는지 물어볼 필요가 있어요.

물론 이런 사무적인 질문이 뜻밖이고 거슬린다는 것을 의미하지는 않는다. 다만 의사가 다른 질병에 대해 접근하는 것처럼 연민의 감정을 갖고 환자의 불편한 느낌을 다루라.

남자의 성기능장애는 욕구, 발기, 흥분, 사정 등의 이상이 포함되며, 여자는 욕구, 윤활, 흥분, 성적 흥분의 절정 등의 이상이 포함된다. **의사는 성기능과 만족에 대해 물어본다.** 환자가 토로하는 성적 문제에는 성교의 횟수, 성적 욕구 결여, 부부 또는 친족간의 문제, 질병과 관계된 성적인 문제, 오르가즘 결여, 성 교육에 대한 관심, 고통스런 성교, 성기능이나 성적 위험에 대한 지식 결여, 조루증, 과거의 성 경험 상처, 발기 부전, 피임의 필요성, 자위에 대한 관심, 혼외정사 등이 있다.

6. **정상적인 성행위라고 생각하는 의사의 편견을 조심**하고, 못마땅하다고 생각하는 상황에서 토론을 시작하거나 판단을 내리지 않도록 하라.

의사: (자신에게): 이 사람이 하는 성행위를 나는 하고 싶었던 적이 없어. 이 사람은 어떻게 그걸 참을까? 천천히 하는 것이 좋을 것 같다. 그것은 환자의 삶임을 기억해라.

의사: (환자에게) 성행위할 때 채찍을 쓰신다고요? 그렇죠?

7. **성적 관심에 대해 환자가 얘기를 시작하면 경청하고 그것을 철저히 규명하라.**

환자: 성관계가 난잡한 적이 있었습니다.

의사: 그래요? 조금 더 말씀해주세요.

불완전한 종결, 환자의 관심을 잊거나 무시하기, 성적 관심과 성병 논의를 하지 못하기, 환자가 표시하는 고뇌에 충분히 반응하지 못하는 것 등 환자와의 의사소통을 가로막는 행동을 조심하라. 기피하는 대부분의 이유는 의사가 이 주제에 불편함을 느끼기 때문으로 의사가 갖고 있는 불편함을 규명하고 억제하는 것이 가장 좋은 개선책이다. 또한 이런 면담을 하는 행동에 주의를 기울이는 것이 도움이 된다.

8. **인내하라.** 환자의 대답을 이해하기 전까지 질문을 멈추지 마라. 의사는 원하는 대답을 얻지 못해도 질문에 만족한 것처럼 지나간다. 의사는 적당히 끈질겨야 한다. 대답을 얻을 때까지 다시 물어보라. 의사가 답변을 이해하지 못한 채 다른 주제로 넘어가면 중요한 정보를 놓친다.

의사: 혹시 성병에 걸린 적 있으세요?
환자: 정확하지 않지만, 아니요. 적어도 확실하지 않아요.
의사: 알겠습니다. 그럼 다음 질문으로 넘어가죠. 차에서 안전벨트를 매십니까?

의사는 '정확하지 않다'와 '적어도 확실하지 않다'의 뜻을 알아내야 한다. 어떤 환자는 성병이 무엇인지 잘 모르기 때문에, 성병의 종류를 간단히 알려주어야 한다. "헤르페스 같은 성병에 걸린 적 있습니까? 임질은요?" 대답을 이끌어내기 위해 각각의 질문 뒤에 잠깐 멈추어라.

자주하는 실수

1. 주제를 피하는 것. 특히 환자가 나이가 많거나 결혼했을 경우. (60세는 성생활을 하지 않겠지? 결혼한 사람이 혼외정사를 하지 않겠지?)
2. 내키지 않는 질문을 하는 것, 모호한 답변에 더 묻지 않는 것.
3. 의사나 환자가 갖고 있는 불편함을 외면하는 것.
4. 환자의 성생활 기술에 대해 혐오감, 흥미, 의혹을 표시하는 것.

핵심 요점

셱스는 건강과 관련된 행위다. 그것을 물어보라.

SELECTED READINGS

Bachmann GA, Leiblum SR, Grill J. Brief sexual inquiry in gynecologic practice. *Obstet Gynecol* 1989;73:425–427.

Benson C, Bradley-Springer L, Brown B, et al. Mountain plains AIDS education and training center. HIV risk assessment; a quick reference guide. US Dept of Health and Human Services. 2002. available on line at: http://www.uchsc.edu/sm/aids/.

Brown J, Minichiello V, Plummer D. Guided reflection: transcending a routine approach in the management of sexually transmissible infections. *Int J STD AIDS* 13:624–632.

Bullard DG, Caplan HW. Sexual problems. In: Feldman MD, Christensen JF, eds. *Behavioral medicine in primary care,* 2nd ed. New York: Lange Medical Books, 2003:274–292.

Ende J, Rockwell S, Glasgow M. The sexual history in general medical practice. *Arch Intern Med* 1984;144:558–561.

Epstein RM, Morse DS, Frankel RM, et al. Awkward moments in patient–physician communication about HIV risk. *Ann Intern Med* 1998;128:435–442.

Simkin RJ. Not all your patients are straight. *JAMC* 1998;159: 370–374.

Verhoeven V, Boviju K, Helder A, et al. Discussing STIs: doctors are from Mars, patients from Venus. *Fam Pract* 2003;20:11–15.

White JC, Levinson W. Lesbian health care: what a primary care physician needs to know. *West J Med* 1995;162:463–466.

Williams S. The sexual history. In: Lipkin M, Putnam SM, Lazare A, eds. *The medical interview: clinical care, education and research.* New York: Springer-Verlag, 1995:235–250.

8부

난처한 문제

증상을 꼼꼼히 적은 목록을 가져오는 환자 41장

문제의 요지

전 세계적으로 의사는 환자가 작성한 목록을 가지고 오면 매우 당황한다. 왜 그럴까? 의사는 환자 진료를 위해 목록을 작성하지 않는가? 의사가 당황하는 이유는 환자들이 뒤죽박죽인 목록을 들고 와 이것저것 요구하는 사항을 통제할 수 없는 경우가 많기 때문이다.

면담의 중요 원칙

1. **의사가 염려하는 환자의 목록은 그렇지 않으면 의사들이 이끌어내는 데 시간을 써야 하는 다듬어지지 않은 초안임을 알아야 한다.** 의사는 환자의 문제를 비슷한 것끼리 그룹으로 묶음으로써 도움되지 않을 것 같은 목록을 유용한 목록으로 바꿀 수 있고, 환자에게 매우 중요한 문제를 찾아낼 수 있음을 명심하라.

2. **목록을 작성하는 환자에게는 오히려 의사를 돕게 할 수 있다.** 환자가 자신의 건강 자료를 기록할 수 있도록 의사가 원하는 일정한 형식의 목록이나 권유 방식을 환자에게 제안하라. 이는 다음 병력을 위한 중요한 정보로 바뀔 수 있다.

면담 과정

1. 목록에 즉각적으로 부정적인 반응을 보이지 말고 그것을 넘어서 정보를 얻어라. **'목록'을 의사의 일에 도움이 되는 것으로 개념화하라.**

2. 의사가 필요한 것이 무엇인지를 환자에게 설명하라.

의사: 실제적으로 아주 유용한 목록을 준비하는 데는 시간이 걸립니다. 어쨌든 목록을 만들되 심사숙고하세요. 목록을 만들 때는 제게 얘기하고 싶은 모든 것을 포함시키고, 중요한 항목 두 개에 별표하세요. 하나를 더 복사해서 내원하시면 우리가 하나씩 볼 수 있습니다.

효과가 있을까? 물론이다. 필자 가운데 한 사람은 주치의를 만나러 갈 때 그런 목록을 가지고 가서 의사에게 조용히 그 목록을 설명한다.

환자: 선생님을 놀라게 하려는 것은 아니지만…

의사: 저를 놀라게 해요? 무슨 말씀이죠?

환자: 음, 목록을 가지고 왔는데요.

의사: 목록이오?

환자: 그래요, 그렇지만 잘 정리했다고 생각해요, 처음에 있는 두 가지 이상의 문제를 다룰 수 있을 거라고 생각하지 않아요. 그래서 목록을 한 부 더 준비했습니다. 여기 선생님 보실 것이 있어요.

3. 의사가 환자의 얘기를 경청한다는 느낌을 받도록, 모든 문제점을 다 해결하지 못한 경우 환자가 다음 방문할 때 이용할 수 있게 환자가 작성한 목록을 차트에 함께 보관하라.

자주하는 실수

1. 환자의 목록과 그것을 만든 환자의 노력을 무시하는 것.
2. 진료할 때 면담 의제를 조절하려고 환자와 다투는 것.
3. 어떻게 하면 의사를 가장 잘 도울 수 있는지 환자에게 교육하지 못하는 것.

핵심 요점

환자가 작성한 훌륭한 목록은 의사에게는 축복이다.

SELECTED READINGS

Beckman HB, Frankel RM. The effect of physician behavior on the collection of data. *Ann Intern Med* 1984;101:692–696.

Joos SK, Hickam DH, Gordon GH, et al. Effects of a physician communication intervention on patient care outcomes. *J Gen Intern Med* 1996;11:147–155.

Keller VF, Carroll JG. A new model for physician–patient communication. *Patient Educ Couns* 1994;23:131–140.

Lazare A, Eisenthal S, Wasserman L. The customer approach to patient-hood: attending to patient requests in a walk-in clinic. *Arch Gen Psychiatry* 1975;32:553–558.

Platt F. The dreaded list. *Patient Care* 1997;31:122–125.
tioner agreement on outcome of care. *Am J Public Health* 1981;71: 127–131.

White J, Levinson W, Roter D."Oh, by the way:" the closing moments of the medical visit. *J Gen Intern Med* 1994;9:24–28.

42장 환자의 보호자

문제의 요지

면담할 때 환자가 친구와 가족이 함께 있으면 보호자 역할이 모호할 수 있다. 의사는 누구와 대화할지, 보호자를 진료실 밖으로 내보내야 할지 고민한다. 그러나 의사는 보호자들이 의사의 통제를 따르지 않을 때도 있음을 알아야 한다.

의사: 안녕하세요, 저는 담당 의사입니다. 저는 환자분께서 숨쉬기 불편해서 오신 것으로 알고 있습니다.

부인: 맞아요, 선생님. 환자가 숨만 들이쉬고 내쉬고 해요. 정말 걱정돼요. 저런 온갖 소리를 내요.

의사: 남편은 어떠세요?

환자: 저는 괜찮은 것 같은데요.

부인: 여보, 당신 기침하고 게거품을 튀기면서 어떻게 그렇게 얘기할 수 있어요? (의사에게) 이 사람은 의사에게 절대 아무 얘기도 안 해서 제가 항상 같이 다녀야만 해요.

의사: 저는 남편과 직접 이야기하고 싶으니 남편에게 정보를 좀 얻을 때까지 잠시 기다려 주세요. 그 다음에 부족한 부분을 채워주세요.

부인: 알겠어요, 선생님.

의사: 그 밖에 불편한 것이 뭔지 말씀해주세요.

환자: 별로 없는데요.

부인: 이 사람 다리가 부어요.

이런 대화는 의사를 괴롭힌다. 어떤 전략이 가장 효과 있을까?

면담의 중요 원칙

1. **의사에게 가장 중요한 사람은 환자임을 명심**하고, 환자의 허락을 받은 다음에 보호자와 이야기한다. 의사는 환자와의 밀접한 관계를 깨고 싶지 않으며, 진단을 내리기 위해 환자를 만나고 얘기해야 한다.

2. 의사가 환자 혼자만을 대하고 싶은 생각에도 불구하고 여러 사람에 둘러싸인 자신을 발견하게 된다. 의사와의 상담에서 역할을 원하는 보호자는 의사의 지시를 따르지 않을 때가 있지만 결과적으로는 도움이 될 수 있다. 환자는 혼란스럽고, 헛소리하고, 잊어버리기 쉽다. **이런 보호자가 환자의 의료 정보를 얻을 수 있는 유일한 근원일 수 있다.** 또는 성별의 고정 관념처럼 남자가 말수가 적은 편이라서 옆에 있는 부인이 대신 감정을 표현하고 정보를 전달하는 경우가 많다.

3. 의사에게 환자를 소개하는 사람, 상호작용을 좌우하지 않는 간병인이라고 보호자를 생각하는 것이 도움이 된다. 환자의 간병인이 배우자일 때 의사는 배우자의 역할을 존중하고 자신을 주 간병인의 상담자로 생각해야만 한다. 간병인의 이야기를 우선 들어라.

4. 누군지 아는 환자가 보호자와 같이 올 때, 의사는 환자 두 명을 만나는 것과 다름없음을 알아야 한다. 실제 환자는 기침과 호흡곤란으로 괴롭고, 보호자는 공포와 걱정으로 괴롭거나 환자가 내는 화 때문에 괴롭기 때문이다. 그렇다면 **의사는 말이 더 많은 환자부터 다루어야 한다.**

5. 마지막으로 **환자가 진실을 말하는 것을 막기 위해 동반자가 오는 경우도 있음을 헤아려야 한다.** 폭력을 휘두르는 배우자는 의사에게 폭력 이야기를 하는 것과 듣는 것을 막기 위해 함께 온다.

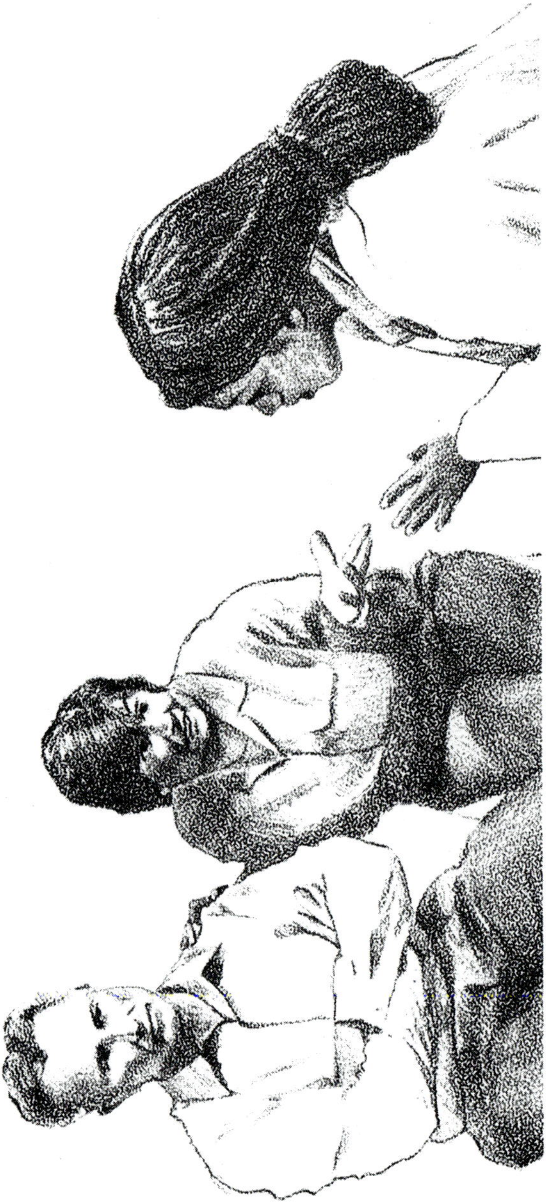

너무 많은 도움

면담 과정

1. 통상적인 방식대로, 알고 있는 환자의 얘기부터 먼저 들어라.

의사: 제게 가장 좋은 것은 환자의 이야기를 들은 다음 부족한 부분을 보호자가 보충하는 겁니다. 그렇게 해도 되겠죠?

부인: 글쎄요, 선생님. 남편은 의사에게 아무 얘기도 안 해요. 지금은 숨이 차서 모든 것을 한두 단어로 답해요. 그렇지만 저는 48년 동안 그를 돌보았기 때문에 어떻게 돌아가는지 선생님께 말씀드릴 수 있어요.

의사: 중요한 얘기처럼 들리는군요. 그러면 환자의 증상을 말씀해주실 수 있어요? 그렇지만 자신의 느낌을 말할 수 있는 사람은 환자 한 사람뿐입니다.

2. 그것이 효과가 없으면 의사는 양쪽 참석자에게 전반적인 계획을 설명하는 세 단계 과정을 시도할 수 있다. 첫 번째는 나중에 부를 것이라고 말하고 보호자에게 나가 달라고 하는 것이다. 그 다음에 환자와 함께 있는 상태에서 환자나 보호자에게 아직 말하지 않은 것이 있는지 물어보고, 환자에게 보호자와 정보 공유를 해도 좋은지 물어야 한다. 두 번째는 의사가 보호자와 얘기하기 위해 방을 나가서 보호자의 걱정, 의문과 생각을 물어야 한다. 그렇게 하는 것은 의사가 보호자에게 관심을 돌리는 것이다. 마지막으로 의사는 보호자를 데리고 돌아와서 환자와 보호자와 함께 걱정과 생각을 나누어야 한다. 의사는 문제점과 의견이 일치하지 않는 것을 논의할 수 있다.

의사: 부인, 나가서 잠깐 기다려주셨으면 좋겠네요. 제가 잠시 후 부인께 가겠습니다. 환자분, 그 다음에 검진할 거예요. 잠시 후 제가 부인을 모시고 와서 모두 함께 이야기합시다. 괜찮습니까?

그것은 효과가 있을 수 있다. 의사는 자료를 제공하는 환자의 능력을 테스트하고 의사와 신뢰를 형성하기 위한 계획을 세워야 한다. 의사가 부인에게 얘기해주기를 원하는 것과 부인과 공유하고 싶지 않은 것을 환자에게 물어보아야 한다. 그런 다음 부인을 방으로 불러 논의를 계속한다.

3. 또 다른 접근 방법은 진료실에 양쪽 모두 있게 하지만 **보호자와 먼저 얘기하는 것이다. 이는 오랫동안 함께한 사람에게 최고로 효과가 있으며 팀으로서 최선의 기능을 한다.** 사실 의사는 환자 둘을 면담한다고 가정하고 보호자에게 어떻게 할 것인지 물어볼 수 있다. 의사는 보호자에게 환자의 얘기를 해달라고 하는 것이 아니라 보호자 자신에 대해 물어봄에 주목하라.

의사: 부인, 남편에 대해 더 얘기하기 전에, 부인이 어떻게 지내는지 여쭤보고 싶군요. 두 분 결혼하신 지 50년이 되셨다고요.

부인: 거의. 거의 50년 되었죠. 3년 전까지 그는 늘 건강했어요.

의사: 그동안 남편을 계속 돌보셨군요.

부인: 네. 제가 집에서 그를 돌보아왔죠.

의사: 많이 걱정하셨죠?

부인: 네 걱정이 많아요, 선생님. 제 오빠는 폐암인데 얼마나 견딜지 모르겠어요. 이제 저는 오빠와 남편 모두 걱정해야 돼요. 남편은 저의 전부에요. 우리는 서로가 필요해요.

의사: 알겠습니다. 부인은 남편이 너무 아파 죽을 것 같은데도 별로 불편한 것을 얘기하지 않아서 우리가 문제점을 놓치는 것이 아닌가 걱정되시죠.

부인: 바로 그거예요, 선생님.

보호자에 관해 조금밖에 듣지 못했으면, 환자를 다시 면담하기 전에 환자의 가장 중요한 문제점을 말해달라고 보호자에게 요청하라. 그 다음 의사는 환자와 이야기하는 것을 신체검사 시간까지 늦출 수 있는데, 그 시간은 환자의 검사가 끝나면 보호자를 다시 부르겠다는 약속을 하고 진료실 밖으로 내보내기 좋은 시간이다. 직장 수지 검사 시간에 옆에서 어슬렁거릴 보호자는 거의 없다.

자주하는 실수

1. 보호자가 방해해도 면담을 밀고 나가는 것.
2. 방해하는 사람에게 화내는 것.
3. 간병인이 주는 중요한 정보를 놓치는 것.
4. 한 명이 아니라, 환자가 두 명임을 의사가 알지 못하는 것.

핵심 요점

환자의 보호자는 골치 아플 수도, 도움이 될 수도, 둘 다일 수도 있다. 어떻게 진행할지 결정하기 위해 각자와 잠깐씩 시간을 가져라.

SELECTED READINGS

Back A. Communicating with family members. Chapter 6 of Conversations in Care. Web book: http://www.conversationsincare.com/web_book.

Botelho RJ, Lue BH, Fiscella K. Family involvement in routine health care: a survey of patients' behaviors and preferences. *J Fam Pract* 1996;42:572–576.

Brown JB, Brett P, Steward M, et al. Roles and influence of people who accompany patients on visits to the doctor. *Can Fam Physician* 1998;44:1644–1650.

Finger AL. Enlisting a patient's adult children as allies. *Med Econ* 1997;74:173–189.

Glasser M, Prohaska T, Gravdal J. Elderly patients and their accompanying caregivers on medical visits. *Res Aging* 2001;23:326–348.

Greene MG, Majerovitz SD, Adelman RD, et al. The effects of the presence of a third person on the physician–older patient medical interview. *J Am Geriatr Soc* 1994;42:413–419.

Hahn S, Feiner JS, Belling EH. The doctor–patient–family relationship: a compensatory alliance. *Ann Intern Med* 1988;109:884–889.

Hang MR. Elderly patients, caregivers and physicians: theory and research on healthcare triads. *J Health Soc Behav* 1994;35:1–12.

Herlman SC, Witztum E. Patients, chaperons and healers: enlarging the therapeutic encounter. *Soc Sci Med* 1994;39:133–143.

Lang F, Marvel K, Sanders D, et al. Interviewing when family members are present. *Am Fam Physician* 2002;65:1351–1354.

Platt FW. Lots of help. In: *Conversation failure: case studies in doctor–patient communication.* Tacoma: Life Sciences Press, 1992: 20–23.

43장

혼란: 인지장애 환자와의 의사소통

문제의 요지

환자 가운데 많은 사람들은 총체적인 혼란 상태로, 지남력, 주의력, 사고력, 기억력 부족 같은 인지장애로 고통받는다. 의사는 병원 진료 시 이런 환자를 많이 보게 되는데, 다음 세 가지 주요 증후군을 접한다.

1. 사고력, 지남력, 기억력 이상인 섬망delirium은 급성으로 시작되며, 시간대에 따라 다양하다. 의식이 명료한 시기에 환자를 보면 의사는 진단을 놓칠 수 있다.
2. 치매dementia는 만성 진행성 질환으로, 환자의 사회적 기능은 정상적일 수 있다. 그런 환자는 아주 세심하고 오래 전의 기억은 계속 보유할 수 있지만 최근 일은 아주 혼란스러운 상태다.
3. 뇌졸중, 외상, 선천성 이상은 만성적이고 영속적인 뇌 이상을 일으킨다.

이런 상황에서 의사가 환자와 면담하면 단순히 환자의 혼란만을 반복하는 것이다. 의사의 첫 번째 어려움은 환자가 제대로 말하기에는 너무 뒤죽박죽 상태임을 알아차리는 것이다.

면담의 중요 원칙

1. **의사는 많은 환자에게 있는 인지장애의 정도를 과소평가한다.** 많은 의학적 질병은 어느 정도 인지장애를 일으킨다.

2. **면담이 원활하게 진행되지 않을 때는 환자의 인지장애 가능성을 생각하라.** 환자의 이야기가 혼란스럽거나, 불완전하거나, 모순되는 것을 발견하면 '과거력이 어설픈 환자'라는 딱지를 붙이거나 환자와 일반적인 신뢰를 만들기 어려움을 알게 된다. 혼란 상태의 환자는 예의 바르고 유머가 풍부하거나, 적개심에 불타면서 비협조적이거나, 안절부절못하고 불안해하거나, 수줍어하면서 회피적이다. 필자 가운데 한 명이 기억하는 진료하기 어려웠던 젊은 여성은 적개심에 불타고, 비협조적이며, 호전적이었다. 그 의사는 환자의 행위를 인격장애 탓으로 돌렸지만 그 환자는 검사상 이상이 발견되어 입원하였다. 그녀는 안절부절못하는 섬망 증세를 보이는 간 뇌병증hepatic encephalopathy으로 나타나는 간 괴사로 입원 24시간 안에 사망하였다.

3. **환자가 혼란스러운 상태라고 의심되면 혼란을 평가하기 위해 면담을 진행하라.** 혼란의 발견은 의사가 반복해서 혼란을 발견하고 환자가 제공할 수 없는 정확성과 신뢰감을 기대하는 무지의 늪으로 의사가 빠지지 않게 해준다. 이것을 하려면 혼란을 평가하기 위한 의식 상태의 검사에 익숙해야 한다.

면담 과정

1. 환자가 정확한 자료를 제공할 수 없거나 의사와의 진료 관계가 이루어지지 못해서 의사가 불편하다면, 면담을 중단하고 인지장애의 가능성을 고려하라.

2. **과거의 정확한 자료를 물어보는 것으로 시작하라.** 그것이 얼마나 오래 전 일입니까? 그때가 몇 년도이었나요? 그때 몇 살이었습니까? 수술 전이었습니까, 후였습니까? 환자가 대답한 내용을 의무기록과 비교해 확인할 수 있으며 환자의 이야기에서 상호 불일치를 찾을 수 있다.

3. **환자의 정신 상태 검사를 준비하라.** 기억에 관해 묻는 것이 일반적으로 상처를 최소화한다.

의사: 환자분과 같은 질병이 있는 많은 사람은 기억력에 문제가 있습니다. 환자분의 기억력은 어떻습니까?

환자: 그렇게 좋진 않습니다, 선생님. 가끔 다른 사람의 이름을 잊어버립니다.

의사: 음. 이해할만합니다. 그럼 환자분의 기억력을 확인하기 위해 몇 가지 질문을 하겠습니다.

환자: 알겠습니다.

홀스타인Folstein과 동료들의 약식-정신 상태 검사Mini-Mental Status Exam는 널리 보급된 표준화된 검사법이다. 의사가 유용하다고 생각하는 또 다른 조직적인 정신 상태 검사는 제이콥스Jacobs 등이 제시하였다. 이들 검사법은 환자의 주의력, 인지력, 지남력, 단·장기 기억력, 계산력, 판단력 등을 검사하는 것으로, 의사가 환자의 기능을 정량적으로 평가할 수 있다.

4. 인지장애 발견을 위해서는 전반적인 의학적 평가가 필요하다. 예를 들면, 의사는 종종 입원 환자의 섬망 증세를 놓친다. 섬망은 심각한 질병의 표시이며, 이를 확인하여 근원적인 원인을 치료하지 않으면 환자는 사망할 수 있다. 의사는 환자의 부족을 보상하기 위하여 인지장애 환자와 의사소통 방식을 조정해야 한다. 환자는 잦은 오리엔테이션, 도움과 예견할 수 있는 일상적인 과정이 필요하다. 환자는 의사의 이론과 논리보다는 목소리의 높낮이와 신체언어에 더 잘 반응한다. 그들은 제한, 비판, 논쟁보다는 칭찬, 인정, 긍정적 제안에 더 잘 반응한다.

많은 환자는 섬망을 두려워하고 지치게 하는 것으로 안다. 환자의 노력과 불안에 대해 존중과 공감하면 큰 도움이 된다.

의사: 환자분께서 지난 밤에 상당한 혼란이 있었던 걸로 아는데요. 그것에 대해 기억나는 것 있으세요?

환자: 끔찍했어요. 어두운 곳에 있는 사람이 계속 보이고 그들이 내 물건을 훔치려 했어요. 그들이 저를 부르는 것처럼, 큰 스피커 너머로 제 이름이 계속 들렸어요. 목이 쉴 때까지 저도 소리쳤지만 어떤 도움도 받을 수 없었어요. 어젯밤에 한숨도 못 잤고 오늘 아침에는 욱신욱신 쑤셔요.

의사: 놀랍군요.

환자: 장난이 아니에요. 다시는 그런 일을 겪고 싶지 않아요.

자주하는 실수

1. 혼란 상태를 놓치는 것. 의사는 환자가 인지 부족이 없다고 가정하고, 환자는 보통 농담으로, 때로는 화를 내면서 혼란을 숨기려 한다.

의사: 기억력에 문제 있습니까? 제가 누군지 기억하세요?

환자: 물론 알죠. 선생님은 늘 그대로인데요.

2. 분별 있는 이야기를 전달할 수 없는 환자에게 자료를 얻으려고 계속 노력하는 것.

3. 만성적이고 지속적인 인지 부족과 새로운 급성인지 부족을 구분하지 못하는 것. 인지 부족을 평가하기 위해서는 의심을 갖고 조사해야 한다. 의사는 치매, 정신병, 섬망, 실어증, 발달장애 등의 다양한 진단을 고려해야 한다.

핵심 요점

환자가 이해하기 어렵거나 대화하기 어려우면, 그때가 인지 부족 가능성을 살펴보아야 할 시점이다.

SELECTED READINGS

Barbas N, Wilde EA. Competency issues in dementia: medical decision making, driving, and independent living. *J Geriatr Psychiatry Neurol* 2001;14:199–212.

Finkel SI. Cognitive screening in the primary care setting. *Geriatrics* 2003;58:43–44.

Folstein MF, Folstein SF, McHugh PR. Mini-Mental state examination. *J Psychiatr Res* 1975;12:189–198.

Inouye SK. The dilemma of delirium: clinical and research controversies regarding diagnosis and evaluation of delirium in hospitalized elderly medical patients. *Am J Med* 1994;97:278–288.

Inouye SK, Rushing JT, Foreman MD, et al. Does delirium contribute to poor hospital outcomes? *J Gen Intern Mmed* 1998;13:234–242.

Jacobs JW, Bernhard MR, Delgado A, et al. Screening for organic mental syndromes in the medically ill. *Ann Intern Med* 1977;86: 40–46.

Karlawish JHT, Clark CM. Diagnostic evaluation of elderly patients with mild memory problems. *Ann Intern Med* 2003;138:411–419.

Lipowski ZJ. Update on delirium. *Psychiatr Clin North Am* 1992;15: 335–346.

44장 의료 관련 정보 인쇄물을 가져오는 환자

문제의 요지

환자는 신문이나 잡지 오린 것, 추천장, 광고 등을 의사에게 가져온다. 최근 수십 년 동안 환자가 이용할 수 있는 의학 정보가 양적·질적으로 엄청나게 증가하였다. 환자에게 의학 정보와 지지, 변호를 제공하는 단체가 늘어났으며, 신문과 방송에서는 정기적으로 의료 기사를 보도하고 있다. 적어도 미국 가정의 1/3은 건강 관련 웹 사이트와 논문 검색, 게시물, 채팅 방, 정보 도우미에게 접근 가능한 개인용 컴퓨터가 있다.

의학적 정보를 가지고 진료를 받으러 오는 환자에게는 많은 좋은 점이 있다. 정보는 환자 스스로를 돌보게 하며 건강에 대해 개인적으로 책임지는 태도를 증진시킨다. 건강 정보는 전문가의 매체가 의사에게 도달하기 전에 대중 매체를 통해 환자에게 먼저 도달하기 때문에 어떤 문제는 환자가 의사보다 더 잘 알 수도 있다.

그러나 대중 매체의 의료 정보는 뒤섞인 축복이다. 환자는 체계적으로 정리하고 올바르게 봐야 할 방대한 양의 정보를 가지고 올 수도 있다. 잡지나 인터넷 사이트는 검증되지 않았거나 위험한 진단, 검사, 치료에 관한 주장을 발표할 수 있다. 일부 믿음직한 치료법은 임상 시험 대상인 아주 일부분의 환자들에게만 이용할 수 있는 것도 있다. 환자는 좋은 정보와 광고 효과로 그럴 듯하게 보이는 정보를 거의 구분하지 못한다. 그러나 환자는 의사가 그들의 노력과 정보를 믿어주기를 원한다.

환자: (효모균을 이야기하며) 선생님, 이 책 읽어보셨어요? 이 책을 보고 T를 알았어요.

환자: 어젯밤에 그 프로그램 보셨어요? 거기서는 제 병에 뭔가 새로운 것이 있다고 하던데요?

환자: 인터넷에서 자료를 좀 가져왔어요. 지난 밤에 섬유성 근염에 관한 참고 자료를 1,840개나 찾았어요.

면담의 중요 원칙

1. 진료할 때 환자가 가져온 정보의 양과 질이 어떠하든지 **그 정보나 절차를 미숙하게 거절하거나 무시하는 것은 환자에게 수치심이나 분노를 유발할 수 있고, 만성 질환 환자에게는 자신의 질병을 스스로 돌보려는 노력에 찬물을 끼얹는 것이 될 수 있다. 환자를 인정하되 그들의 자료까지 인정할 필요는 없다.**

2. **의사가 하는 통상적인 과정을 설명하고 고수하라.** 그것이 의사가 지켜야 할 원칙이다. 주의 깊게 증상에 관한 문진을 하고, 주의 깊은 신체 검진을 하여, 진단을 내린 다음 치료하라. 일단 환자에 대한 자료를 얻으면 의사는 다음 진료에 대해 좀더 나은 생각을 할 수 있으며 환자는 자신과 자신의 문제를 이해하려는 의사의 주의 깊은 노력을 인정한다.

3. 환자가 가진 정보가 적절하든 적절하지 않든 간에, 그리고 환자의 교육 정도, 전문 직업, 다른 지적 교양에 관계없이 환자는 정보를 사용하기 위한 해부학, 생리학, 병리학 등 기본적인 생물학적 지식이 부족하다.

4. 의사의 목적은 추가적인 정보와 더 나은 교육을 위해 환자와 동반자적 관계를 유지하는 것이다. **의사와 환자가 함께 일할 수 있는 공통 기반을 찾도록 노력하라.**

5. 최신의 건강과 관련된 일시적 유행과 병행하라.

의사: 환자분이 '효모균'에 관한 책을 가져와서 기쁘네요. 몇 년 전 이 책에 기록된 치료법이 얼마나 효과가 있는지 시험하는 연구가 있었어요. 이 책에 기술한 증상이 있는 사람이 그 치료법을 쓴 사람과 쓰지 않은 사람 사이에 차이점이 없다는 결론이 났어요. 다른 환자분도 많이 질문하기 때문에 우리는 이 문제의 최근 동향을 주시하고 있어요.

6. 환자가 가져온 자료가 의사의 접근과 다르면 어떻게 그리고 왜 다른지 설명하라.

의사: 환자분, 이 기사는 치료 방법을 말하는데 이는 내가 수련 받고 진료하는 부분이 아니에요. 이러한 방식으로 진료하는 의사에게 치료받기로 결정하면 저에게 알려주세요. 그래야 제가 환자분이 무엇을 하는지 알겠지만 제가 제안하는 것과는 다르네요. 저는 증거에 기초한 치료나 과학적 치료를 해요. 의사는 수없이 반복되어 항상 같은 결과를 보여주는 과학적 연구를 신뢰합니다. 모든 치료자가 증거의 입증을 엄격하게 요구하는 것은 아니에요.

면담 과정

1. 정보를 가져오고 그것에 의문을 가지는 것을 인정하고 칭찬하라. 그러면 환자는 더욱 박식한 능동적인 파트너가 될 것이다.

의사: 이걸 찾느라 정말 많은 시간을 쓰셨겠군요. 환자분의 문제에 대해 이렇게 열심히 이해하고 찾으려는 노력에 정말로 감사드려요. 인터넷에서 찾는 일은 어떠셨어요? 일부 주제는 정보량에 압도되어 정말 중요한 기사와 다른 것의 구별이 어렵던데요.

2. 정보의 내용을 인정하라. 환자가 의사의 관심을 끌기위해 정보를 가져온 것에 감사하라. 환자가 가져온 정보가 새롭거나 복잡하면, 환자와 논의하기 전에 훑어볼 시간이 필요하다고 말하고 환자에게 감사하라. 환자가 의사에게 새롭고 가치 있는 정보를 가져올 수 있음을 생각하라.

환자: 제가 체중을 줄이는 데 도움을 줄 수 있는 당뇨병 신약이 나왔다고 들었습니다.
의사: 글쎄요.

이 의사는 나중에 신약 메트포민 하이드로클로라이드metformin hydrochloride가 있음을 알고 놀랐다. 의사는 환자에게 많이 사과해야 했다.

3. 환자에게 정보를 어디서 얻었는지, 자신의 치료에 어떻게 적용할 수 있다고 생각하는지 물어보아 확인하라. 의사가 훑어본 자료 중 어느 부분에 특히 주의를 기울이길 원하는지 물어보라. 이러한 과정은 환자가 관련 정보뿐 아니라 자신의 상태를 신중하게 식별할 수 있는 관찰자가 되는 데 매우 중요하다. 정확한 진단이나 치료에 관한 환자의 생각이기는 하지만 환자의 정보를 차트에 기록하라.

4. 관련되는 해부학과 생리학을 환자가 얼마나 이해하고 있는지 물어보아 화제를 꺼낸 다음 환자가 도움이 필요한 부분에서 설명을 시작하라.

5. 환자가 내민 정보에 부정적이면, 의사가 먼저 해야 할 일을 끝마칠 때까지 그 정보를 쥐고 있어라. 문진하고, 검사하고, 몇몇 가설을 세워 환자와 토론하라. 시기적으로 오직 그 다음에 의사가 갖고 있는 정보에 대한 의문점을 논의하는 것이 좋다.

자주하는 실수

1. 스스로 정보를 찾으려는 환자의 노력을 모욕하는 것.

의사: 이런 것은 인쇄할 가치도 없어요.

환자: 그렇지만 어젯밤에 인터넷에서 찾느라 정말 오랜 시간을 들였는데요, 거기에는 정보가 많아요.

의사: 그렇지만 정말 시간 낭비하셨군요. 축구나 보실 걸 그랬어요.

2. 권위에 대하여 논쟁하는 것.

3. 의사 본래의 업무인 주의 깊은 진단을 제대로 하기도 전에 환자가 가져온 새로운 정보에 접근하는 것.

4. 인터넷에 관심 있는 환자에게 InteliHealth.com, Cancer.gov, WebMD.com 같은 믿을만한 웹사이트를 추천할 수 없는 것.

핵심 요점

환자의 정보를 믿든 믿지 않든 환자의 관심과 노력을 인정하라.

SELECTED READINGS

Adams KE, Cohen MH, Eisenberg D, et al. Ethical considerations of complementary and alternative medical therapies in conventional medical settings. *Ann Intern Med* 2002;137:660–664.

Bader SA, Braude RM."Patient informatics": creating new partnerships in medical decision-making. *Acad Med* 1998;73:408–411.

Culver JD, Gerr F, Frumkin H. Medical information on the Internet: study of an electronic bulletin board. *J Gen Intern Med* 1997;12:466–470.

Howe L. Patients on the Internet—a new force in health care community building. 1997. http://www.mednet-i.com.

Jacob J. Consumer access to health-care information: its effect on the physician–patient relationship. *Alaska Med* 2002;44:75–82.
Kano B, Sends DZ. Guidelines for the clinical use of electronic mail with patients. *J Am Med Inform Assoc* 1998;5:104–111.
Mandl KD, Kohane IS, Brandt AM. Electronic patient–physician communication: problems and promise. *Ann Intern Med* 1998;129: 495–500.
McClung HJ, Murray RD, Hilinger LA. The Internet as a source for current patient information. *Pediatrics* 1998;101:E2
Widman LE, Tong DA. Requests for medical advice from patients and families to health care providers who publish on the WWW. *Arch Intern Med* 1997;157:209–212.

45장 원격 진료

문제의 요지

의사는 종종 멀리 떨어진 곳에서 진료와 치료를 요청받는다. 의사가 그러한 접촉을 할 수도 있다. 그러나 의사가 환자와 직접 대면하지 않으면서 먼 거리에서 진료하는 것은 위험하다.

환자: (전화로) 선생님, 발진이 새로 생겼는데요, 어떻게 좀 해주세요.
의사: 어떻게 생겼는데요?
환자: 그냥 발진이에요, 선생님. 단순한 발진이오. 전에도 비슷한 게 생겼던 것 같아요.
의사: 그래요, 그럼 수화기를 가까이 해보세요. 제가 볼 수 있도록.

일차 진료 의사는 환자 상담의 약 20퍼센트가 전화로 이루어진다. 전화 통화 시간은 대개 몇 분인데 그 짧은 시간에 문제가 얼마나 심각한지, 얼마나 급하게 환자를 보아야 하는지, 환자를 보기 전에 치료가 시작되어야 하는지를 결정해야 한다. 이러한 결정은 상황(의사와의 거리, 환자가 증상을 설명하고 관찰할 수 있는 능력, 걱정의 정도, 주위 사람의 도움)과 통화내용이 적절히 조화를 이룬 가운데 이루어져야 한다. 의사는 아주 제한된 데이터에 근거해 증상을 설명할 수 있든 없든 환자가 얼마나 심각한 상황에 처할지 고려해야 한다.

요즘은 이메일이 전화 통화를 대신하며, 전화 통화는 전화 메일에 의한 상거래 메시지 취지로 바뀌고 있다. 일부 의사와 환자는 이메일로 의사소통한다. 그런 의사소통은 일반적인 정보나 환자의 특이 정보를 위해, 예약과 선별 절차를 상기시키기 위해, 통상적인 자료를 수집하기 위해, 환자의 상태를 다시 확인하기 위해 이용한다. 그러나 시기가 적절하지 않은 이메일 교환은 긴급하거나 복잡한 정보 전달을 지연시키며 의사와 환자 모두 쉽게 오해할 수 있다. 이메일을 주고받는 환자와 의사가 진료에 만족할 수도 있지만, 긍정적이든 부정적이든 의사와 환자의 관계에 영향력이 거의 없음을 의사는 안다.

면담의 중요 원칙

1. 전화 진료telephone medicine는 진료에서 피할 수 없지만, 불확실한 점 때문에 당황한다. 의사의 진단은 좀더 직관적이고 선별적일 수 있지만, 언제나 직접 관찰하고 검사한 자료가 없기 때문에 겪는 어려움이 있다.

2. 이메일은 다시 생각해볼 시간을 준다. 중단하고 생각에 잠기는 것은 도움이 된다. 의학적 결정 내용이 포함된 이메일 교환은 의무 기록의 일부분이며, 앞으로는 비용 청구 가능한 서비스가 될 수 있다. 그렇지만 의사는 특히 HIPAA 관점에서 환자의 개인적인 의학적 자료의 비밀과 보안을 걱정한다.

3. 전화를 이용한 경과 관찰은 도움이 된다. 전화와 이메일 이용은 의사와 환자 사이의 관계 개선을 향상시킬 수 있다. 한 연구를 보면 일상적인 전화를 하였더니 갑작스런 외래 방문이나 이환율의 증가 없이 정기적인 외래 방문 횟수가 줄었다고 한다.

의사: (전화로) 안녕하세요? 기침은 좀 어떠세요?

환자: 훨씬 좋아졌어요, 선생님. 그저께 처방해주신 항생제 덕분에 정말로 기침이 사라졌어요.

의사: 잘 됐군요! 바로 제가 듣고 싶었던 얘기에요.

환자: 전화해주셔서 고마워요, 선생님. 정말로요.

의사: 천만에요. 다음 예약 시간에 뵐 게요. 안녕히 계세요.

면담 과정

1. 의사는 전화 진료를 통해 환자가 어떻게 아프게 느끼거나 얼마나 아파 보이는지, 환자의 체온은 어떤지, 환자나 보호자가 어떤 징후를 걱정하는지 등을 물어볼 수 있다.

2. 의사가 필요한 것을 환자에게 주의 깊게 설명하라.

> **의사:** 환자분, 저는 환자분한테 새로 발진이 생겨 도움이 필요하다는 걸 알겠어요. 그런데 그것을 보지 않고는 할 수가 없군요. 한번 오셔서 제게 발진을 보여주면 좋겠어요.

3. 의사는 양질의 안전한 진료라고 생각하는 한계를 정할 수 있다.

> **의사:** 저는 환자분처럼 기침과 인후통을 호소하는 경우 항생제 처방은 환자를 직접 보기 전에는 하지 않습니다. 그것이 제가 일하는 방식이지요.

4. 의사가 전화로 처치를 설명할 때에는 반드시 외래로 나와 경과를 볼 수 있도록 약속하고, 환자와 나눈 이야기는 다음날 차트에 기록하라.

자주하는 실수

1. 쉬운 길을 선택하는 것. 직접 대면하지 않고 양질의 진료라고 확신하는 의학적 충고나 처방을 자유롭게 하는 것.

2. 이메일 같은 새로운 기술이 흉부 청진 같은 낡은 방법을 대신할 수 있다고 생각하는 것.

핵심 요점

전화나 이메일은 더 나은 진료를 위해 사용할 수 있지만 직접 대면하는 진료를 대신할 수 없다.

SELECTED READINGS

Balas EA, Jaffrey F, Kuperman GJ, et al. Electronic communication with patients. Evaluation of distance medicine technology. *JAMA* 1997;278:152–159.

Borowitz SM, Wyatt JC. The origin, content, and workload of e-mail consultations. *JAMA* 1998;280:1321–1324.

Curtis P. The practice of medicine on the telephone. *J Gen Intern Med* 1988;3:294–296.

Epstein RM. Virtual physicians, health systems, and the healing relationship. *J Gen Intern Med* 2003;18:404–406.

Gaster B, Knight CL, DeWitt DE, et al. Physicians' use of and attitudes toward electronic mail for patient communication. *J Gen Intern Med* 2003;18:385–389.

Kane B, Sands DZ. Guidelines for the clinical use of electronic mail wih patients. www.amic.org/pubs/fpubl.html.

Liederman EM, Morefield CS. Web messaging: a new tool for patient–physician communication. *J Am Med Inform Assoc* 2003;10:260–270.

Mandl KD, Cohane IF, Brandt AM. Electronic patient–physician communication: problems and promise. *Ann Intern Med* 1998;129:495–500.

Miller EA. Telemedicine and doctor–patient communication. A theoretical framework for evaluation. *J Telemed Telecare* 2002;8:311–318.

Pal B. Following up outpatients by telephone: a pilot study. *BMJ* 1998;316:1647.

Peters RM. After-hours telephone calls to general and subspecialty internists: an observational study. *J Gen Intern Med* 1994;10:554–557.

Robinson TN, Patrick K, Eng TR, et al. An evidence-based approach to interactive health communication: a challenge to medicine in the information age. *JAMA* 98;280:1264–1269.

Sing A, Salzman JR, Sing D. Problems and risks of unsolicited e-mails in patient–physician encounters in travel medicine settings. *J Travel Med* 2001;8:109–112.

Spielberg AR. On call and online: sociohistorical, legal, and ethical implications of e-mail for the patient–physician relationship. *JAMA* 1998;280:1353–1359.

Wasson J, Gaudette C, Whaley F, et al. Telephone care as a substitute for routine clinic follow-up. *JAMA* 1992;267:1788–1793.

환자가 의사인 경우 46장

문제의 요지

의사도 병에 걸린다. 아플 때 의사들은 친숙하지만 한편으로는 매우 낯선 세계로 들어간다. 역할이 바뀌면서 익숙하던 병원 시설이 아주 낯설게 느껴질 수 있다. 의사로서 우리의 행동은 역시 의사인 우리의 환자를 고립시킬 수도, 안심시킬 수도 있다.

면담의 중요 원칙

1. 의사도 죽음을 면치 못하며 병에 걸린다. 하지만 우리들 대부분은 병, 쇠약, 절망에도 불구하고 일을 계속한다. **환자는 보호가 필요하며, 의사라고 예외가 아니다.**

2. 의사는 "나는 의사다." "나는 혈관외과 의사다."와 같이 직업으로 스스로를 규정한다. 의사가 질병으로 무력해지거나 수술 후 침체되어 있을 때 정체성이 도전을 받는다. 행위를 하는 사람이 아니라 행위를 당하는 사람이라는, 의사로서는 낯선 역할을 하게 되는 것이다.

3. **의사 환자가 때로는 사랑하는 친구나 동료, 옛 스승일 수 있다.** 이때 의사는 아픈 의사와 그가 처한 곤경을 동일시하기 쉽고, 고통을 함께 느끼며, 자신 앞에 놓인 운명을 본다. 이런 경우 의사에게도 위로와 안정이 필요하다.

4. **의사 환자들은 결정을 내리는 데 참여하고자 하는 욕구와, 치료를 받아들이는 능숙함에 있어서 매우 다양한 모습을 보인다.** 어떤 사람들은 품위 있게

주제에 접근하고, 그들의 경험을 솔직하게 이야기한다. 또 어떤 사람들은 질병에 대한 반응을 통제하거나, 많은 요구를 하거나, 과민 반응을 보인다. 의사는 의사 환자 개개인의 본심과 감정을 파악하고 맞춤 치료를 해야 한다.

면담 과정

1. **환자의 가장 중요한 명칭은 '의사'임을 기억하라.** 병동 직원들이 경칭으로 환자를 대하는지 확인하라. 환자가 일했던 병원에서 은퇴해 더 이상 잘 아는 직원이 없다면 직원들에게 알려줄 필요가 있다.

2. 환자가 임종이 가까웠다면 **그는 추억에 잠기고 싶을 것이다.** 의사는 환자의 회상에 동참하여 도울 수 있다. 80세에 은퇴한 위장내과 의사인 동료는 "내가 사는 동안 나는 의사였어요."라고 하면서 자신을 소개했다. 의사는 그것을 기억하는 것으로 치료 효과를 볼 수 있다.

3. 임종이 가까운 사람은 그들의 일과 공헌의 가치에 대해 생각에 잠길 수 있다. 다른 사람을 돕는 데 헌신했던 의사는 만약 그동안 의심한 적이 없었다면 자신의 모든 일에 잘한 것이 있는지 의심할 수 있다. 의사는 그의 환자가 얼마나 고마워했는지, 동료들이 얼마나 그를 존경했는지를 그들에게 일러줌으로써 도울 수 있다.

4. **의사 자신의 감정을 얘기할 수 있는 누군가를 찾아라.** 의사는 더욱이 환자가 가까이하고 싶은 동료일 때 환자가 고통받는 것 하나하나에 마음이 상한다.

5. 자신의 질병을 굉장히 잘 알거나 거의 모르는 의사 환자에게는 **묻고, 말하고, 다시 물어보는 존중할만한 교육 과정을 이용하라.** 그들이 아는 것과 알고 싶은 것을 물어보고, 의사가 말해야 할 것을 대답하고, 그들이 이해한 것과 질문이 있는지를 다시 물어보라.

6. 검사 절차가 의사 환자의 품위를 위협할 때, 그런 불안을 솔직하게 논의하고 협상하라.

의사: 아시다시피, 선생님. 선생님의 기억력이 나빠지는 것이 걱정되어 오실 때마다 약식 정신 상태 검사를 하고 있습니다. 선생님께도, 제게도 좀 난처한 상황일 수 있다고 생각합니다. 거기에 대해 선생님 의견은 어떠세요?

환자(의사 환자): 그렇게 말해줘서 고마워요. 전 괜찮아요. 날짜를 기억하지 못할 때 좀 난처하긴 하지만. 선생님이야 당연히 할 일을 하시는 거고요. 제 자존심을 누르고 다시 한 번 날짜를 생각해볼게요.

의사: 좋습니다, 그렇게 말씀해주시니 감사합니다. 그러면 다시 하겠습니다.

자주하는 실수

1. 동료 의사를 치료할 때 발생할 문제의 복잡성을 깎아내리는 것.
2. 의사 환자는 이미 알고 있고 그의 상태를 많이 이해하기 때문에 동료를 치료하는 것이 비슷한 환자를 치료하기보다 덜 어렵다고 믿는 것. 의사는 이 환자가 아는 것과 생각하는 것이 무엇인지, 그의 본심은 무엇인지, 그가 알고 싶어 하는 것이 무엇인지를 계속해서 찾아야 한다. 의사는 여전히 환자를 교육하고 그 다음 의사가 설명한 결과를 조사해야 한다.

의사: 자, 선생님의 문제에 대해 알고 계신 것을 말씀해주세요.

의사(의사 환자): 협심증이 재발해서 제 심장의 관상동맥이 5년 전 CABG (관상동맥우회술)를 받은 열린 상태로 유지되지 못하는 것 같아요.

의사: 알겠습니다. 선생님은 그래서 관상동맥 문제라고 생각하시는군요. 저는 대동맥판에 문제가 있는 게 아닌지 걱정이 됩니다. 심잡음이 훨씬 크고, 전에 언급하셨던 그 진동을 느낄 수 있고, 혈압도 평소보다 낮으세요.

의사(의사 환자): 그래서 대동맥판폐쇄부전증이라고 생각하세요?

의사: 그건 아니고요. 판막이 조금씩 협착되고 있다고 생각합니다. 그것이 선생님께서 협심증 재발이라고 추측하신 이유라고 생각해요. 어떻게 생각하세요?

의사(의사 환자): 네, 그런 것 같군요. 수술이 필요하다는 말씀이신가요?

의사: 그런 것 같습니다. 어쨌거나 이 문제를 심장전문의에게 문의해보아야 할 것 같네요.

의사(의사 환자): 알겠습니다. 그렇게 하죠.

3. 의사 환자는 통제를 행사하고, 결정을 내리고, 이상적인 협조적인 환자처럼 행동하기를 거부하기 때문에 동료 의사 치료는 더 어려울 것이라고 생각하는 것. 사실 의사는 그 환자가 환자 자신의 경우를 상담하는 가장 선호하는 상담자 중 하나임을 알게 될 것이다.

4. 심각한 실수이지만, 그 사람이 의사 자신과 매우 비슷한 경우라면 더욱 괴로운데, 질병과 연관된 사람이 누구인지를 잊어버리는 것.

핵심 요점

동료를 치료하는 것은 존중과 신뢰를 나타내는 선물이다. 의사가 해야 하는 것은 다른 환자들에게 하는 것과 똑같은 중요한 일이다. 또한 환자를 의사로서 예우하고 '선생님'이라고 불러라.

SELECTED READINGS

Bone R. As I was dying: an examination of classic literature and dying. *Ann Intern Med* 1996;124:1091–1093.
Bone RC. Lemonade: the last refreshing taste. *JAMA* 1996;276:1216.
Bush D. Nurse as patient: a lesson in poor care. *RN* 2002;65:48–50.
Fitzgerald F. Letter to my future doctor. *W J Med* 1992;156:313.
Glass GS. Incomplete role reversal: the dilemma of hospitalization for the professional peer. *Psychiatry* 1975;38:132–144.
Inglefinger F. Arrogance. *N Engl J Med* 1980;303:1507–1511.

Kirsch M. When a doctor is a patient. *Am J Gastroenterol* 1996;91: 1299–1300.
Marzuk PM. When the patient is a physician. *N Engl J Med* 1987;317: 1409–1411.
Paulson J. Occasional notes: bitter pills to swallow. *N Engl J Med* 1998;338:1844–1846.
Rabin D, Rabin PL, Rabin R. Occasional notes: compounding the ordeal of ALS: isolation from my fellow physicians. *N Engl J Med* 1982;307:506–509.
Rao JK, Koppaka VR. Santi—on being a patient. *Ann Intern Med* 2002;137:852–854.
Rosen IM, Christie JD, Bellini LM, et al. Health and healthcare among house staff in four US internal medicine residency programs. *J Gen Intern Med* 2000;15:116–121.
Shanafelt TD, Bradley KA, Wipf JE, et al. Burnout and self-reported patient care in an internal medicine residency program. *Ann Intern Med* 2002;136:358–367.
Spiro HM, Mandell HN. When doctors get sick. *Ann Intern Med* 1998; 128:152–154.
Van Peenen HJ. On being a patient: consumer. *Ann Intern Med* 1999; 131:976–978.
Von Eschenbach AC. The physician as patient. Chapter 8 in Conversations in Care, web book. http://www.conversationsincare.com/web_book.
Winograd CH. When doctors get sick. *Ann Intern Med* 1998;129: 509–510.

47장 예기치 못한 결과와 과실 드러내기

문제의 요지

환자와 가족은 치료 과정에 무슨 일이 왜 일어났는지 알 필요가 있다. 그들은 기대가 충족되지 않을 때 의사에게 당황스런 질문을 한다. 그들의 원래 기대가 의사에게는 이치에 맞지 않을 수 있다. 생물학적 변수 때문에 그들에게 불행한 일이 생기기도 한다. 의사는 털어놓을 필요가 있는 진단과 치료에서 실수를 한다. 이런 대화는 관련 의사에게는 쉬운 것이 아니다. 의사와의 서투른 의사소통은 의료 과실 소송을 하는 환자와 가족의 결정에 주된 요소임을 의사는 알고 있고, 여러 해 동안 의료 과실 소송을 담당하는 변호사는 "아무 말도 하지 마세요." "'죄송합니다.'라고 결코 말하지 마세요."라고 의사에게 권했다.

그러나 최근의 자료를 보면 반대 결과와 의료 과오를 밝히는 것이 주로 징벌적 판결의 비용을 줄여 전반적인 의료 과실의 비용을 줄인다. 2001년 7월 건강관리 기구공인 연합위원회Joint Commission on Accreditation of Health Care Organization: JCAHO는 환자와 가족에게 예상치 못한 결과와 의료 과실을 알려줄 것을 의사에게 권유하기 시작했다. 의사는 이것을 어떻게 하는지 배울 필요가 있다.

면담의 중요 원칙

1. 1999년 의학협회Institute of Medicine: IOM는 미국에서 해마다 98,000명이 의료 과실로 죽는다는 주장을 발표했다. 많은 과실을 하는데, 어떤 것은 사소하고, 어떤 것은 심각하며, 어떤 것은 치명적이다. 반대되는 의료 결과를 일으키는 **대부분의 과실은 한 사람 한 사람 모두 추적할 수는 없지만 대신 복잡한 의료 체계의 관리와 균형의 실패를 의미한다.** 그러므로 과실을 방지하

는 것은 한두 명의 암적인 존재를 찾아 그들을 대체하고 훈련시키는 것보다 훨씬 더 복잡하다. 고도 수준으로 기능하는 의료 체계를 유지하려면 의사는 모든 과실, 예상하지 못한 결과, 거의 실수할 뻔 했던 것을 솔직하게 논의해야 한다. 의사는 실수를 정정하기 전에 실수를 인정해야 한다. **부끄러워하고 비난하는 문화는 잘못을 인정하고 고치기 어렵게 만들거나 불가능하게 만든다.**

2. **환자는 의사보다 반대 결과에 더욱 놀랄 수 있다.** 사람들은 검사 전에 경고를 받지 못하거나 경고에 주의를 기울이지 않기 때문에 반대 결과를 예상하지 못한다. 심지어 같은 질병을 가진 사람들 사이에서조차도 많은 변수를 고려하지 못할 수 있다.

   많은 환자들은 좋은 결과란 것이 어떻게 보여야 되는지 이해하지 못한다.

의사: 환자분, 정말 잘하셨어요! 무릎 치환 수술을 한 지 두 달밖에 안 되었는데 얼마나 좋은지 보세요! 통증이 없지요. 전에는 한 블록도 걷지 못했는데, 지금은 네 블록이나 걸으시잖아요. 무릎이 충혈되지도 않고, 최고 114도까지 구부려지네요. 대단해요!

환자: 그러나 선생님, 저는 욕조에 들어가고 나올 만큼 충분히 구부릴 수 없고, 아들의 새 차의 뒷좌석에 탈 수도 없어요.

이 정형외과 의사는 환자에게 감사하다는 얘기를 듣지 못했고 좌절을 느꼈으며, 환자가 수술하기 전에 '좋은 수술 결과'라고 할지라도 샤워하거나 차의 앞좌석에 앉을 정도로 움직이는 데에는 한계가 있을 수 있음을 환자와 논의하지 않은 것을 끝없이 후회했다.

사실 의사는 어떤 검사, 치료, 그런 처치 이전의 절차 등의 좋은 결과와 반대되는 결과에 대해 대화해야 하며, 함께 결정을 내리고 동의서를 받는 것에 참여해야 한다.

3. 많은 예상치 못한 결과는 의료 과오의 결과라기보다는 **결과가 그들의 기대와 다르다면, 환자와 가족은 의사가 과실을 저질렀다고 생각할 수 있다.**

의사: 저는 환자의 발열 원인이 혈액 감염에서 기인한다고 생각해요. 환자분은 림프종 치료를 위해 받은 항암 치료 때문에 백혈구 수치가 낮아져서 그런 감염이 일어나기 더욱 쉬워요. 그러나 현재 두 종류의 항생제로 치료하고 있어서 하루 이틀 안에 열이 내려갈 걸로 기대합니다.

환자의 남편: 이런 일은 일어나지 말았어야 해요! 누군가는 멍청이가 됐어요. 어떻게 백혈구 수치가 그렇게 내려가요? 항암제를 너무 많이 맞았나요? 아내가 위까지 아파하니 저는 의사들이 약을 너무 많이 주었다고 생각해요.

4. **과실이 일어나면 환자는 의사가 세 가지를 해주기를 바란다.**
   a. **과실을 인정하고 그에 대한 진술과 연관성을 논의하는 데 솔직해지는 것. 환자와 가족은 과실의 전모를 밝히고 인정하기를 원한다.**
   b. **사과하는 것.** 환자는 의사가 과실에 책임지기를 원한다. 환자와 가족의 분노를 누그러뜨리기에 "정말 죄송합니다."라는 말로는 많이 모자란다.
   c. **의사가 과실이 일어나게 한 시스템을 고치려는 조처를 취한다는 것을 보여주는 증거를 제시하는 것.**

5. **과실이나 반대되는 결과가 심각할수록 의사는 가족과의 대화에 다른 사람을 포함시키기를 원할 것이다.** 이들은 위험관리자 또는 병원행정가처럼 기관을 대신하여 말할 수 있는 사람이어야 한다. 그들은 또한 의사가 곤란에 처했을 때 대화를 이끌어 도울 수 있다.

면담 과정

1. 검사 동의서를 포함하여 결정을 내릴 때는 환자와 함께 확인하라. 이는 검사의 위험과 이익 모두에 관한 불확실성을 공유함을 의미한다. 동의서에 환자

의 서명을 받기 전에, 불확실성이 있는데도 치료를 계속하라는 의사의 권고를 환자가 받아들인다는 구두동의를 환자에게 먼저 받아라.

2. 의사가 치료나 검사를 시작하기 전에 환자나 가족의 걱정과 질문을 이끌어낼 시간을 가져라. 치료 동안 그리고 치료 후에 환자가 느끼거나 하기를 기대하는 것에 실질적인 평가를 해주어라.

3. 치료 동안 그리고 치료 후에 일어나는 환자의 걱정에 대해 평가하라. 환자의 증상이 심각하지 않아도 만약 의사가 환자의 걱정을 경청하지 않으면, 환자는 의사가 뭔가 잘못되어 고쳐야 할 문제를 회피하거나, 숨기거나, 무시한다고 의심할 것이다.

4. 치료 후에, 환자에게 그들이 어떻게 느낄 것이며 무엇을 할 수 있는지를 환자에게 말해주었던 것을 상기시켜라. 진행되는 것에 대한 환자의 질문과 걱정에 응답하라.

5. 대부분의 의사는 예상치 못한 결과를 일으키는 환자나 질병 사이의 생물학적 차이에 관해 환자와 얘기하는 데 어려움이 없다. 그러나 환자와 가족과 함께 소홀해서 생긴 과오나 임무에 대한 과오를 논의하는 것은 더욱 고통스럽게 느끼고 의사와 환자 모두 똑같이 분노, 공포, 부끄러움, 후회, 불신 등의 격한 감정을 일으킬 수 있다. 의사는 다른 나쁜 소식을 알리는 대화와 마찬가지로 대화를 준비해야 한다.

   a. **마음을 가라앉히라.** 자신의 감정을 고려하고 대화 전에 감정을 통제하라.

   b. **의사는 시작하기 전에 가능한 한 많은 사실을 얻고 올바르게 해석하라.**

   c. **앉을 수 있는 조용한 방을 찾아라. 앉아서 면담하라.**

   d. 환자와 민감한 대화를 나누기 위해 **미리 준비하라.** "환자분이 당황해 하실 소식이 있는데요."

   e. **서두르지 말고 도망가지 마라.**

6. "**죄송합니다.**"라는 말은 두 가지 의미를 가질 수 있다. **환자가 처한 곤경에 대한 공감의 반응이거나 사과의 뜻과 비난을 받아들인다는 의미다.** 의사나 동료가 과실을 하지 않았다면 사과하지 않고도 환자와 가족을 동정할 수 있다. "그런 소리를 들으니 유감입니다." 또는 "이런 일이 일어나서 유감입니다."는 공감하는 말로 널리 쓰인다. 그러나 "미안합니다."가 너무 사과하는 것처럼 들리면 대신에 "**그렇지 않기를 바랍니다.**" 또는 "**더 좋은 소식이 있기를 바랍니다.**" "**이 질병에 더 나은 치료 방법이 있기를 바랍니다.**"라는 말로 대체할 수 있다.

7. 다른 나쁜 소식 시나리오처럼, 한자리에서 대화를 완전히 마무리하기는 어렵다. 다시 돌아올 계획을 세우라. 환자에게 이렇게 말하라.

의사: 환자분과 부인, 이는 복잡한 주제이며 생각할 시간이 필요함을 저는 압니다. 다시 얘기하기 위해 내일이나 오늘 늦게 다시 오면 어떨까요? 두 분이 더 많은 질문과 생각이 있을 것으로 압니다.

8. 무엇보다도, 환자가 어떻게 얘기를 듣고 어떻게 느끼는지 이해하려고 노력해야 한다. 의사는 그 이해에 응답할 필요가 있다.

의사: 환자분이 지난주에 의식을 잃고 쓰러진 이유를 제가 안다고 생각합니다. 제가 환자분의 혈압 약 처방에 실수했어요. 이것에 책임을 지겠어요. 제 실수입니다. 그리고 그런 일이 생겨서 정말 죄송합니다. 지금 환자분이 제게 정말 화가 나신 것을 알 수 있어요.

환자의 부인: 어떻게 그럴 수 있어요? 어떻게 당신을 믿을 수 있고 그러면 당신이 처방을 안전하게 내는 데 충분한 주의를 기울인다고 어떻게 믿을 수 있나요?

의사: 제가 실수했다는 생각에 부인께서 놀라시고 실수를 한 저에게 화나신 것처럼 들리는군요.

환자의 부인: 화나기 보다는 많이 놀랐어요. 저는 사람들이 숫자를 잘못 적을 수 있음을 알지만 그런 사람을 어떻게 신뢰하겠어요. 환자가 죽을 수도 있었어요.

의사: 네, 압니다. 부인께서는 남편이 괜찮을지 정말로 걱정하시는군요. 그에게 많이 마음을 쓰시네요.

환자의 부인: 그래요. 우리는 40년을 함께 살았어요.

의사: 서로를 많이 의지하시는군요.

환자의 부인: 그래요.

의사: 제가 다시 죄송하다는 말씀을 드리면 좀 도움이 될까요? 그리고 앞으로 그런 실수를 줄이도록 저희 사무실 절차에 변화를 주면 도움이 되겠어요?

환자의 부인: 네, 선생님. 도움이 되지요.

의사: 감사합니다, 부인. 저 역시 환자분을 걱정하고, 제 실수가 환자분께 고통을 드려서 기분이 안 좋아요. 두 분이 주치의사를 바꾸기로 하셨다면, 전 이해해요. 그러나 부인이 기꺼이 허락하신다면 제가 환자분의 주치의사로 계속 진료하고 싶고, 최선을 다할 것을 약속드릴게요.

환자의 부인: 우리도 그랬으면 합니다, 선생님. 제게 솔직하셔서 감사합니다.

의사: 천만에요. 용서해주셔서 감사합니다.

9. 환자의 감정을 염두에 두어 다루고 실수를 사과할 때까지 실수가 어떻게 일어났는지에 대한 설명을 아껴두어라. 허락을 요청하는 설명을 시작하라. "제가 부인의 남편께 잘못된 용량의 처방이 어떻게 나갔는지 이유를 설명드리면 어쨌든 도움이 될까요?"

핵심 요점

무엇을 털어놓을지 생각하라. "내가 이 환자라면 또는 그의 가족이라면, 무엇이 알고 싶을까?"라고 자문하라.

SELECTED READINGS

American College of Physicians. *Ethics manual,* 3rd ed. Philadelphia: The College, 1993.

American Medical Association Council on Ethics and Judicial Affairs. *AMA code of ethics: current opinions with annotations.* Chicago: The Association, 1994.

Blendon RJ, DesRoches CM, Brodie M. Views of practicing physicians and the public on medical errors. *N Engl J Med* 2002;347:1933–1940.

Chassin MR, Becher EC. The wrong patient. *Ann Intern Med* 2002;136:826–833.

Christensen JF, Levinson W, Dunn PM. The heart of darkness: the impact of perceived mistakes on physicians. *J Gen Intern Med* 1992;7:424–431.

Forster AJ, Murff HJ, Peterson JF, et al. The incidence and severity of adverse events affecting patients after discharge from the hospital. *Ann Intern Med* 2003;138:161–167.

Gallagher TH, Waterman AD, Ebers AG, et al. Patients' and physicians' attitudes regarding the disclosure of medical errors. *JAMA* 2003;289:1001–1007.

Joint Commission on the Accreditation of Healthcare Organizations. Revisions to the Joint Commission standards in support of patient safety and medical/healthcare error reduction. Available at www.jcaho.org. Accessed December 17, 2002.

Kohn LT, Corrigan JM, Donaldson MS, eds. *To err is human: building a safer health system.* Washington, DC: National Academy Press, 1999.

Kraman SS, Hamm G. Risk management: extreme honesty may be the best policy. *Ann Intern Med* 1999;131:963–967.

Lee TH. A broader concept of medical errors. *N Engl J Med* 2002;347:1965–1967.

Liang BA, Coulson KM. Legal issues in performing patient safety work. *Nurs Econ* 2002;20:118–125.

O'Connell D, Kemp White M, Platt FW. Disclosing unanticipated outcomes and medical errors. *JCOM* 2003;10:25–29.

Paul C. Internal and external mortality of medicine: lessons from New Zealand. *BMJ* 2000;320:499–503.

Pietro DA, Shyavitz LV, Smith RA, et al. Detecting and reporting medical errors: why the dilemma? *BMJ* 2000;320:794–796.

Pink G. The price of truth. *BMJ* 1994;309:1700–1705.

Popp PL. How to and not to disclose medical errors to patients. *Manag Care* 2002;11:523.

Quill TE, Arnold RM, Platt FW."I wish things were different": Expressing wishes in response to loss, futility, and unrealistic hopes. *Ann Intern Med* 2001;135:551–555.
Rosner F, Berger JT, Kark P, et al. Disclosure and prevention of medical errors. *Arch Intern Med* 2000;160:2089–2092.
Sokol AJ, Molzen CJ. The changing standard of care in medicine—E-health, medical errors, and technology add new obstacles. *J Leg Med* 2002;23:449–490.
Witman AB, Park DM, Hardin SB. How do patients want physicians to handle mistakes? A survey of internal medicine patients in an academic setting. *Arch Intern Med* 1996;56:2565–2569.
Wu AW, Cavanaugh TA, McPhee SJ, et al. To tell the truth: ethical and practical issues in disclosing medical mistakes to patients. *J Gen Intern Med* 1997;12:770–775.

48장 의사소통 기술 지도하기

문제의 요지

의사로서의 발전이 빠르거나 느리거나, 배우는 사람은 효과적인 지도가 필요할 수 있다. 동료들이 당신을 의사소통 기술에 관심 있거나 전문가라고 여긴다면, 많은 '문제 환자'를 당신에게 의뢰할 수 있다. '문제'가 의사와 환자 사이의 의사소통에 있다고 판단되면, 이들 환자를 더 나은 관계를 쌓는 지침과 함께 원래의 의사에게 돌려보내길 원할 수 있다. 동료는 당신 같은 기술이 없기 때문에 당신의 제안을 이해할 수 없고 적용할 수 없다고 저항할 것이다. 그때 당신은 그들이 진료할 때 환자나 다른 사람과의 의사소통을 지도해주겠다고 할 수 있다. 이것은 연관된 모두에게 매우 가치 있는 배움의 경험이며, 당신이 일하는 기관은 이러한 활동을 위해 당신에게 기꺼이 일부 시간을 내주려 할 수 있다. 당신은 또한 의과대학생, 전공의, 다른 교육생을 지도하라고 요청받을 수 있다.

면담의 중요 원칙

1. 의사소통은 가르칠 수 있고, 배울 수 있고, 보유할 수 있는 일련의 기술에 좌우된다.

효과적인 의사소통을 하면 면담 시간을 줄일 수 있으며, 환자와 의사의 더 큰 만족, 더 나은 환자 이해와 순응, 고통 감소, 소송 감소 등 중요한 결과를 얻을 수 있다. 의사소통 행위가 결과와 연관된다는 증거는 확고하며, 이러한 기술은 분명히 가르칠 수 있고 배울 수 있다. 이러한 가르침을 위해서는 특정 기술에 대한 친숙함, 기술하고 설명하는 능력, 기술을 숙달하려고 배우는 사람에게 지속적인 초점을 맞추어야 한다.

2. **가르치는 사람의 목표는 배우는 사람이 성공할 수 있도록 도와주고, 잘 활용할 수 있도록 하는 것이다.** 가르치는 사람은 배우는 사람을 알고, 의사소통과 가르침을 받는 그들의 견해를 이해하며, 현실적이고 의미 있는 배움의 목표를 세우는 것이다. 가르치는 사람은 활용하는 데 문제가 되는 걸림돌을 확인하고 이를 제거하기 위해 다양한 중재를 시도한다.

3. **가르치는 사람은 환자에게 대하는 것처럼 학생을 배려와 존중, 친절로 대하려고 노력한다.** 이러한 같은 목적의 진행 과정은 효과적인 지도에 가장 중요한 핵심이다.

4. 가르치는 사람이 사용하는 도구는 빈틈없고, 정밀하고, 적절한 피드백이다. 피드백은 관찰한 것을 기술하고, 긍정적인 것을 강조할 때 가장 효과가 있다.

면담 과정

1. **당신의 역할은 돕는 것이지, 심판이 아님을 배우는 사람에게 이해시켜라.** 당신의 목표는 의사와 환자가 어떻게 의사소통하는지에 대해 더 많은 것을 익히기 위한 것이며 주치의사가 오늘 면담에 당신을 곁에 앉도록 허락했음을 환자에게 말하라.

2. **면담 전에, 배우는 사람이 좌절이나 그녀가 받은 피드백에 근거한 현실적인 목표를 세우도록 도와줘라.** 성공을 방해하는 여섯 가지 걸림돌 —(a) 지식, (b) 기술, (c) 역할, (d) 동기, (e) 특징과 소질, (f) 시스템 문제— 을 설명하고 그것 가운데 어느 것이 지금 작동하는지 물어보라.

3. **이러한 걸림돌을 확인하고 제거할 수 있는 방법을 설명하고, 가르치는 사람으로서 당신이 무엇을 할 것인지 함께 결정하라.** 방해, '시간 종료', 규격화는 실제 환자 대면에는 실용적이지 않다.

4. 실제 상황이든 또는 기록으로든 당신과 배우는 사람 모두가 관찰하는 환자 대면을 대상으로 삼아라.

5. 배우는 사람에게 피드백을 줘라. 피드백은 배우는 사람의 목표에 예정되어야 하며, 시기가 적절해야 하고, 관련있어야 한다. 이것 또한 설명되어야 하고 정밀해야 한다.

가르치는 사람: 당신의 목표가 실마리와 단서를 뽑아내는 것이었다면 환자의 '감춰진 의제'를 더 빨리 얻을 수 있었을 거예요. 그것이 어떻게 당신에게 보탬이 되었나요?

배우는 사람: 저도 그렇다고 생각해요. 그 환자는 의학적 문제가 많아서 감춰진 의제는 말할 것도 없고 그 문제를 모두 다루기는 어려워요.

가르치는 사람: 맞아요, 당신은 면담을 체계적으로 잘 정리했고, 오늘 많은 것을 얻었어요. 우리가 의논한 '실마리와 단서' 가운데 하나는 반복하는 거예요. 그 환자가 말대답을 하게 한 것이 무엇인지 알아차렸나요?

배우는 사람: 그 환자는 여러 차례 남편을 간호한다고 했어요.

가르치는 사람: 그래요, 저도 들었어요. 세 번이나 말했죠. 세 번째에 당신은 잠시 멈추고 환자를 봤어요. 환자는 앞으로 기대어 손을 책상 위에 놓았지요. 환자는 뭔가 말하려다가 망설이는 것 같았어요. 당신은 몇 박자 기다렸는데 환자는 "그는 제 큰 골칫거리에요. 잠깐 멈춘 것이 정말로 당신에게 효과가 있었다고 생각해요."라고 했어요.

배우는 사람: 네. 저는 무엇을 할지 몰랐지만, 잠깐 멈춘 것이 효과 있었다고 생각했죠.

가르치는 사람: 그래서 당신은 그 환자의 숨은 의제를 이끌어내기 위한 실마리로 반복을 선택했고, 그 잠깐 멈춤이 환자에게 그 숨은 의제가 무엇이었는지 말하게 했어요. 확실히 효과를 보았죠.

피드백은 '긍정적으로' ("여기 당신에게 효과가 좋았던 것이 있어요.") 또는 '부정적으로' ("여기 당신에게는 효과가 없어서 바꿔야 할 것이 있어요.")

설명된다. 긍정적인 내용을 강조하기 위해 긍정적인 피드백과 부정적인 피드백을 복합적으로 주려는 의도를 가지고 계획하기를 권한다. 필수적으로, 당신은 효과 있는 행위를 계속하거나 늘리기를 제안한다.

> "이 문제로 많이 고통을 받았군요."라고 당신이 말했을 때 저는 정말로 그것이 좋았어요. 저는 환자가 긴장을 푸는 것을 보았지요. 저는 그것이 강력한 공감의 의사소통이라고 생각합니다. 그것을 계속 유지하세요!

모든 피드백은, 긍정적이든지 부정적이든지 꼼꼼한 관찰과 함께 정확해야만 한다.

> 저는 당신이 차트를 한쪽으로 치우고 환자를 쳐다보았을 때, 환자는 긴장을 풀고 더 많이 얘기하는 것을 봤어요.

또는

> 당신이 차트에 쓰기 시작했을 때 환자는 시계를 보고 창 밖을 보더군요. 그거 알았어요?

그리고 정확한 인용은

> "환자분은 두통으로 정말로 고통받고 있군요."라고 당신이 말했을 때, 환자는 당신에게로 얼굴을 돌렸어요. 그 전에 환자는 바닥을 보고 있었지요. 당신은 그 말로 환자의 주의를 끌었던 것 같아요. 저는 그것이 매우 효과적이었다고 생각했어요.

또는

환자가 의자에 깊숙이 앉아 한숨지을 때, 당신은 환자가 뭔가를 말하기를 6초 동안 기다렸어요. 그 잠깐 멈춤이 환자에게 정말로 중요한 것을 말하기 위해 준비할 시간을 주었어요.

6. 피드백 후에 배우는 사람이 다시 실습할 수 있게 하라. 새로운 기술은 제안에 의해서가 아니라 시범과 실습에 따라 배운다. 당신이 남을 가르칠 때 표준화 환자를 이용하면 처음부터 다시 반복할 수 있다. 그렇지 않으면, 배우는 사람이 새로운 행동이나 노선을 시도해보게 하기 위해서 당신이 환자의 역할을 할 수 있다.

자주하는 실수

1. 가르치는 관계에서 배우는 사람과 결부시키지 못하고 끌어들이지 못하는 것. 일부 가르치는 사람은 의사가 환자를 끌어들이고 적극적으로 참가하게 하는 것처럼, 배우는 사람을 끌어들이고 적극적으로 참가하게 해야만 하는 것을 알지 못한다.

2. 바쁜 스케줄에 곁들이려 함으로써 가르치는 가치를 떨어뜨리는 것. 가르치고 기술을 쌓는 것은 계속 진행되는 행위다. 단 한 번의 만남으로는 좀처럼 충분하지 않다.

3. 배우는 사람이 압도당할 정도로 너무 많은 피드백을 주는 것. 수업시간 별로 두세 개를 넘지 않는 기술이나 요점을 배우는 정도를 목표로 하는 것이 더 좋다.

4. 긍정적인 것 대신 부정적인 것을 강조하는 것.

5. "두 분 모두 정말 잘 하셨어요." 또는 "당신이 환자와 매우 잘 연결되었다고 생각하지 않아요." 같은 막연하고 일반적인 피드백을 주는 것. 또는 더 좋은 방법을 알려주지 않고 향상을 위해서라면서 특정 부분을 지적하는 것.

가르치는 사람: 약간 더 공감하는 것이 도움이 될 거예요.

배우는 사람: 저는 무엇을 얘기해야 하는지 이해하지 못하겠어요.

우리는 매우 정확해야 하며 도움이 되는 단어와 문장을 제시해야 한다. 예를 들면 공감의 개념만으로는 충분하지 않고 그것을 어떻게 말할지 증명해보여줘야 한다.

6. 피드백을 받은 후 배우는 사람이 실습하게 격려하는 것을 잊어버리는 것 또는 지도하는 수업 시간이 끝날 때 다음에 하고 싶어하는 특정 기술을 배우는 사람에게 물어보아 확인하지 않는 것.

핵심 요점

배우는 사람이 환자를 이렇게 대했으면 하는 당신의 바람처럼 당신도 그들을 그렇게 대하라.

SELECTED READINGS

Argyris C, Schoen D. *Theory in practice: increased professional effectiveness.* San Francisco: Jossey-Bass, 1974

Bowman FM, Goldberg DP, Millar T, et al. Improving the skills of established general practitioners: the long-term benefits of group teaching. *Med Educ* 1992;26:63–68.

Branch WT Jr, Kern D, Haidet P, et al. The patient–physician relationship. Teaching the human dimensions of care in clinical settings. *JAMA* 2001;286:1067–1074.

Chan CS, Wun YT, Cheung A, et al. Communication skills of general practitioners: any room for improvement? How much can it be improved? *Med Educ* 2003;37:514–526.

Fortin AH, Haeseler FD, Angoff N, et al. Teaching pre-clinical medical students an integrated approach to medical interviewing: half day workshops using actors. *J Gen Intern Med* 2002;17:704–708.

Gordon GH. Defining the skills underlying communication competence. *Semin Med Pract* 2002;5:21–28.
Jenkins V, Fallowfield L. Can communication skills training alter physicians' beliefs and behavior in clinics? *J Clin Oncol* 2002;20:765–769.
Kaplan SH, Greenfield S, Ware JE Jr. Assessing the effects of physician–patient interactions on the outcomes of chronic disease. *Med Care* 1989;27(Suppl 3):S110–S127.
Keller V. *Roles: the unending dilemma.* Fairfield, CT: Riverside Group, 1991.
Levinson W, Robert DL, Mullooly JP, et al. Physician–patient communication: the relationship with malpractice claims among primary care physicians and surgeons. *JAMA* 1997;277:553–559.
Maguire P. Can communication skills be taught? *Br J Hosp Med* 1990;43:215–216.
Maguire P. Improving communication skills with cancer patients. *Eur J Cancer* 1999;35:2058–2065.
Mink OG, Owen KQ, Mink BP. *Developing high-performance people: the art of coaching.* New York: Addison-Wesley, 1993.
Paice E, Heard S, Moss F. How important are role models in making good doctors? *BMJ* 2002;325:707–710.
Parboosingh JT. Physician communities of practice: where learning and practice are inseparable. *J Cont Educ Health Prof* 2002;22:230–236.
Putnam SM, Stiles WB, Jacob MC, et al. Teaching the medical interview: an intervention study. *J Gen Intern Med* 1988;3:38–47.
Robbins JA, Bertakis KD, Helpms LJ, et al. The influence of physician practice behaviors on patient satisfaction. *Fam Med* 1993;47:213–230.
Rollnick S, Kinnersley P, Butler C. Context-bound communication skills training: development of a new method. *Med Educ* 2002;36:377–383.
Safran DG, Taira DA, Roberg WH, et al. Linking primary care performance to outcomes of care. *J Fam Pract* 1998;47:213–220.
Sekerka LE, Chao J. Peer coaching as a technique to foster professional development in clinical ambulatory settings. *J Contin Educ Health Prof* 2001;23:30–37.
Stewart MA. Effective physician-patient communication and health outcomes: a review. *Can Med Assoc J* 1995;152:1423–433.
Suchman AL, Roter D, Green M, et al. Physician satisfaction with primary care visits: collaborative study group of the American Academy on Physician and Patient. *Med Care* 1993;31:1083–1092.
Wright SM, Carrese JA. Excellence in role modeling: insight and perspectives from the pros. *CMAJ* 2002;167:638–643.

Wright SM, Carrese JA. Serving as a physician role model for a diverse population of medical learners. *Acad Med* 2003;78: 623–628.
Wright SM, Carrese JA. Which values do attending physicians try to pass on to house officers? *Med Educ* 2001;35:941–945.

부 록
찾아보기

부록: Selected Readings for the Entire Text

Anderson MB. AAMC Report III: contemporary issues in medicine: communication in medicine. Washington, DC: Association of American Medical Colleges, 1999.

The Bayer-Fetzer Conference on Physician Patient Communication in Medical Education. Essential elements of communication in medical encounters: the Kalamazoo Consensus Statement. *Acad Med* 2001;76:390–393.

Gordon GH. Defining the skills underlying communication competency. *Semin Med Pract* 2002;5:21–28.

Greenfield S, Kaplan S, Ware JE. Expanding patient involvement in care: effects on patient outcomes. *Ann Intern Med* 1985;102:520–528

Hall JA, Roter DL, Katz NR. Meta analysis of correlates of provider behavior in medical encounters. *Med Care* 1988;26:657–675.

Rakel R. Compassion and the art of family medicine: from Osler to Oprah. *J Am Bd Fam Med* 2000;13:440–448.

Roter D, Cole KA, Kern DE, et al. An evaluation of residency training in interviewing skills and the psychosocial domain of medical practice. *J Gen Intern Med* 1990;5:347–354.

Safran DG, Taira DA, Rogers WH, et al. Linking primary care performance to outcomes of care. *J Fam Pract* 1998;47:213–220.

Simpson M, Buckman R, Stewart M, et al. Doctor–patient communication: the Toronto consensus statement. *BMJ* 1991;303:1385–1387.

찾아보기